Unterstützen und Herausfordern ohne Worte

Psychoanalyse im Dialog

Herausgegeben von
Brigitte Boothe, Agnes von Wyl, Philipp Stoellger,
Bernhard Strauss, Grit Schwarzkopf und Thomas Fuchs

BAND 17

Lea-Sophie Richter

Unterstützen und Herausfordern ohne Worte

Nonverbale Kreditierung in psychotherapeutischen Erstgesprächen

PETER LANG

Lausanne · Berlin · Bruxelles · Chennai · New York · Oxford

Bibliografische Information der Deutschen Nationalbibliothek
Die Deutsche Nationalbibliothek verzeichnet diese Publikation in der Deutschen Nationalbibliografie; detaillierte bibliografische Daten sind im Internet über http://dnb.dnb.de abrufbar.

Die vorliegende Arbeit wurde 2016 von der Universität Zürich als Dissertation angenommen. Für die Veröffentlichung wurde sie grundlegend überarbeitet und aktualisiert.

ISSN 0944-2154
ISBN 978-3-0343-5672-5 (Print)
ISBN 978-3-0343-5673-2 (ePDF)
ISBN 978-3-0343-5674-9 (ePUB)
DOI 10.3726/b22656

Verlegt durch Peter Lang Group AG, Lausanne, Schweiz

info@peterlang.com

www.peterlang.com

Kontakt zur Verordnung über die allgemeine Produktsicherheit (GPSR): gpsr@peterlang.com

Danksagung

Während unterschiedlicher Phasen ihrer Entstehung haben viele Menschen zur Realisierung dieser Arbeit beigetragen. Ihnen möchte ich an dieser Stelle meinen herzlichen Dank aussprechen.

Ganz besonders möchte ich Frau Prof. em. Dr. Brigitte Boothe danken, die mich in allen Phasen der Arbeit stets unterstützend, wertschätzend und dennoch herausfordernd betreute. Durch ihre einmalige Art der Begleitung konnte ich das Kreditierungs-Konzept, das ich untersuchte, selbst erleben und auf diese Weise das Ziel erreichen, das nun in den Händen des Lesers liegt. Eine bessere Betreuung hätte ich mir nicht wünschen können.

Auch Herrn PD Dr. phil. Bernhard Grimmer möchte ich für seine freundliche Betreuung danken, sowie für seinen elaborierenden Input zu den Ergebnissen und den Implikationen der Arbeit.

Für ihre geduldige und wohlwollende Unterstützung beim Erlernen der auf sie zurückgehenden Kreditierungsanalyse und ihre Gegenkodierung der Kreditierungspassagen dieser Arbeit bin ich Dr. phil. Marie-Luise Hermann sehr dankbar.

Der Abteilung für Persönlichkeitspsychologie und Diagnostik an der Universität Zürich gilt ebenso mein besonderer Dank, die mir Hilfestellungen bei der Auswertung der Daten und bei der Bedienung des Erfassungsprogramms Noldus Observer XT gaben und mich ihr Computerprogramm benutzen liessen. Ich danke Herrn Prof. em. Dr. Willibald Ruch, Dr. phil. Tracy Platt und insbesondere Dr. phil. Sonja Heintz.

Um nonverbales mimisches Verhalten erfassen zu können, erlernte ich das Facial Action Coding System, was ohne meine grandiose Lehrerin Erika Rosenberg, Ph.D. nicht möglich gewesen wäre. Ohne Professor Robert Levenson, Ph.D. wäre wiederum die Überführung der einzelnen Codes in Emotionen nicht möglich gewesen. Dafür, dass er meine Codes in sein Computerprogramm einspeiste, sowie für seine zahlreichen Anmerkungen zu den Code-Verbindungen möchte ich ihm herzlich danken.

Für ihre stete Ermutigung und die zahlreichen Sitzungen zur Besprechung methodischer und persönlicher Fragen und Nöte möchte ich Dr. phil. Valérie Boucsein danken.

Schliesslich möchte ich all meinen Freundinnen und Freunden danken, die mich im Laufe dieser Arbeit stets unterstützt und in Zeiten des Zweifelns an mich geglaubt haben. Ganz besonders danke ich: Dr. phil. Susanne Leiberg, Dr. phil. Mirjam Kessler und Dr. phil. Larissa Scherrer.

Inhaltsverzeichnis

Abbildungsverzeichnis

Tabellenverzeichnis

Einleitung: Die Kreditierung – Ein therapeutisches Beziehungs- und Kommunikationskonzept

Positiv erlebte Beziehungen können etwas Kuratives haben: sie können beruhigen und einen Raum voller Geborgenheit und Wärme herstellen. Sie können Halt geben, innere Balance zurückschenken und einen positiven Ausblick auf die Zukunft eröffnen. Die Psychoanalyse weiss seit ihren Anfängen um die Macht von Beziehungen und hat sich diese zu Nutze gemacht, um bei ihren Klient:innen einen heilsamen Effekt zu erzeugen. Seit nunmehr über einem Jahrhundert und insbesondere in den letzten fünfzig Jahren erforscht sie intensiv die Beziehung zwischen Psychotherapeut:innen und ihren Patient:innen. In jüngster Zeit betrachtet sie in erster Linie die wechselseitige Behandlung zwischen Therapeut:in und Patient:in und schreibt ihren verbalen Akten explizite Handlungen mit ebendieser kurativen Wirkung zu.

In dieser Tradition stand die Forschergruppe um Prof. Dr. em. Brigitte Boothe, die ein neues therapeutisches Beziehungs- und kommunikatives Handlungs-Konzept – die Kreditierung – entwickelte, es intensiv beleuchtete und beschrieb. Es fusst auf der Auffassung, dass Entwicklung innerhalb einer wechselseitigen Beziehung innerhalb der Therapiedyade nur von statten gehen kann, wenn zwei Parameter innerhalb des Behandlungsraums – im Innen und im Aussen – gegeben sind: einmal ein Schutz bietender Raum und auf der anderen Seite eine fordernde Instanz, die den Schützling aus seinem Unterstand hervorlocken will, um ihm die Welt um ihn herum näher zu bringen und ihm eine Integration in diese (wieder) zu ermöglichen. Erst, wenn Patient:innen sich in ihrer Lebensumwelt wieder heimisch fühlen und in ihr selbstverantwortlich agieren können, kann von einem Therapieerfolg gesprochen werden.

Am ehemaligen Institut für Klinische Psychologie, Psychotherapie und Psychoanalyse an der Universität Zürich ist dieser Kreditierungsprozess eingehend auf verbaler Ebene beschrieben worden. Die Kreditierung wurde in unterschiedlichen Kontexten untersucht und es konnte gezeigt werden, dass sie einen nicht zu unterschätzenden Aufschluss über die Beziehung in der therapeutischen Dyade und über die spätere Qualität des Arbeitsbündnisses geben kann und diese beiden Vorgänge entscheidend mitgestaltet.

Psychodynamischen Schulen wird seit ihrer Entstehung nachgesagt, wenig klar abgrenzbare therapeutische Techniken bereitzustellen, die spezifisch genug sind, um ihre Wirkung auf die Beziehung innerhalb der therapeutischen Dyade wissenschaftlich messen zu können. Die Kreditierung mag hier als Gegenbeispiel für dieses oftmals unbegründete Vorurteil stehen. So ist sie in verbaler Form trennscharf operationalisier- und damit untersuchbar.

Ein wichtiger Faktor innerhalb dieses neuen Konzepts ist bislang allerdings noch nicht Gegenstand eingehender Untersuchung geworden: das nonverbale Verhalten. In der psychotherapeutischen Prozessforschung wird nonverbales Interaktionsverhalten, so z. B. die Mimik, Gestik und Körperhaltung ebenfalls mit Beziehungshandeln gleichgesetzt. Und in der Tat lassen sich Störungen in der Beziehungsregulation und -gestaltung häufig auf nonverbaler Ebene schon in der ersten Stunde besser erkennen als auf der einfacher trainier- und damit kaschierbaren verbalen Handlungsebene. Als typisches Beispiel stellen sich Patient:innen mit Borderline-Störung dar, die insbesondere im Erstkontakt ihrem inneren Kampf mit ihren gespaltenen Introjekten rein im nonverbalen Verhalten Ausdruck verleihen (können), da ihnen diese Aspekte ihres Selbst nicht zugänglich sind. Für die behandelnden Therapeut:innen bietet sich hier ein reicher Schatz an Material, mit dem sie, sofern sie die nötige Empathie und ein Auge dafür haben, die stabilisierende Arbeit an und mit der Beziehung beginnen können. Dass Therapeut:innen bei dieser Patient:innengruppe vermehrt mit nonverbal vermittelten Beziehungsbotschaften und Interventionen arbeiten müssen, liegt auf der Hand. Aber auch bei weniger schwer gezeichneten Patient:innengruppen konnte die nonverbale Prozessforschung darlegen, dass sie sich vermehrt auch am nonverbalen Verhalten ihrer Therapeut:innen orientieren und unmittelbar auf sie reagieren, dies besonders im Erstkontakt.

Wie genau sich diese nonverbalen Mittel zum Beziehungsaufbau präsentieren, ist bis heute allerdings nur wenig systematisch erforscht worden. Dies einmal aus dem Grund, dass Therapeut:innen als ein unspezifischer Wirkfaktor in der Psychotherapie betrachtet werden, der schwer fassbar ist. Zu sehr greifen Beziehungsaspekte der beiden Gesprächsparteien ineinander und bedingen sich gegenseitig. Der andere Grund mag in der Fülle nonverbaler Zeichen liegen, die sich innerhalb weniger Sekunden eines Gespräches dem Betrachter/der Betrachterin darbieten, die aber schwer zu fassen und zu ordnen sind. In der Interaktion der beiden Gesprächspartner entsteht ein Strom aus Aktion und Reaktion, der blitzschnell und oft subtil vonstatten geht. Welche Aktion welche Reaktion hervorrief, ist innerhalb dieses dichten Stromes an nonverbalem, paraverbalem und auch verbalem Verhalten oftmals nicht mehr eruierbar. Daher wird der Einfachheit halber meist auf eine quantitative Datenanalyse zurückgegriffen. Da sich mit dieser eher gross angelegten Technik allerdings nicht zu einem tieferen Verständnis der nonverbalen Parameter der Beziehungsregulation durch die einzelnen Therapeut:innen gelangen lässt, ist der Ruf nach qualitativen Einzelfallstudien in den letzten Jahren immer lauter geworden.

Hier soll diese Arbeit ansetzen. Das Beziehungs- und Kommunikationskonzept der Kreditierung, das als eine Kreuzung aus stützenden Verfahren und Deutung angesehen werden kann, soll anhand unterschiedlicher Methoden sowohl auf verbaler als auch auf nonverbaler Ebene in drei psychoanalytischen Erstgesprächen erfasst und eingehend untersucht werden.

Durch eine explorativ angelegte vergleichende qualitative Studie von drei Einzelfällen sollen neue Hypothesen auf diesem Gebiet erstellt und somit eine Lücke innerhalb der jetzigen, der Autorin bekannten Psychotherapieforschung geschlossen und zu weiteren Studien in dieser Richtung angeregt werden.

Im theoretischen Teil der Arbeit werden die Grundkonzepte behandelt.

Im ersten Kapitel wird die Kreditierung genauer dargestellt und zu anderen Phänomenen in der Psychotherapie, wie Vertrauen, Empathie und Anerkennung abgegrenzt. Dabei wird ihr Ursprung, der in der psychoanalytischen Entwicklungsforschung liegt, nachgezeichnet, auf welchen im Laufe der Arbeit immer wieder Bezug genommen wird. Nicht umsonst betrachten viele Autor:innen Psychotherapeut:innen als Elternobjekt der Patient:innen in psychotherapeutischer Behandlung, die als hinreichend guter Elternteil fungieren sollen. Auch im Rahmen der Kreditierung werden den Therapeut:innen elterliche Eigenschaften, also sowohl Halt gebende als auch fordernde Aspekte, nachgesagt.

Im zweiten Kapitel schliesslich soll eine Brücke zwischen der Kreditierungsbeziehung, dem Kreditierungshandeln durch die Psychotherapeut:innen und der Rolle der nonverbalen kommunikativen Interaktion als Form von Beziehungshandeln im psychotherapeutischen Prozess geschlagen werden. Hierbei wird dem mimisch-affektiven Interaktionsverhalten und der Inszenierung der psychischen Konflikte der Patient:innen, die sich besonders in Gestik und Körperhaltung zeigen, Beachtung geschenkt. Während bei der Mimik die Wirkung des psychotherapeutischen Gegenübers bereits erforscht und bekannt ist, ist sie bei Enactments bzw. Inszenierungen noch nicht derart eingehend erforscht worden. Doch auch hier wird versucht, Psychotherapeut:innen als Wirkfaktor in der Psychotherapie Rechnung zu tragen. So kann synchrones Verhalten auf Seiten der Therapeut:innen als besonders empathisch und damit förderlich empfunden werden.

Im deskriptiven Teil dieser Arbeit werden zuerst die Fragestellung, und danach die Stichprobe und die angewendeten Methoden eingehend erklärt und beschrieben, um es den interessierten Leser:innen zu ermöglichen, dem Fortgang der Studie in all ihren Schritten chronologisch folgen zu können. Im zweiten Teil des empirischen Abschnitts werden die Forschungsergebnisse dargestellt. Um eine bessere Orientierung zu ermöglichen, werden die verbalen und nonverbalen Resultate zunächst getrennt voneinander betrachtet, um sie später in Synopsen zusammenzuführen und einen Gesamtüberblick über die Ergebnisse zu ermöglichen. Bei dieser Ergebnisdarstellung wird daher eine ausführliche Mikroanalyse in Form einer Mimikanalyse ebenso zu Rate gezogen wie die gröberen Analysemittel der Kreditierungsanalyse und der Typenbildung.

Zum Schluss soll eine Integration der im Theorieteil vorgestellten Erkenntnisse sowie der Beobachtungen und Einsichten aus dem Resultatteil stattfinden und ein um die nonverbale Komponente erweitertes Kreditierungskonzept erstellt werden. In einem Ausblick werden zukünftige Untersuchungsmöglichkeiten der in dieser Arbeit bearbeiteten Fragen vorgestellt und neue Fragen aufgeworfen, die sich aus dieser Arbeit ergeben haben.

Theoretischer Hintergrund: Kreditierung als verbales und nonverbales Beziehungshandeln

Menschen kommen in Psychotherapie mit einem Ziel, das mehr oder weniger klar umrissen sein kann (unter der Voraussetzung, dass sie nicht geschickt wurden). Sie alle verbindet der Wunsch nach einer positiven Veränderung ihrer Lage, die gemeinsam mit den Psychotherapeut:innen angestrebt werden soll. Mit ihrer Hilfe wird das Therapieprojekt abgesteckt.

Bei vielen Therapeut:innen kommt an diesem Punkt die Frage auf, wie sie es bewerkstelligen sollen, Patient:innen dazu zu bewegen, sich nun auf das Therapieziel zuzubewegen. Sollen sie sie stupsen, sanft am Ärmel ziehen oder gar stossen? Sollen sie sie antreiben oder vor sich herschieben? Sollen sie sich zurücklehnen und abwarten, bis sie von selbst den ersten Schritt wagen, oder sollen sie Anreize setzen? Und schlussendlich die Frage: welchen Einfluss haben sie auf diesen Prozess und wie können sie diesen zum Wohl der Patient:innen nutzen?

Es steht ausser Frage, dass Psychotherapeut:innen als Leistungserbringer im Gesundheitssystem unter Einsatz ihres gesamten Könnens eine positive Veränderung in ihren Klient:innen bewirken wollen. Wie sie dies unter Einsatz verbaler Strategien und unter Einsatz ihres eigenen Körpers bewerkstelligen, wird im folgenden Kapitel theoretisch beleuchtet.

2.1 Die Kreditierung – Erste Schritte auf psychische Entwicklung zu

Forscher an der Universität Zürich fanden, dass Therapeuten in einer Entscheidungssituation wie der oben beschriebenen beginnen können, ihren Patient:innen Mut zuzusprechen, ihren Weg auf ihr Projekt hin zu beginnen, und sie zu diesem auch herausfordern können. Dieses Verhalten kann bei Patient:innen häufig die Veränderung des eigenen Standpunkts bewirken und kann einen ersten Impuls zum besagten ersten Schritt geben. Dieses Wechselspiel aus Kompetenzzuschreibung und Provokation wird als „Kreditierung" bezeichnet und stammt aus der psychoanalytischen Entwicklungspsychologie (Boothe & Heigl-Evers, 1996). Später wurde sie auf die psychotherapeutische Beziehung übertragen und beforscht.

Kreditierung ist relativ neu innerhalb der Psychoanalyse und versteht sich sowohl als Beziehungs- als auch als Kommunikationskonzept, das von der Therapeutin/dem Therapeuten ausgehen kann. In ihm vereinigen sich Elemente der psychotherapeutischen Beziehung wie Vertrauen, Empathie, Anerkennung und Hoffnung. Um diese Art des Beziehungs- und Kommunikationshandelns von Seiten der Psychotherapeut:innen der Leserschaft zugänglicher zu machen, sollen die Komponenten der Kreditierung nach einer kurzen zusammenfassenden Einführung Schritt für Schritt am Bild „Erste Schritte" (1890) des Post-Impressionisten Vincent van Gogh veranschaulicht werden[1].

2.1.1 Kreditierung und die kindliche Entwicklung

Zum ersten Mal findet sich der Begriff der „Kreditierung" bei Boothe und Heigl-Evers (1996) als eine der Grundvoraussetzungen für primäre Sozialisation. Laut den beiden Autorinnen wird ein Kind bei seiner Ankunft im Familienverband von den Eltern in einem sozialen Raum positioniert, einmal vergangenheitsgerichtet in Form der *Einbettung* in eine Familiengeschichte und Ahnenreihe und einmal zukunftsgerichtet in Form der *Kreditierung* als Zuschreibung von Potential (Boothe & Heigl-Evers, 1996, S. 125).

Kreditierung wird als „die elterliche Haltung" beschrieben, „die Lebensregungen des Kindes – im Mutterleib, als Neugeborenes, Kleinkind, auch im späteren Entwicklungsalter – mit einer Entwicklungsaussicht zu verknüpfen, sie als positives Anzeichen für eine weitere Entfaltung in der Zukunft zu sehen" (Boothe & Heigl-Evers, 1996, S. 131). Aufgrund dieser elterlichen Grundeinstellung gegenüber dem Kind wird dieses ermutigt, an sich selbst und seine Fähigkeiten zu glauben. So kann ein spielerisches Erproben der Umwelt gewagt und daraus folgend können erste Lernerfahrungen erworben werden. Durch den elterlichen Zuspruch können auch Misserfolge besser verkraftet werden, was einen hoffnungsvollen Umgang mit der Umwelt ermöglicht. Diese ersten Erfahrungen setzen sich bis ins Erwachsenenalter weiter fort, woraus sich eine problematische Entwicklung voraussagen lässt, wenn elterliche Kreditierung ausbleibt.

---

[1] Diese Idee geht auf die Praxis der Urheberin dieses Konzepts, Frau Prof. Dr. em. Brigitte Boothe, zurück, die in ihren Vorlesungen und Kursen die Kreditierung stets anhand des Bilds von van Gogh erläuterte.

Wird die Zuschreibung einer Zukunftsaussicht für das Kind ausgeschlossen und werden die Kompetenzen des Kindes ausser Acht gelassen, so wird dem Kind eine Einbettung in den Familienverband verwehrt (Boothe & Heigl-Evers, 1996). Es wird keine emotionale Verbindung zum Kind hergestellt, kein Zuspruch findet statt, woraufhin das Selbstbewusstsein des Kindes Schaden nimmt. Diese Form von *Verweigerung* oder *Diskreditierung* kann sich bis zur kindlichen Überzeugung, böse zu sein, steigern. Da Identitätsentwicklung sozial organisiert ist (Dornes, 2004), verunmöglicht die Verweigerung von Zuspruch eine gesunde Entwicklung des eigenen Selbst.

Einen differenzierteren Blick auf den Einfluss elterlicher Zuschreibung gibt z. B. die Studie von Seiffge-Krenke (2009). Sie konnte *elterliche Unterstützung* als wichtigen Prädiktor für die erfolgreiche Bewältigung von Entwicklungsaufgaben in einer elfjährigen Langzeitstudie nachweisen. Jugendliche zwischen 14 und 25 Jahren, deren Eltern einen autoritativen Erziehungsstil verfolgten, verliessen früher das Elternhaus als ihre Altersgenossen, welche von Eltern erzogen wurden, die ihren Grad der Unterstützung nicht an die Autonomiewünsche ihrer Kinder anpassten. Daran lässt sich erkennen, dass reine positive elterliche Zuschreibung noch keine erfolgreiche kindliche Meisterung des Lebens bedingt.

Der Autorin begegnete diese Dynamik hautnah in ihrer eigenen psychotherapeutischen Praxis immer wieder: Patient:innen aus Familien mit häufig schweren Persönlichkeitsstörungen sowie Störungen des schizophrenen Formenkreises sehen sich häufig einem Mangel an Bezogenheit und Förderung von Seiten der Eltern ausgesetzt, was in ihnen selbst oft strafende und entwicklungsverhindernde Introjekte erzeugt, die sich als hartnäckige Kontrahenten im Psychotherapieprozess erweisen. Die Eltern waren aufgrund ihrer eigenen psychischen Struktur nicht imstande, ihnen diese Art eines förderlichen Umfeldes zu bieten. Oft dauert es Jahre, diese Beziehungsmuster teilweise aufzuweichen und Symptomlinderung – und somit Entwicklung – herbeizuführen.

Denn neben dem Glauben an das Potential des Kindes und der Unterstützung seiner Vorhaben sind diejenigen elterlichen Verhaltensweisen entwicklungsfördernd, die das Kind vor Herausforderungen stellen, ihm also nicht nur zutrauen, seine Entwicklungsaufgaben (nach Havighurst, 1953) zu meistern und es dabei schonen, sondern ihm diese Meisterung auch aktiv zumuten.

2.1.2 Kreditierung in der psychotherapeutischen Beziehung

In einem weiteren Schritt wurden die vorher aus entwicklungspsychologischer Perspektive betrachteten Konzepte der Kreditierung und Diskreditierung in den psychotherapeutischen Kontext übertragen.

Patient:innen kommen aufgrund einer Destabilisierung in eine Psychotherapie und erhoffen sich von ihren Therapeut:innen Hilfe bei der Veränderung ihrer jetzigen Lebenslage und ihres Befindens (Grimmer, 2006). Dabei ist die Ausgangslage ähnlich wie die der Eltern-Kind-Beziehung: eine Dyade aus zwei Interaktionspartner:innen richtet ihre Aufmerksamkeit auf ein Drittes aus – in diesem Fall das *Projekt* der Veränderung der Patient:innen, welches in der Zukunft erahnt wird. Auf dieses Projekt arbeiten beide in einem ständigen Aushandlungsprozess um die gemeinsame Erstellung von Wirklichkeit hin (Grimmer, 2006); wie die Mutter, die in ihrem musisch begabten Kind den späteren Musikstudenten erahnt und die Erfahrungen, die sie mit ihrem Kind bei der musischen Förderung macht, ständig mit den Erwartungen ihres Kindes abgleicht. Innerhalb dieses Aushandlungsprozesses ist eines der Kriterien erfolgreicher Therapeut:innen – wie bei einem guten Elternteil – einerseits, für ihre Patient:innen ausreichend Zukunftsperspektive und Entwicklungsmöglichkeiten zu erkennen und andererseits diese Zuschreibung auch zu vermitteln. Diese Zuschreibung kann positiv oder negativ ausfallen und entsteht schon beim ersten Patientenkontakt, nämlich dann, wenn Therapeut:innen erstmalig vom Veränderungswunsch ihrer Patient:innen hört, was normalerweise schon im Erstgespräch der Fall ist (Grimmer, 2006). Aufgrund der verbalen Darstellung des Problems durch die Patient:innen, aber auch durch ihr Auftreten, ihre Kleider, ihre Stimmlage und andere nonverbale Kanäle machen sich Therapeut:innen zwangsläufig ein Bild von ihren Patient:innen. In diesem Bild enthalten sind deren Potentiale und Hindernisse, die von den Therapeut:innen – auf dem Hintergrund ihrer ihnen zur Verfügung stehenden Erfahrung, ihres Fachwissens und von unbewussten Prozessen wie ihrer Gegenübertragung beeinflusst – auf ihre Zukunftsperspektive hin analysiert werden. C. G. Jung (1916, GW7, § 67) beschrieb diesen Prozess mit dem Wort der Finalität. Wie Jungs Ansatz wird auch die Kreditierung als ein stark ressourcenorientierter Ansatz innerhalb der Psychoanalyse betrachtet (Vogel, 2018), der sich die Zukunftsfantasien und -erwartungen der Therapeut:innen zu Nutze macht. Diese Erwartungsbildung ist rein subjektiv und kann sowohl bewusst als auch unbewusst sein, ausserdem richtet sie sich nicht nur auf die Patient:innen als Person, sondern auf die Entfaltungsmöglichkeit ihres Potentials innerhalb einer psychoanalytischen Behandlung. Fällt das erste Abwägen der Entwicklungschancen positiv aus, wird der Therapeut bereit sein, gemeinsam mit den Patient:innen ein Stück ihres Weges auf diese Zukunftsperspektive hin zu gehen und sie dabei – wie ein guter Elternteil – zu fördern, aber auch zu fordern (Boothe & Heigl-Evers, 1996, S. 135). Dies wiederum setzt voraus, dass sich die Therapeut:innen in ihren Patient:innen – wenigstens zum Teil – wiedererkennen, sie also nicht als befremdlich betrachtet und behandelt. Wäre dies der Fall, so würde eine „mentale Zuschreibung“ und somit ein Einfühlungsvermögen unmöglich (Boothe & Heigl-Evers, 1996, S. 135).

Diese Zuschreibung geht dabei auch in die umgekehrte Richtung (Grimmer, 2006). Patient:innen suchen Therapeut:innen häufig in einem Zustand der Hoffnungslosigkeit auf. Sie haben die Zuversicht in ihre eigene Selbstwirksamkeit (Bandura, 1977) verloren und glauben, ihre jetzige Situation nicht allein bewältigen zu können. Um diese zurückzuerlangen, geben sie sich hoffnungsvoll in die Hände von Expert:innen, von denen sie überzeugt sind, dass sie über mehr Wissen in diesem Bereich und unterstützende Werkzeuge verfügen als sie selbst (Friedman, 1999).

Diese Situation erinnert stark an die ersten Lebensjahre des Kindes, in denen die Eltern als Objekte fungieren, die dem Kind bei seiner Emotionsregulation und im Umgang mit seiner Umwelt zu Hilfe kommen. Man kann es auch mit dem Bild des Kleinkindes vergleichen, das sich im Beisein der Mutter auf ein ihm unbekanntes Objekt, z. B. eine in sich zurückgezogene Schildkröte, zubewegt und erschreckt zurückweicht und zur Mutter zurückkehrt, als das Tier sich zu bewegen beginnt. Die Mutter wird das Kind trösten und ermutigen, wieder auf das harmlose Reptil zuzugehen. Eine ähnliche Szene, nur diesmal mit einem unbekannten Hund, beschreibt Boothe (2023) in einem Beitrag über Vertrauen und Urvertrauen. In beiden Beispielen dient die Mutter/vertraute Bezugsperson dabei als sichere Basis (Bowlby, 1973), zu der das Kind in Zeiten der Verunsicherung zurückkehren und bei der es Schutz suchen kann. Die Bezugsperson wird zum „Akteur/zur Akteurin des Vertrauens“ (Boothe, 2023, S. 133).

Auf ihre Therapeut:innen gehen Patient:innen nun oftmals in der Hoffnung zu, eine ebenso sichere Basis zu finden, von der aus sie sich erneut in die Unsicherheiten des Lebens begeben können. Umso wichtiger wird für sie in dieser Situation die Anerkennung und Wertschätzung ihrer Person durch diese „machtvollen Therapeuten“ (Grimmer, 2006, S. 65), die ihnen helfen können, verlorene Selbstanteile wiederzufinden. Dies kann mitunter dazu führen, dass sich Patient:innen aufgrund dieser Beweggründe zu Beginn einer Therapie in einer Weise darstellen, die darauf abzielt, in ihren Therapeut:innen positive Zukunftszuschreibungen hervorzurufen (Wilke, 1992). Sie wollen möglichst attraktiv erscheinen, um sich den therapeutischen Zuspruch zu sichern.

Kommen die Patient:innen nun zu dem Schluss, dass ihre Therapeut:innen an ihr Potential glauben und ihnen wohlgesonnen sind, können sie Vertrauen fassen. Nach einer ersten Idealisierungsphase können sie sich dann einfacher auf den kreativen Prozess der Therapie (Slochower, 2011), ihre Therapeut:innen und schliesslich gänzlich auf die Therapie einlassen.

Für die Therapeut:innen wiederum bedeutet diese Art der Beziehung, besonders vigilant ihrem eigenen Verhalten und ihrer Äusserungen gegenüber zu sein, um ihre Patient:innen nicht in einer Abhängigkeitsbeziehung zu binden. So dürfen sie den Patient:innen die Aufgabe der Selbstregulierung nicht abnehmen, sondern müssen sie zur eigenverantwortlichen Mitarbeit in der Therapie bewegen, um ihnen ein Gefühl von Selbstwirksamkeit zu ermöglichen.

In den vorangegangenen Abschnitten zur Entstehung und Beschreibung der Kreditierung (und von therapeutischem Kreditierungshandeln) wurden bereits viele seiner Bestandteile wie Vertrauen, Anerkennung und Zuversicht genannt. Im Folgenden soll das Kreditierungskonzept anhand des Gemäldes von Vincent van Gogh noch genauer umrissen, seine Bestandteile zu ihm verwandten Begriffen in Beziehung gesetzt und deren Relevanz für die Fragestellung herausgearbeitet werden.

2.1.3 Bildbeschreibung und Ausgangslage

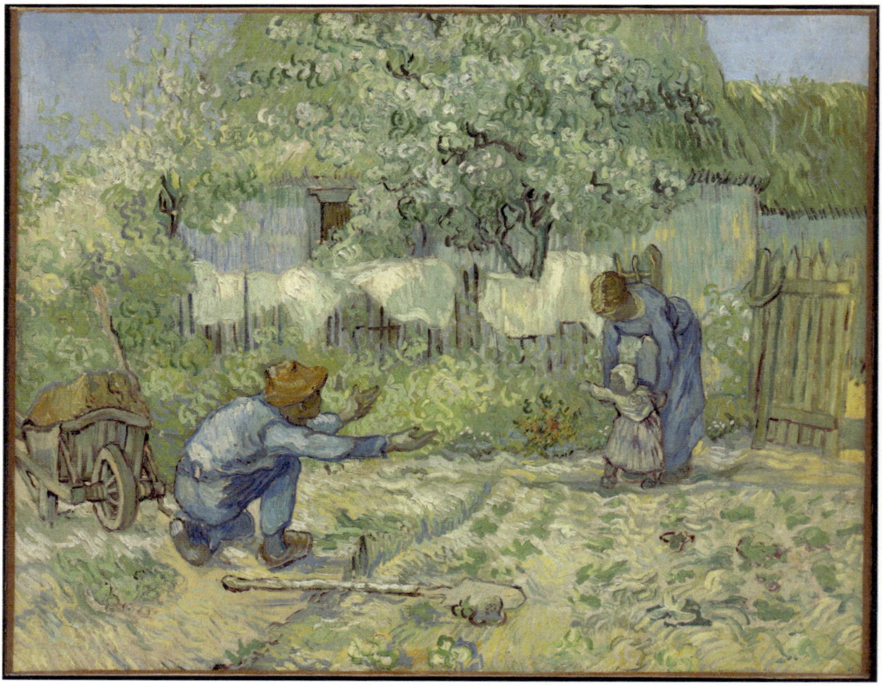

Abbildung 1: Erste Schritte (van Gogh, nach Millet, 1890); New York, the Metropolitan Museum of Modern Art.

Auf dem Bild „Erste Schritte“ (1890) von Vincent van Gogh (1853–1890) entfaltet sich die Szene einer Vater-Mutter-Kind-Triade. In einer ländlichen Gegend sehen wir eine Bauernfamilie hinter ihrem Haus. Die Mutter scheint gerade mit der Tochter den Garten betreten zu haben, den der Vater zu diesem Zeitpunkt bestellt und pflegt. Der Betrachter/die Betrachter:in stellt sich vor, wie der Vater augenblicklich alles stehen und liegen lässt, als die Mutter die kleine Tochter auf den Ackerboden stellt, um ihm zu zeigen, dass sie zu laufen beginnt. Während sie das Kleinkind noch stützt und hält, geht der Vater in die Hocke und streckt die Arme aus, um es zum Gehen zu animieren. Das Kind tut es ihm gleich, streckt ihm die Ärmchen entgegen und wagt, die Mutter stets hinter sich wissend, einen ersten Schritt auf den Vater zu. Geschafft ist die Aufgabe jedoch noch lange nicht. So mag sich der Betrachter/die Betrachterin über die vielen Furchen und Unebenheiten im Ackerboden sorgen sowie über die für ein kleines Kind verhältnismässig grosse Entfernung zum Vater, die das kleine Mädchen noch überwinden muss, um zu seinem Ziel zu gelangen.

2.1.3.1 Die psychotherapeutische Triade

Die Vater-Mutter-Kind-Konstellation im Bild von van Gogh stellt die gleichsam choreographische Ausgangslage der sich entfaltenden Szene innerhalb der psychotherapeutischen Triade dar. Wie im Bild begeben sich auch Patient:innen in eine triadische Situation, wenn sie eine Psychotherapie beginnen. Auf den ersten Blick könnte die Therapeut:in-Patient:in-Konstellation jedoch nur als rein dyadische Struktur wahrgenommen werden. Bis zur intersubjektiven Wende in der Psychoanalyse wurde sie auch als solche betrachtet (Ermann, 2025). In neuerer Zeit dagegen wird die psychotherapeutische Arbeit zwischen Patient:innen und Therapeut:innen als triadischer Raum aufgefasst. Denn Dyaden funktionieren nur und entfalten ihre heilende Wirkung erst dann, wenn sie sich auf etwas Drittes beziehen (Grieser, 2011).

Zwei Parteien erschaffen hierbei einen ihnen eigenen Wirklichkeitsraum, in dem sie sich mit etwas ausserhalb ihrer momentanen Dyade (einem Therapieprojekt wie z. B. den Beziehungen der Patient:innen zu Partner, Familie und Arbeitskollegen etc.) beschäftigen. Das Symbol dieses Dritten ausserhalb der Dyade ist der Horizont (Grieser, 2011), mit seiner unendlichen Weite, die Freiheit verheisst. Dies kann Freiheit vom Symptom sein oder mehr psychische Flexibilität sowie neue Lebens- und Erlebenswelten. Um mit der Parabel des kleinen Mädchens im Bild zu sprechen, könnte angeführt werden, dass die Ausrichtung auf ein drittes Objekt, hier auf den Vater und die Herausforderung, unversehrt zu ihm zu gelangen, mit einer grösseren (Bewegungs-)Freiheit einhergeht. Denn noch vor Kurzem konnte es nur krabbeln und wurde wahrscheinlich noch mehrheitlich getragen. In naher Zukunft aber wird es aufrecht laufen und später rennen können; es wird seine Umgebung also schneller und durch die aufgerichtete Haltung auch in der Vertikale erkunden können.

Bei Patient:innen in Psychotherapie-Settings geht es häufig nicht nur um eine manifeste Form der Unabhängigkeit, sondern auch um den Zugewinn einer inneren Autonomie, die die Behandler:innen unterstützen können. Um dies zu bewerkstelligen, sei es besonders förderlich für Therapeut:innen, ein „Denken in triadischen Konfigurationen" (Boothe & Grimmer, 2005, S. 51) zu kultivieren, da sich Patient:innen innerhalb ihres seelischen Konflikts ständig mit dem dritten Objekt auseinandersetzen. In Boothes und Grimmers Beispiel zu Hänschen klein, das allein in die weite Welt ging und eine weinende Mutter zurücklässt, um schliesslich reumütig zu ihr zurückzukehren, wird diese konstante Ausrichtung auf das Dritte und seine oftmals vorzufindende Verstrickung deutlich. Dabei ist die Triangulierung beim Menschen schon in frühester Kindheit angelegt (Abelin, 1971).

Boothe und Heigl-Evers (1996) gehen davon aus, „dass die Etablierung und Inszenierung von Differenz und Generativität ein Geschehen ist, an dem notwendig drei Akteure beteiligt sind, drei, die in passioniertem Engagement füreinander in kontinuierlicher Bewegung bleiben und einander kontinuierlich beeinflussen" (Boothe, 2007, S. 14). Dieses Zusammenspiel zweier Parteien mit dem Ziel, ein Drittes zu erreichen, ist wichtiger Motor der Entwicklung eines Kindes und laut Grieser (2011) von Entwicklung überhaupt. Psychotherapie soll also durch Vermittlung auf das Dritte mithilfe bestimmter Techniken wie z. B. der Eigenexploration und der intensiven Beschäftigung mit dem Unbewussten einen Erfahrungsraum eröffnen, in dem sich neue Beziehungen leben lassen, aufgrund derer sich die Wahlmöglichkeiten im Erleben, Fühlen und Verhalten von Patient:innen erweitern können. In der Kreditierung wird die Ausrichtung auf etwas Drittes als die Bewegung auf die gemeinsam gesteckten Therapieziele verstanden, in die sowohl Patient:innen als auch Psychotherapeut:innen investieren. Von Psychotherapeut:innen verlangt dies die Aufwendung von Vertrauen in ihre Klient:innen, wie die Mutter im Bild, die an das zukünftige aufrechte und sichere Gehen ihrer Tochter glaubt und sie deshalb auf den Vater und den Weg zu ihm mit all seinen Schwierigkeiten ausrichtet (Grimmer, 2006).

2.1.3.2 Die sichere Basis

In einer Psychotherapie werden meist Ziele vereinbart und anvisiert, für die Patient:innen nicht glauben, genügend Ressourcen zu haben, die ihnen Sicherheit und Mut schenken würden. Die Bewegung auf diese Ziele hin können sie also nur von einer sicheren Basis aus wagen (Strauss & Schwank, 2007). Die

Bindungsforschung hat gezeigt, dass Menschen in ihrem täglichen Leben seit frühester Kindheit einen sicheren Ort der Geborgenheit brauchen, von dem aus sie erste Schritte auf eine neue Situation, einen neuen Menschen etc. zu wagen können (Bowlby, 1988).

Als Voraussetzung für eine sichere Basis gilt die zwischenmenschliche Bindung. Bindung wird als ein fundamentales primäres Bedürfnis des Menschen verstanden (Reimer, Eckert, Hautzinger & Wilke, 2007). Dem hilflosen Säugling dient Bindung dazu, Nähe zu einer primären Bezugsperson herzustellen, die alle seine basalen Bedürfnisse stillt, ihn füttert, wickelt, wäscht und ihm Wärme und Schutz bietet (Bowlby, 1973). Diese ersten Pflegehandlungen werden als emotionale Repräsentationen von Sicherheit und Geborgenheit im seelischen Gefüge des Säuglings gespeichert. Ist die Bezugsperson genügend feinfühlig in ihrer Bezogenheit auf den Säugling, so stellt sich ein basales Vertrauen ein. In Situationen ohne die Bezugsperson, so z. B. in Gefahrensituationen im späteren Leben, wird dieses verinnerlichte Bild der Bindung abgerufen und es wird versucht, die verlorene Nähe wieder herzustellen, um an Sicherheit zurückzugewinnen. Dieser Mechanismus ist jedoch unterschiedlich stark ausgeprägt. Menschen, die als Kinder nicht verfügbare Bindungspersonen erlebt haben, werden in Gefahrensituationen weniger häufig die Nähe dieser Personen suchen, da sie keine Hilfe von ihnen erwarten konnten. Andere wiederum werden in solchen Momenten diejenigen Personen in ihrem Umfeld aufsuchen, die ihnen in frühen Kindertagen Schutz boten.

Vielen Menschen fehlt jedoch diese sichere Basis. Als Kinder haben sie sie selten erlebt und somit nicht verinnerlichen können. In Krisensituationen fühlen sie sich halt- und hilflos. In dieser Schwebe ohne Halt wenden sie sich an Expert:innen, die ihnen durch ihre Empathie und ihre Unterstützung einen Ort des Schutzes bieten können. Psychotherapeut:innen sollen laut Bowlby (1988) wie eine Basisstation fungieren, von der aus sich vergangene und gegenwärtige Beziehungen, sowie die Therapeut:in-Patient:in-Beziehung untersuchen und miteinander verknüpfen lassen, woraufhin frühere Bindungserfahrungen positiv revidiert werden können.

Hierbei wird davon ausgegangen, dass Patient:innen in ihrer Übertragung auf Therapeut:innen dieselben Mechanismen anwenden wie in früheren Beziehungen mit den ersten wichtigen Bezugspersonen. Dies geschieht aufgrund verinnerlichter Muster aktiven Aufsuchens oder aktiver Distanzierung, die mit der Bezugsperson erlebt worden waren. Dasselbe geschieht in einer Therapie, welche meistens aus einer Belastungssituation heraus begonnen wird. Werden die Therapeut:innen als warmherzig empfunden und können Patient:innen ein ausreichend positives Bild der Bindung evozieren, so bildet sich schon recht früh im Psychotherapieprozess eine Art der Bindung, welche über die Dauer der Behandlung hinweg relativ stabil bleibt (Obegi, 2008).

Im Kontext der Kreditierung fungiert die Mutter im Bild van Goghs als haltende Basis, von der aus sich das Kleinkind auf etwas Drittes, hier den Vater, zubewegt. Da für die Kreditierung als Voraussetzung gilt, ein Therapieziel zu haben, das anvisiert wird, stellt diese Szene die basale Ausgangssituation der Kreditierung dar: die Mutter hält (zwar) das Kind und stützt es. Allerdings war wohl sie diejenige, die es zu Anfang auf den Boden stellte, um seine Steh- und Laufkünste dem Vater zu zeigen. Um eine sichere Basis zu verlassen, bedarf es also eines Agenten/einer Agentin, der/die zur Fortbewegung einlädt. Diese Fortbewegung stellt eine Herausforderung für das kleine Mädchen dar, da die Distanz zum Vater bei seiner Körpergrösse und Unsicherheit auf den Beinen nicht unbeträchtlich ist.

Auch im späteren Leben wird besonders in herausfordernden Situationen das Bindungsschema aktiviert, unter anderem in irritierenden Momenten innerhalb der Psychotherapie. So erfassten Ehrenthal, Tomanek, Schauenburg und Dinger (2013) mithilfe halbstrukturierter Interviews von Patient:innen erlebte bindungsrelevante Episoden während einer vergangenen oder gegenwärtigen Psychotherapie, in welchen sich die Probanden mehr Unterstützung und Trost von ihren Therapeut:innen gewünscht hätten. Anhand von 36 Interviews konnten sie sechs Kategorien von bindungsrelevanten Auslösesituationen erfassen (Ehrenthal, Tomanek, Schauenburg & Dinger, 2013, S. 478). Während die meisten der Auslösesituationen sich mit einer realen Trennung von den Therapeut:innen befassen, wird bei den Punkten „therapeutische Interventionen" und „Thematisierung der therapeutischen Beziehung" erst auf den zweiten Blick ersichtlich, dass es sich auch hier um Trennungssituationen handelt, wenn auch nur um eine antizipierte. In beiden wird eine Distanz zu den Therapeut:innen geschaffen, indem eine Meta-Sicht auf die Beziehung zu ihnen aktiviert wird.

In Zusammenhang mit der hier präsentierten Studie wird analog früherer Forschungsergebnisse (Mallinckrodt, Porter & Kivlighan, 2005) die Bindung zu Therapeut:innen also als sichere Basis angesehen, von der aus sowohl vergangene schmerzhafte Episoden als auch neue unbekannte soziale Situationen mehr oder weniger angstfrei exploriert werden können. Die Mutter kann also vom kleinen Mädchen zurückgelassen und ein neues Objekt, hier der Vater, kann in seiner Welt – im Bild ist dies der Garten – entdeckt werden. Für das kleine Mädchen besteht aber immer die Möglichkeit der Rückkehr zur Mutter, sollte es auf dem Weg zum Vater irgendwelchen Gefahren begegnen. In ebendieser Rolle fungieren Therapeut:innen, wenn sie kreditieren. Sie bieten zwar eine neue Herausforderung an, haben allerdings zuvor eine stabile Bindung zu ihren

Patient:innen hergestellt, die es ihnen ermöglicht, die Patient:innen bestmöglich in ihren Vorhaben zu (unter)stützen. Damit stellen sie eine Ressource für ihre Klient:innen dar, die sie gleichsam auf ihre eigenen Ressourcen verweist. Die Patient:innen wissen dadurch, dass es in ihrem Leben verlässliche Gefährten gibt, die ihnen in Krisensituationen Hilfe anbieten.

2.1.3.3 Das Vertrauen des Therapeuten

Das kleine Mädchen im Bild von van Gogh steht vor der Aufgabe, eine grosse Distanz zum Vater zurückzulegen, ohne dabei auf dem unebenen Grund zu stolpern und hinzufallen. Es benötigt Selbstvertrauen für diesen Weg. Ebenso benötigt es das Vertrauen, oder besser das Zutrauen des Vaters, der es ständig ermutigt, näher zu ihm zu kommen und sich weiterzubewegen. Das Bild wird von gegenseitigem Vertrauen geprägt. So vertraut das Kind auf das Zutrauen des Vaters, dass es der Anforderung, die an es gestellt ist, gewachsen sein wird, und dass er seinen Versuch ehren und es dabei unterstützen wird, sein Ziel zu erreichen. Dies zeigt, dass Vertrauen ein Beziehungsgeschehen ist, ohne dessen Hilfe keine Erweiterung des eigenen Radius erfolgen kann. Dabei wird Vertrauen im Sinne Boothes (2023) als äusserst riskante Vorleistung verstanden. Denn viel kann schiefgehen, wenn man vertraut. Dies wird an den tiefen und potentiell tückischen Furchen im Boden zwischen Kind und Vater verdeutlicht, die im Bild zu sehen sind.

Da man Vertrauen in vieles haben kann (in Personen, Unternehmen, Regierungen etc.), wird dieser Begriff theoretisch und empirisch in verschiedenen Disziplinen erforscht, so z. B. in der Politik (z. B. von Hardin, 2002) und in der Philosophie (z. B. von O'Neill, 2002). Relativ neu ist er im Kontext der Psychologie angesiedelt, wo Vertrauen erst seit relativ Kurzem intensiv erforscht wird. Einen Überblick hierzu gibt Fuchs (2024). Er beschreibt Vertrauen als „affektiven, präreflexiven Hintergrund des alltäglichen Daseins“ (2024, S. 122) und als „ein […] Existenz- und Hintergrundgefühl von Sicherheit, Vertrautheit, ja Geborgenheit“ (2024, S. 125). Damit nähert er sich der Sichtweise dieses Konzepts vieler Psychoanalytiker an, wie z. B. Erikson und Bowlby.

Der Entwicklungspsychologe Franz Petermann (2013) nennt 16 Definitionen von Vertrauen. Den meisten von ihnen ist gemeinsam, dass sie die Bereitschaft zu vertrauen als risikobehaftet ansehen, da immer eine Enttäuschung oder sogar ein Missbrauch des entgegen gebrachten Vertrauens möglich ist. Meist wird Vertrauen als Einstellung angesehen. Einzig Deutsch (1962) sieht im Vertrauen eine Handlung, die sich durch Mangel an Kontrolle und eine erhöhte eigene Verwundbarkeit in einer Situation auszeichnet, in der die potentielle negative Konsequenz als gravierender eingeschätzt wird als die positive (Krumboltz & Potter, 1980). Den

Nutzen von Vertrauen sieht Luhmann (1973) in der Komplexitätsreduktion, die es leistet. Wer anderen vertraut, kann Kontrolle abgeben und hat somit mehr Handlungs- und Erlebensspielraum. Das vertrauende Individuum hat die Hände frei, weil es sie geöffnet hat. Wenn eine Person einer anderen vertraut, leistet sie also einen „Vertrauensvorschuss" (Schweer, 2008). Wird dieser Vorschuss positiv im Sinne einer reziproken Vertrauenserwiderung beantwortet, beginnt ein Spiel des Schlagabtausches immer neu erwiderten Vertrauens zwischen den beiden Interaktionspartnern. Werden über die Zeit hinweg immer wieder Vertrauensleistungen beim Interaktionspartner beobachtet, kann sich die überdauernde Einstellung entwickeln, es mit einer vertrauenswürdigen Person zu tun zu haben. Dieser Prozess der Vertrauensbildung wird erschwert, wenn eine asymmetrische Beziehungsstruktur vorherrscht (Schweer, 2008, S. 19). Daher sollte der Ranghöhere den ersten Vertrauensvorschuss leisten.

Die Bereitschaft zu vertrauen entwickelt sich in den frühen Lebensjahren und fördert die Herausbildung einer stabilen Persönlichkeit (Erikson, 1963). Dabei spielen die primären Bezugspersonen und deren Verhalten dem Säugling gegenüber für die Bildung des „Urvertrauens" (Erikson, 1950) eine entscheidende Rolle. Werden sie als verfügbar, wohlwollend, schützend und feinfühlig erlebt, kann sich das Kind auf ihre Unterstützung verlassen und damit beginnen, seine Umwelt selbstständig zu erforschen (Bowlby, 1973). Es geht wie das kleine Mädchen im Bild offen auf die Welt zu in der Annahme, dass seine emotionalen Bedürfnisse verstanden und adäquat beantwortet werden. Aus diesen frühen Beziehungserfahrungen bilden sich teilbewusste innere Abbildungen und Repräsentanzen dieser Beziehung, die im späteren Leben wiederum die Qualität der Beziehung zu anderen Personen determinieren. Dabei betont Schweer (2008), dass ein vom Interaktionspartner gezeigtes Verhalten bei einem Menschen mit dessen impliziten Vertrauenstheorien kompatibel sein kann oder eben nicht. In Abhängigkeit dessen kann bei ihm dann Vertrauenskonkordanz oder Vertrauensdiskonkordanz hervorgerufen werden (Schweer, 2008, S. 21). Schweer sagt, dass je nachdem wie der Abgleich ausfällt, daraufhin ein vertrauensvolles oder misstrauisches Handlungsskript gewählt wird.

Innerhalb der Psychotherapieforschung ist bis anhin nur spärlich Forschung zu Vertrauen betrieben worden, obwohl es wichtige Funktionen in der Beziehungsgestaltung erfüllt. Das durch bedingungslose Wertschätzung erzielte Vertrauen von Patient:innen sei ein Katalysator für die (Nach-)Entwicklung und Stärkung des Selbstvertrauens (Thies, 2010). Ist gegenseitiges Vertrauen in der therapeutischen Triade erst einmal hergestellt, kann die psychotherapeutische Beziehung in den Hintergrund treten und mit der Klärungsarbeit begonnen werden (Sachse, 2005). Dieses Vertrauen bildet sich ganz zu Anfang des Kontakts zwischen Therapeut:in und Patient:in. In dieser Anfangsphase vergleichen Patient:innen ihre impliziten Vertrauensmodelle mit dem Verhalten ihrer Therapeut:innen (Thies, 2010). Kommt dieser Vergleich zu einer positiven Bilanz, ist der erste Schritt zu einer tragfähigen Beziehung getan.

Doch besonders einem Fremden entgegen gebrachtes Vertrauen ist eine Vorleistung, die als risikoreich empfunden wird. Geht man von der Komplexitätstheorie Luhmanns (1973) aus, wird das Vertrauen einem Fremden gegenüber durch eine zu hohe Komplexität an Variablen unmöglich (Geramanis, 2005). Der Fremde ist (noch) zu unberechenbar, um Vertrauen zu evozieren. Dies erklärt die Notwendigkeit zur intensiven Beziehungsarbeit innerhalb der Psychotherapie. Ein höchst verunsicherter Mensch geht auf einen ihm völlig Fremden zu und vertraut ihm höchst intime Dinge über sein Leben an, in der Hoffnung, eine Ressource, die ihm selbst fehlt, von seinem Gegenüber zu erhalten (siehe Geramanis, 2006).

Im Sinne der Theorie „Wer Vertrauen schenkt, erhält Vertrauen" (Neri, 2005) könnte nun von Therapeut:innen gefordert werden, ebenso wie ihre Klient:innen eine Form von Selbstöffnung zu betreiben. Zu Anfang der Psychotherapie besteht das analytische Vertrauen aber meist nur auf der Seite der Therapeut:innen (Ellman, 2007). Sie glauben an einen hoffnungsvollen Ausgang der Psychotherapie. Zeitgleich beginnt ein aktiver Aushandlungsprozess um Vertrauen (Grimmer, 2006). Ist es auf Seiten der Patient:innen einmal hergestellt, entsteht eine grössere Toleranz für die Eigenständigkeit des anderen innerhalb der Dyade. Nun können die Patient:innen eine andere Sichtweise auf ihre Problemstellung ertragen, und Deutungen werden möglich. Das Vertrauen innerhalb der Dyade ist nun stabiler für Störungen und Brüche geworden. In diesem Zusammenhang begegnen Psychotherapeut:innen laut Fonagy et al. (2015) Patient:innen mit besonderen Herausforderungen. So gehen sie davon aus, dass Menschen mit Persönlichkeitsstörungen aufgrund von Traumata, die mit Vertrauensbrüchen zu tun hatten oder die in einem verunsichernden, wenig vertrauenswürdigen Lebensumfeld aufgewachsen sind, mit der mangelnden Ausbildung von epistemischem Vertrauen einhergeht. Dieser relativ neue Terminus beschreibt die Fähigkeit sich auf eine andere Person einzulassen und von ihr zu lernen, was impliziert, dass das Wissen jener anderen Person als vertrauenswürdig, verallgemeinerbar und persönlich bedeutsam angesehen wird. Besteht diese Bereitschaft aufgrund von mangelndem epistemischem Vertrauen nicht, bilden sich jene starren Denk- und Verhaltensmuster, die für Persönlichkeitsstörungen bezeichnend sind. Einigen Wissenschaftlern und Praktikern ist dieses Konzept jedoch zu eindimensional. Und somit plädieren z. B. von Boetticher (2021) und Fuchs (2024) für einen erweiterten Begriff, der evaluative, atmosphärische und zwischenleibliche Komponenten enthält.

Ein weiterer wichtiger Faktor innerhalb der Vertrauensbildung ist das Selbstvertrauen. Die Zuversicht, mit Enttäuschungen umgehen zu können, stärkt die Bereitschaft, zu vertrauen (Neri, 2005). Im psychotherapeutischen Erstkontakt kann diese Vertrauensvoraussetzung jedoch nicht als gegeben erachtet werden. Patient:innen kommen häufig gerade wegen einem Vertrauensverlust – sei es in ihre Umwelt oder in ihre eigenen Bewältigungsfähigkeiten – in Therapie. Daher müssen Therapeut:innen Vertrauensvorarbeit in Form von Selbstwertstärkung leisten (Petermann, 2013).

Mit der Festigung von Vertrauen kommt die Hoffnung auf Rettung und Besserung in die Dyade, nachdem die ersten Erwartungen nach einem verantwortungsvollen Umgang mit dem entgegengebrachten Vertrauen erfüllt worden sind (Neri, 2005). Und mit der Hoffnung kommt die Angst vor Enttäuschung. Hier liegt aber auch das grösste Potential einer kurativen Wirkung, da die neuen Beziehungserfahrungen mit den Therapeut:innen, die auf Wertschätzung und Zutrauen beruhen, potentiell schädigende frühere Beziehungserfahrungen amortisieren können.

Jedoch kann zu starkes Vertrauen zu Abhängigkeit innerhalb einer Beziehung führen, wie Geramanis (2005) und Petermann (2013) ausführen. Geramanis (2005) geht davon aus, dass der soziale Vertrag, der über Vertrauen abgeschlossen wurde, zu erzwungenem Verhalten führen kann, wobei Petermann (2013) dies ergänzt, indem er die mangelnde Unterstützung bei selbstständigem Verhalten als Grund für diesen Zwang sieht.

Hier setzt das Konzept der Kreditierung an. Denn sie bietet eine Synthese dieser beiden Thesen an, indem sie den Unterschied zwischen Vertrauen und Zutrauen hervorhebt. Neben empathischem Einfühlen in die Patient:innen und ihre Bedürfnisse sollen Therapeut:innen auch eine herausfordernde Funktion übernehmen (Grimmer, 2006). Somit wird auf der Basis von Vertrauen im Hier und Jetzt das durch Zutrauen für möglich erachtete Zukunftspotential (meist das Therapieziel) vermittelt. Therapeut:innen nehmen hier eine verstärkt triangulierende Position ein und muten ihren Patient:innen durch ihre Herausforderung zur eigenständigen Erforschung der Realität die Bewältigung von Enttäuschung zu (Grimmer, 2006). Dies wird möglich, weil sie Patient:innen dieses Potential zutrauen. So tut es auch der Vater im Bild, der die Arme nach seinem Kind ausstreckt, und keine Zweifel daran hat, dass seine Tochter den Weg zu ihm meistern wird.

Jedoch muss zuerst Vertrauen innerhalb der therapeutischen Dyade erarbeitet werden und eine Beziehungsstabilität vorhanden sein, bevor eine Kreditierungshandlung seitens der Therapeut:innen möglich wird. Dass Kreditierungen trotz dieser arbeitsaufwändigen Voraussetzung schon im Erstgespräch zu finden sind, lässt sich dadurch erklären, dass bereits im Verlauf der ersten Stunde Vertrauen generiert wird und die Kreditierung als erste Provokation zur Perspektivenöffnung schon gegen Ende dieser ersten Sitzung eingesetzt werden kann.

2.1.3.4 Die Empathie des Therapeuten

Nachdem das kleine Mädchen im Bild nun losgelaufen ist, stellt sich die Frage, wie es bestmöglich von Vater und Mutter dabei unterstützt werden kann, seinen gerade begonnenen Lebensweg eigenständig zu beschreiten. Dazu wird von beiden Elternteilen verlangt, sich in ihr Kind hineinversetzen zu können. Sie benötigen also Empathie.

Auch in der Psychotherapie stellt die Empathiefähigkeit von Therapeut:innen ein wichtiges Instrument dar, um ihre Patient:innen verstehen und demnach optimal behandeln zu können (Clark, 2014; Steinmair & Löffler-Stastka, 2021).

Das Wort „Empathie“ ist ein Kunstbegriff, das vom deutschen Wort „Einfühlung“ stammt (Katz, 1963). Ins Englische wurde es Anfang des letzten Jahrhunderts von Titchener (1909) in Anlehnung an das griechische „empatheia“ mit „empathy“ übersetzt, was so viel wie „sich einfühlen“ bedeutet. Benutzte Freud noch das Wort „Einfühlung“ (Freud, 1921, S. 119), so wurde es Mitte des letzten Jahrhunderts vom Wort „Empathie“ auch innerhalb der deutschsprachigen Psychologie abgelöst. Einen guten Überblick über den Empathiebegriff geben Irarrazal & Kalawski (2022). Dabei fällt auf, dass immer noch wenig Einigkeit darüber besteht, ob es sich hierbei um einen rein kognitiven oder wie bei Fuchs (2024) auch um einen intersubjektiven und „leiblichen“ Begriff handelt. Irarrazal (2020) dehnt ihn zudem auf kulturelle, soziale und historische Aspekte aus.

Schon Freud sah die Empathie als die einzige Technik an, mit deren Hilfe „uns überhaupt die Stellungnahme zu einem anderen Seelenleben ermöglicht wird“ (Freud 1921, S. 121). Sowohl in das Leiden als auch in die Freuden eines Menschen eindringen und innerlich daran teilhaben zu können, wie das griechische Wort *empatheia* suggeriert, ermöglicht es Therapeut:innen, die in der Stunde besprochene Situation aus Sicht ihrer Patient:innen zu sehen und ihre Gefühle und Handlungen nachzuvollziehen. Empathie dient im psychotherapeutischen Prozess also als unentbehrliches Erkenntnisinstrument.

Ein weiterer Wirkfaktor innerhalb des psychoanalytischen Therapieverlaufs ist die Gegenübertragung, die Übertragung also, die von Therapeut:innen ausgeht.

Als äusserst schwierig erweist es sich nun, die beiden Begriffe auseinander zu halten. Zepf und Hartmann (2008) bieten hierfür eine Lösung an, indem sie die beiden Begriffe miteinander verweben. So beginnt der Entdeckungsprozess der Wirklichkeit von Patient:innen mit der Empathie, die Therapeut:innen „am eigenen Leib" erfühlen lässt, was Patient:innen in einer gegebenen Situation empfunden und erlebt haben müssen. Um aber dieses Gefühl be-„greifen" zu können, müssen die Therapeut:innen ihr Vorbewusstes einsetzen und ihre Gegenübertragung befragen, um einen Eindruck vom Referenzrahmen ihrer Patient:innen zu erhalten. Dabei greifen sie auf ihre eigenen Objektbeziehungen und Erlebnisse aus ihrer eigenen Lebensgeschichte zurück, um nicht nur Einsichten in den Teil der Situation der Patient:innen zu erhalten, der ihnen bewusst ist, sondern besonders den Teil zu beleuchten, der für sie noch im Dunkeln liegt.

Sowohl ihre Gegenübertragung als auch die Fähigkeit der Therapeut:innen, sich in ihre Patient:innen hinein zu versetzen, sind basale Grundbausteine für die Beziehung, die Therapeut:in und Patient:in mit- und zueinander eingehen. Therapeutische Empathie hat dabei eine positive Wirkung auf Patient:innen, indem sie Vertrauen fördert und in den Patient:innen die Hoffnung aufkommen lässt, unter den wohlwollenden Augen ihrer Therapeut:innen, „Meisterung des Selbst" („self-mastery") zu erlangen (Aragno, 2008). Aragno (2008, S. 734) geht hierbei davon aus, dass Therapeut:innen durch ihre ungeteilte Aufmerksamkeit und ihre Teilhabe am Erleben der Patient:innen ein basales Entwicklungsbedürfnis befriedigen, das sich an die stets affektiv spiegelnde Mutter/primäre Bezugsperson anlehnt, die durch ihre bedingungslose Präsenz, Aufmerksamkeit und Anerkennung eine entwicklungs- und emotionsfördernde Wirkung auf ihr Kind hat.

Ein Verfechter der Empathie innerhalb der Psychoanalyse war Heinz Kohut, der Begründer der Selbstpsychologie, der die Empathie sogar zur Basis seiner Schule machte (Clark, 2007). Er verlangte von Therapeut:innen sowohl anhaltendes empathisches Zuhören als auch Introspektion (Kohut, 1977). Erst nachdem diese erlebnisnahe Erfahrung der innerpsychischen Situation der Patient:innen ausgiebig analysiert worden sei, könnten Therapeut:innen sie in eine Interpretation übersetzen und Patient:innen anbieten. Nach Kohut ist diese Interpretation eine höhere Form der Empathie, da sie auf einem breiter gefassten Verständnis der Patient:innen basiert. Goldberg (2011, S. 309) erweitert in seinem Artikel nun diese Theorie. Die empathischen Therapeut:innen werden laut ihm zum Selbstobjekt ihrer Patient:innen und bei jedem Treffen wird dieses Selbstobjekt mit dem eigenen Selbst abgeglichen, bis eine Integration stattfinden kann. Für diesen Prozess wird eine dauerhafte Bereitschaft zur Empathie gegenüber den Patient:innen gefordert, da die Verbindung zwischen den beiden Personen tiefer und länger bestehen muss, damit neue psychische Strukturen gebildet werden können.

Nach Greenson (1960) ergeben sich jedoch bei einem falschen Verständnis, was der weit gefasste Begriff Empathie bedeutet, mehrere Sackgassen, in die ein empathischer Beobachter wie Therapeut:innen es sind, geraten kann. So kann sich der unkontrolliert Sich-Einfühlende („empathizer") vollständig von den Gefühlen seiner Patient:innen gefangen nehmen lassen, ohne die Möglichkeit des Rückzugs zur Objektivität. Dies kann soweit gehen, dass Therapeut:innen die Gefühle ihrer Patient:innen gemeinsam mit diesen ausagieren (Greenson, 2016). Ein gehemmter „Empathisierer" wiederum, welcher aus Angst vor emotionaler Verstrickung in der reinen Beobachterrolle verharrt, läuft Gefahr, die Äusserungen der Patient:innen zu missdeuten und deren Funktionsniveau falsch einzuschätzen, was sich in verfrühten Deutungen und überfordernden Interventionen äussern kann. Ein weiteres Problem bestehe darin, dass Therapeut:innen die empathisch mitgefühlten Situationen aufgrund eigener unbearbeiteter Konflikte, die in Form ihrer Gegenübertragung wieder aufsteigen, allein aus ihrer Eigensicht deuten und die möglicherweise andersartigen Gefühle ihrer Patient:innen unberücksichtigt lassen. Um dieses Gefahrenpotential möglichst klein zu halten, wird in psychoanalytischen Ausbildungsprogrammen zu Psychotherapeut:innen extensive Selbsterfahrung und Supervision verlangt, in der die eigenen Wünsche und Ängste einer intensiven Bearbeitung unterzogen werden.

Auch im Kontext der Kreditierung wird Empathie nicht nur positiv bewertet. So weist Grimmer (2006) auf die eben erläuterte Gefahr dieses Konzeptes hin, die dann eintritt, wenn Therapeut:innen in dieser inneren Welt des Anderen verhaftet bleiben und sich zu stark mit ihren Patient:innen identifizieren. Dies kann Nährboden für ein rein verständnisvolles Bestärken der Position der Patient:innen darstellen, was in gemeinsamem Empören über das Dritte münden kann. Dies wird den Patient:innen bei der Erweiterung ihrer Blickfeldes und ihrer Handlungsmöglichkeiten kaum dienlich sein.

Stattdessen wird von Psychotherapeut:innen die zweite Definition von Empathie verlangt, die Aragno (2008) vertritt. Dieser zufolge müssen Therapeut:innen gleichzeitig genügend Abstand zum Empfinden der Patient:innen gewinnen, um ihre nächsten Handlungsschritt vorwegnehmen zu können. Ohne diese Leistung wäre es ihnen nicht möglich, die Patient:innen in einer anderen Position zu sehen, sondern sie wären zu stark mit deren momentanen Gefühlszustand verbunden. Dies ist eine Komponente der Kreditierung. Da Kreditierungshandeln ein auf die Zukunft orientiertes Kommunikationshandeln darstellt, muss diese anfängliche Identifikation auch hier überwunden werden. Kreditierung kann hierbei eine Erweiterung des schwer fassbaren Kunstbegriffs „Empathie" darstellen, der innerhalb der Psychotherapieforschung durch alle (Psychoanalyse-)Schulen hinweg eine so prominente Stellung einnimmt. Es lässt sich also sagen, dass Kreditierungshandeln empathische Anteile beinhaltet, die durch das Konzept des Herausforderns erweitert und dadurch vom Empathiebegriff differenziert werden können.

Auf das Bild von van Gogh übertragen bedeutet dies für die Eltern, die Schritte ihres Kindes vorwegnehmen zu können, um ihm bei diesen ausreichend Anreize zur Zielerreichung und Unterstützung zu bieten. Die Mutter wird vielleicht näher kommen, wenn das Kind zu schwanken beginnt, der Vater sich weiter wegbewegt, wenn er bemerkt, dass es sich sicheren Fusses auf ihn zubewegt. In ähnlicher Weise werden Therapeut:innen ein auf die Zukunft gerichtetes Einfühlen in ihr Gegenüber vornehmen, um Entwicklung zu begünstigen, ganz im Sinne des Satzes „Entwicklung ist ein Prozess auf Kredit“, wie Boothe (2023, S. 136) schreibt.

2.1.3.5 Kreditierung und die Konzepte der Zuversicht und Hoffnung

Auf seinem Weg zum Vater wird das kleine Mädchen immer wieder fallen. Es steht noch zu unsicher auf seinen kleinen Beinen und muss den Umgang mit ihnen erst einüben. Doch wird es sich nach jedem Sturz wieder aufrappeln und weiterlaufen, bis es an seinem Ziel angelangt ist. Dies zumindest ist die Hoffnung des Vaters, der geduldig auf seine Tochter wartet.

Es fragt sich, ob auch das Kleinkind von Hoffnung erfüllt ist, Hoffnung auf eine Meisterung des Weges, der vor ihm liegt. Ihm scheint die Unterstützung durch die Eltern zu genügen, um sich stetig auf sein Ziel zuzubewegen (Grimmer, 2006). Es begleitet daher wohl eher ein anderes der Hoffnung verwandtes Konzept, die Zuversicht.

Hier unterscheidet sich die psychotherapeutische von der frühkindlichen Situation insofern, dass ein Teil der Dyade sowohl Hoffnung als auch Zuversicht in die eigenen Fähigkeiten verloren hat. Menschen, die eine Psychotherapie aufsuchen, sind häufig in ihrem Zukunftsglauben erschüttert und sehen sich nicht in der Lage, allein einen Weg aus ihrer Problemsituation zu finden. Frank, Frank & Wampold (2025) bezeichnen diesen Zustand als Demoralisierung oder Hoffnungslosigkeit, ein Begriff den Frank schon in den 90er Jahren prägte. Patient:innen in Therapie haben häufig das Gefühl, ein Ziel verfehlt oder verloren zu haben oder fühlen sich in der Verfolgung eines Ziels blockiert (Irving et al., 2004). Von ihren Therapeut:innen erhoffen sie sich Verständnis für diese Blockierung und Unterstützung bei der Erreichung ihrer ersehnten Ziele (z. B. Symptomfreiheit, erweiterte Kommunikations- und Beziehungsfähigkeit). Der erste Schritt dorthin ist die *Hoffnung*.

Hammelstein und Roth (2002, S. 196) definieren die Hoffnung als die „Erwartung, dass ein prinzipiell mögliches, subjektiv positiv bewertetes Ereignis, das durch personale und/oder situative Faktoren beeinflusst wird, in der Zukunft eintritt."

Dabei hat Hoffnung sowohl eine emotionale als auch eine kognitive Komponente (Larsen & Stege, 2010b). Über das in der Zukunft liegende positiv konnotierte Ereignis hat der Hoffende oftmals wenig Kontrolle. Somit ist Hoffnung mit dem Wünschen verwandt (Boothe, 2010), mit Hilfe dessen die Wartezeit bis zum Eintritt eines ersehnten Ereignisses überbrückt werden kann, ohne die Ausrichtung auf dieses positive Geschehnis zu verlieren. Hier eröffnet sich ein neuer innerer Raum der Kreativität, aus dem Patient:innen Ressourcen und Kraft schöpfen können. Snyder (2000, S. 10) beschreibt Hoffnung als ein Oszillieren zwischen *pathway thoughts* und *agency thoughts*. Ausgangspunkt dieses Prozesses ist ein erwünschtes Ziel, zu dem der Hoffende zuerst mentale Wege (pathways) evoziert, die später mithilfe von „*Agency*" (dem Glauben an die eigene Kompetenz und Selbstwirksamkeit) auf dieser „Zielgeraden" in Angriff genommen werden.

Neben der Hoffnung gibt es die Vorleistung der Zuversicht, die jemand erbringt, weil er laut Deutsch (1973) das Vertrauen besitzt, dass er eher das bekommen wird, was er sich wünscht, als das, was er fürchtet.

Ein weiteres mit der Hoffnung und Zuversicht verschwistertes Konzept stellt der *Optimismus* dar. Es unterscheidet sich vom Hoffnungskonzept insofern, dass Hoffnung sowohl eine erfolgreiche zielorientierte Entschlossenheit als auch die kognitive Planung zur Zielerreichung beinhaltet (Snyder et al., 1991) und sich somit mehr auf Selbstinitiative bezieht, während Optimismus als reine Haltung bzw. Erwartung beschrieben wird.

In Patient:innen Hoffnung und Zuversicht zu wecken und sie auf ihrem Weg aus der Hoffnungslosigkeit zu begleiten, ist ein wichtiger Bestandteil der Psychotherapie (Helm, 2004), besonders zum Zeitpunkt ihres Beginns. Indem sich in der Therapie ein Raum des gegenseitigen Vertrauens und Verständnisses aufbaut, wird in Patient:innen Hoffnung auf positive Veränderung erzeugt (Helm, 2004). Diese neu geweckte Hoffnung wirkt sich wiederum positiv auf die Bündnisbildung zwischen Therapeut:in und Patient:in und somit auch auf den Verlauf der Therapie aus (Larsen & Stege, 2010a). Dabei sollte man aber zwischen einer realitätsfernen und realistischen Hoffnung unterschieden (Giffith & DSouza, 2012). Erstere basiert auf nicht realisierbaren Hoffnungen und kann durch reinen Zuspruch verstärkt werden. Wird die Erwartung nicht erfüllt, läuft der Ent-*täuschte* Gefahr, in eine noch tiefere Verzweiflung als zu Beginn der Therapie abzurutschen. Zu diesem Zeitpunkt ist die Gefahr des Suizids besonders hoch. Auf der anderen Seite befähigt eine realistische oder motivierende Hoffnung, die sowohl Selbstkritik als auch das Bewusstsein der eigenen Grenzen beinhaltet, dazu, erreichbare Ziele anzuvisieren und somit Erfolgserlebnisse möglich zu machen (Helm, 2004). Diese realistische Einschätzung der Möglichkeiten der eigenen Situation verbunden mit einer hoffnungsvollen Ausrichtung ist auch in Lebenssituationen von Patient:innen möglich, die von aussen betrachtet hoffnungslos erscheinen, da sie gravierende Traumata in sich bergen, so zum Beispiel bei Geiselhaft und Folter. Frankl (1985) nannte diese Fähigkeit zur Zuversicht angesichts einer Tragödie „Tragischen Optimismus" und attribuierte sein Überleben in mehreren nationalsozialistischen Konzentrationslagern auf sie. Laut Wong (2011), der dieses Konzept weiter ausbaute, trägt die Interaktion von positivem und negativem Geschehen zu einem ganzheitlichen Betrachten des Lebens bei, was Resilienz und persönliches Wachstum fördern kann. Leung, Arslan und Wong (2021) konnten zeigen, dass sich dieser Tragische Optimismus als Schutzfaktor vor Elendserfahrung während der Corona-Pandemie erwies. Ähnlich wie Frankl und Wong sah Jung (1934, GW 9) die grösste Herausforderung des Lebens darin, die natürliche Spannung zwischen Polaritäten und Komplementaritäten – wie „positiv" und „negativ" als Attribute es sind – auszuhalten, um daraus ein Drittes entstehen zu lassen, das die weitere Verfolgung von Lebenszielen ermöglicht. In der steten Suche der Patient:innen nach und der Bemühung der Psychotherapeut:innen um diese Ambivalenz- und Ambiguitätstoleranz sah er eine wichtige Aufgabe innerhalb der Psychotherapie (Jung, 1944, GW 12).

In einer qualitativen Studie zur Selbstwahrnehmung von Therapeut:innen bezüglich der Hoffnungserzeugung innerhalb ihrer Therapie fanden Larsen und Stege (2010a), dass alle von ihnen untersuchten Therapeut:innen in der Psychotherapie übliche Techniken wie Umdeutungen und die Fokussierung auf Stärken implizit einsetzen, um die Hoffnung in ihren Patient:innen zu wecken oder zu stärken. Als Grund für dieses Vorgehen gaben die Untersuchungsteilnehmer:innen ihre oft jahrelange Erfahrung an, dass diese Interventionen die therapeutische Beziehung besonders in einem frühen Stadium der Therapie zu stärken vermögen.

Neben der von Patient:innen ausgehenden Hoffnung, durch die Therapie eine höhere psychische Lebensqualität zu erreichen, hat auch die Zuversicht der Therapeut:innen einen grossen Einfluss auf den Therapieverlauf und -outcome. In der Studie von Larsen und Stege (2010a) schätzten die befragten Therapeut:innen die Stärkung der Hoffnung in ihren Patient:innen als von ebenso grosser Bedeutung für den Therapieoutcome ein wie ihre eigene Hoffnung auf eine Minderung des Leidens ihrer Patient:innen. Diese Einschätzung bestätigt sich in einer Studie von

Coppock, Owen, Zagarska und Schmidt (2010), in welcher die Hoffnung sowie der Therapie*outcome* vor, zu Beginn, im Verlauf und am Ende einer Kurzzeittherapie erhoben wurde. Die Ergebnisse konnten zeigen, dass sich die Hoffnung der Patient:innen nach der ersten Stunde erhöhte, zu diesem Zeitpunkt jedoch weder Einfluss auf den Therapie*outcome* noch auf die Symptomveränderung hatte. Ganz anders die Hoffnung von Therapeut:innen bezüglich des Entwicklungspotentials ihrer Patient:innen. So konnte die therapeutische Hoffnung (erhoben nach der ersten und letzten Sitzung) als direkter Prädiktor des Therapie*outcomes* identifiziert werden. Die Untersucher:innen erklären diese Befunde wie Frank, Frank & Wampold (2025), die davon ausgehen, dass sich die Hoffnung der Therapeut:innen auf die Patient:innen überträgt und aufgrund der emotional aufgeladenen Beziehung zwischen den beiden an Gewicht gewinnt. Mit der Zeit akzeptieren die Patient:innen diesen positiven Blick auf ihre Zukunft und nehmen eine zuversichtliche Haltung zu ihrer Situation ein. Positive Veränderung erscheint ihnen auf einmal wieder möglich zu sein, und sie haben nun ausreichend Zuversicht, diese Veränderung in Angriff zu nehmen.

Eine motivierende Form der Hoffnung zu vermitteln und in Patient:innen zu fördern – so ergibt sich aus den oben ausgeführten Erkenntnissen – stellt eine der Aufgaben von Therapeut:innen dar. Reine Ermunterung erhöht zwar die Hoffnung der Patient:innen auf eine höhere Lebens- und Beziehungsqualität, nicht aber unbedingt ihre Bereitschaft, den Rubikon (Heckhausen & Gollwitzer, 1987) zu überschreiten und ihr Ziel zu verwirklichen.

Diesem Hindernis lässt sich mit der Kreditierung entgegenwirken, da sie den Patient:innen sowohl Hoffnung zuspricht als auch eine Einlösung dieses Zuspruchkredits einfordert (Grimmer, 2006). Somit ist sie mit Snyders Modell (2000) verwandt, allerdings skizziert die Kreditierung es aus der Sicht der Therapeut:innen. So sehen Therapeut:innen ein Potential der Problemlösung in ihren Patient:innen und sehen einen Weg für sie, einen *pathway* also, den sie ihnen als Neupositionierung anbieten. Sie glauben gleichzeitig an die *agency* der Patient:innen, nämlich daran, dass diese die nötigen Ressourcen zum Gehen dieses Weges besitzen. Häufig wird in Zusammenhang mit Snyders Theorie davon ausgegangen, dass zu Beginn einer Therapie eine Stärkung der *Agency* stattfindet, die im Therapieverlauf von Zielerreichungsstrategien abgelöst wird (Irving et al., 2004). Anders wird dies im Konzept der Kreditierung sichtbar, das über das klassische Hoffnungskonzept hinausgeht, auch da Kreditierung impliziert, dass Therapeut:innen nicht nur eine Hoffnung auf Besserung ihrer Patient:innen hegen, sondern von dem zukünftigen Eintreten dieser Hoffnung (z. B. einer höheren Lebensqualität) bereits zu Beginn der Therapie überzeugt sind und ihre Patient:innen im Licht dieser Vorwegnahme sehen und behandeln.

2.1.3.6 Die Akzeptanz und Anerkennung des Therapeuten

Im Bild von van Gogh gilt die Aufmerksamkeit der Eltern in hoher Konzentration ihrem Kind, das sich selbstständig auf sein Ziel zubewegt. Beide Erwachsenenkörper sind dem kleinen Körper vollständig zugewandt. Diese Haltung macht deutlich, dass die Eltern ihr Kind schätzen und es als unterstützungswürdiges Individuum betrachten. Sie zeigen durch ihre aufmerksame Haltung also Anerkennung. Auch in der Psychotherapie ist dies eine wichtige Komponente der Beziehung zwischen Psychotherapeut und Patient.

In der psychotherapeutischen Literatur lassen sich viele oft synonym gebrauchte Begriffe für eine positive Einstellung der Therapeut:innen ihren Patient:innen gegenüber finden. Darunter fallen Termini wie „Wertschätzung", „Akzeptanz", „Respekt", „Loyalität" und das im Englischen gebräuchliche *„positive regard"*.

Der letzte Begriff geht auf Carl Rogers (1957/2007), den Begründer der klientenzentrierten Psychotherapie, zurück und beschreibt eine bedingungslose fürsorglich akzeptierende Haltung dem Patienten gegenüber, die nach Meinung einiger Autoren (Farber 2007; Farber & Doolin, 2011) seit einigen Jahrzehnten Eingang in alle psychotherapeutischen Schulen gefunden hat, auch wenn ihr Ursprung selten benannt wird. Laut Rogers beinhaltet sie drei unterschiedliche Dimensionen: positive Gesinnung, Erfahrungsgerichtetheit (also das Sicheinlassen auf die Welt der Klient:innen) und Bedingungslosigkeit (also konstantes Annehmen der Klient:innen). Ausserdem sollen Psychotherapeut:innen auf das Potential ihrer Patient:innen vertrauen, Veränderungen in Gang zu setzen und sich diesem Prozess zuversichtlich überlassen zu können, und dies ihren Klient:innen auch kommunizieren. Aufgrund dieser Einstellung den Patient:innen gegenüber können diese sich sicher genug fühlen, um sich innerhalb des therapeutischen Prozesses zu öffnen und sich an Themen heranzuwagen, die möglicherweise ihren Selbstwert bedrohen könnten (Speierer, 2008). In einer früheren Metaanalyse fanden Farber und Doolin (2011), dass *„positive regard"* signifikant mit therapeutischem Erfolg korreliert war. Sie sehen die Anerkennung durch Therapeut:innen als einen wichtigen verstärkenden Faktor für Patient:innen, sich in der Therapie zu engagieren. Ausserdem sind sie der Ansicht, dass das Gefühl, einem anderen Individuum wichtig und seiner Beachtung und Zuwendung wert zu sein, in Krisensituationen eine stützende Funktion einnimmt. In jüngerer Vergangenheit konnten Farber, Suzuki und Lynch (2018) in einer Metanalyse erneut bestätigen, dass *„positive regard"* zu einem positiven Therapieergebnis führt. Dabei stützten sie sich auf eine grössere Stichprobe als Farber und Doolin (2011).

Im entwicklungspsychologischen Kontext wird Anerkennung als Voraussetzung für die Entwicklung eines gesunden Selbstkonzepts angesehen (Daser, 2005) und beruht auf der Wertschätzung durch einen anerkennenswerten Anderen – meist durch die primäre Bezugsperson (Pflichthofer, 2007). Es erinnert hierbei an den Entwicklungsschritt des Säuglings von der „Objektbeziehung" zur „Objektverwendung" (Winnicott, 1971, zit. nach Pflichthofer, S. 105), bei dem die primären Objekte schliesslich der äusseren Wirklichkeit zugeschrieben werden, dies indessen nicht ohne einen Kampf um Achtung mit eben diesen, an dessen Ende die wechselseitige Anerkennung der eigenen Individualität sowie derjenigen des Anderen steht (Orange, 2010). Wurde dem Kind während seiner Entwicklung die Anerkennung durch die Eltern verwehrt, so wird ihm die Möglichkeit genommen, ein stabiles Selbstbild aufzubauen und sich von seinen Bezugspersonen als eigenständiges, geschätztes Wesen abzugrenzen (Pflichthofer, 2007). In diesem Fall halten die Introjekte das Selbst besetzt und lassen die Selbstwerdung nicht zu.

Dem Anderen die eigene Wertschätzung für sie/ihn zu vermitteln, sollte sich auch in der Therapie wiederspiegeln, so ist Daser (2005) überzeugt, da dies eine günstige therapeutische Wirkung beinhalte. Sein Konzept ähnelt demjenigen der Kreditierung. Er spricht von der Wirkkraft verbalisierter sowie impliziter Anerkennungsmitteilungen an den Patient:innen. Dies beschreibt er in mehreren Fallbeispielen, in welchen der Therapeut aus seiner abstinenten Haltung heraustritt und seiner echten Besorgnis um seinen Patient:innen Ausdruck verleiht, dies häufig mit heftigen emotionalen Reaktionen von Ärger über den Patienten. Indem er ärgerlich und besorgt reagiert, können sich Patient:innen bewusst werden, dass sie in den Augen ihrer Therapeut:innen nicht nur ein „Fall" mit einem Aktenzeichen in der therapeutischen Schublade sind, sondern sie empfinden sich als ein für ihre Therapeut:innen wertvolles Wesen, dessen Wohlergehen ihnen am Herzen liegt. Daser (2005) ist der Auffassung, dass sich nach einem solchen Moment der Begegnung neue Möglichkeiten innerhalb der Psychotherapie ergeben können. Die vorher als kränkend empfundenen Deutungen der Psychoanalytiker:innen haben ihren bedrohlichen Charakter eingebüsst und können nun von den Patient:innen besser angenommen und integriert werden.

Die Wirkung von verbal vermittelter Anerkennung auf den *Outcome* der Psychotherapie konnten Farber und Doolin (2011) nach einem expansiven *Review* als moderat einstufen. Besonders effektiv war sie in psychodynamischen Therapien, was die Autoren damit erklären, dass diese Art von Kommunikation besonders in dieser Therapieform von den Patient:innen am wenigsten erwartet wird.

Grimmer (2006) erkennt in Dasers Ansatz eine Verwandtschaft zum Kreditierungskonzept, allerdings sieht er in ihr nicht die „existentielle Anerkennung“ der globalen Person der Patient:innen repräsentiert (Daser, 2005, S. 168), sondern die spezifische Anerkennung des Entwicklungspotentials auf ein bestimmtes Therapieziel hin. Er verbalisiert diese Gedanken in dem Satz: „Ich bin einer, dem dieser andere diesen Entwicklungsschritt zutraut, und deshalb erwartet er ihn von mir.“ (Grimmer, 2006, S. 121). Indem die durch die Kreditierung der Therapeut:innen geforderte Neupositionierung zuerst als empathielose Überforderung erlebt werde, ergebe sich ein Kampf um gegenseitige Anerkennung, die die Beziehung der beiden Interaktanden kurzzeitig in Aufruhr versetze. Werde dieser Kampf „überlebt“ und das persönliche Engagement für den Therapieprozess auf beiden Seiten (an-)erkannt, so könnten beide als eigenständige Individuen aus ihm heraustreten. Kreditierung sei hierbei, gleichgültig ob sie nun explizit oder implizit vermittelt wird, immer auch eine persönliche Stellungnahme der Therapeut:innen und weiche somit von den traditionellen psychoanalytischen Maximen der Abstinenz und Neutralität ab. Die motivierende Kraft, die in so einem Moment der Auseinandersetzung liegt, konnte durch die Fallvignetten von Daser (2005) und durch die Literaturübersichten von Farber und Doolin (2011) bestätigt werden und rechtfertigt somit ein zeitweises Heraustreten aus der für Therapeut:innen angestammten Rolle. Laut Farber, Suzuki und Lynch (2018) scheint Anerkennung durch den Psychotherapeuten/die Psychotherapeutin allerdings am effektivsten bei affektiven Störungen zu sein und weniger bei schweren Störungen wie z. B. Persönlichkeitsstörungen.

Auf das Bild überführt könnte dies Anerkennungsbekundungen des Vaters seiner Tochter gegenüber für ihre Mühe beinhalten, den langen Weg zu ihm auf sich zu nehmen. Indem er dies tut, animiert er sie dazu, weiter auf ihn zuzugehen und da er ihr die nächsten Schritte zutraut, schliesst er gleichsam mit ihr einen Pakt: er wird fortfahren ihre Leistungen anzuerkennen, solange sie versucht, diese zu erbringen. Infolgedessen bewegt sich das Kind weiter auf ihn zu und löst den Entwicklungskredit des Vaters somit ein.

2.2 Kreditierung und die Übertragungsbeziehung

Der Leser/die Leserin mag sich nach einer ersten Umreissung des Kreditierungskonzepts nun fragen, was das Bild von van Gogh und seine Durcharbeitung konkret mit einer Psychotherapiesitzung zu tun haben. Schliesslich sind Patient:innen keine Kleinkinder mehr und führen auch nicht ihre ersten Schritte unter Beobachtung der Eltern aus. Die Psychoanalyse geht jedoch davon aus, dass Patient:innen in der therapeutischen Situation gleichsam in familiäre Konstellationen zurückversetzt werden und sich unbewusste Gefühls- und Wunschmuster aus vergangenen Beziehungen im aktuellen Beziehungsgefüge aktualisieren (siehe dazu Bänninger-Huber, 2014 und 2021). In diesem Phänomen der „Übertragung" transferieren Patient:innen ihre frühen Beziehungserfahrungen demnach auf die Analytiker:innen. Die Arbeit mit der Übertragung wird in allen psychodynamischen Schulen als zentral für den Therapieprozess erachtet (Lammers & Schneider, 2009) und hat mittlerweile auch in andere Psychotherapieschulen gänzlich anderer Ausrichtung Eingang gefunden, so in EMDR (Piedfort-Marin, 2018) und in der Kognitiven Verhaltenstherapie (Prasko et al., 2022), auch wenn sie dort anders benannt werden. Einige psychodynamische Schulen gehen davon aus, dass frühkindliche Beziehungserfahrungen die Qualität späterer Beziehungen bedingen. Dies deshalb, weil in der Kindheit nicht erfüllte Wünsche an neue Objekte gerichtet werden, um endlich Befriedigung zu finden (Freud, 1915). Nachfolger Freuds gehen von einer frühen Prägung des Beziehungserlebens und -verhaltens im Kindesalter aus, die durch die Beziehungen des Kindes zu seinen primären Objekten bedingt wird (z. B. Winnicott, 1974). Die psychischen Repräsentanzen dieser Beziehungen entscheiden über den Beziehungsradius des späteren Erwachsenen und spiegeln sich in jeder Beziehung wieder, die er/sie eingeht, so auch bzw. gerade in der Psychotherapie.

Freud (1920) nennt ein weiteres Kriterium für die Übertragung, nämlich die oft zwanghafte Wiederholung der Vergangenheit in der Gegenwart, die erst durch ihre Analyse aufgehoben werden könne. Zentral ist dieser Mechanismus deshalb, da sich aus der Art der Übertragung die zentralen Konflikte des Patienten eruieren lassen (Lammers & Schneider, 2009). Können Psychotherapeut:innen ihren Klient:innen die Angst vor Repressalien bei der Äusserung unterdrückter Wünsche nehmen, ihnen also eine sichere Basis bieten, so eröffnet sich ein Raum zur Bearbeitung und Integration dieser basalen Hoffnungen in das Leben der Patient:innen.

In der heutigen Zeit wird eine starke interaktive Komponente bei der Übertragung angenommen. Übertragung und Gegenübertragung (die Übertragung der Therapeut:innen auf ihre Patient:innen) werden als kreative Produkte beider Interaktanden betrachtet. Hierbei wird der Therapeut zunehmend als Mitspieler:in verstanden, der/die die ihm zugewiesene Rolle, die im Beziehungsangebot der Patient:innen enthalten ist, annimmt und mitspielt, sich aber immer wieder in die beobachtende Rolle versetzt, um die Szene von aussen betrachten und im Dienst der Patient:innen deuten zu können (Sandler, 1976).

In dieser Übertragungsdeutung findet sich ein wichtiges Momentum für Veränderung. Schliesslich ergibt sich aus ihr die Chance für die Patient:innen, ihre Objektbeziehungen zu reflektieren und sie mit Hilfe neuer Beziehungserfahrungen innerhalb der Therapie zu revidieren und zu verändern. Schon Freud hob dabei die Bedeutsamkeit der „Gefühlsbeziehung" (1910, S. 123, „Über wilde Psychoanalyse") von Patient:innen zu ihren Therapeut:innen hervor, in der sich eine negative oder positive Übertragung spiegeln könne.

Viele Forscher:innen bemängeln inzwischen das Übertragungs- und Gegenübertragungskonzept als reduzierende Vereinfachung eines äusserst komplexen interaktionellen Prozesses (Høglend et al., 2011; Mertens, 2003 und 2022). So bezeichnet Mertens (2003, S. 18) die psychoanalytische Therapie als ein „komplexes Miteinanderfühlen und gegenseitiges gefühlsmässiges Behandeln, bei dem jeder zunächst seine gewohnten Beziehungs- und Gefühlsmuster einbringt". Dabei seien Analytiker verpflichtet, diesen Entwicklungen zwar anfangs Raum zu geben, sich aber immer wieder aus diesen Inszenierungen zu lösen, um neue Beziehungswege und -formen zu eröffnen. Sie sollen ihren Patient:innen also nicht immer genau das geben, was diese gerade ersehnen und brauchen (Grimmer, 2006).

Kreditierend in diesen Verstrickungsprozess einzuschreiten, erfüllt hierbei zwei Aufgaben vonseiten der Therapeut:innen: einmal heben sie die Patient:innen durch Konfrontation aus ihrer oftmals unflexibel gewordenen Position in ihren Beziehungen heraus; andererseits bieten sie durch den Aspekt des Mutmachens immer noch genügend Sicherheit für die Patient:innen, diese Herausforderung anzunehmen. Somit spiegeln sich im Kreditierungskonzept die eben genannten Aushandlungsprozesse von „rupture und repair" wieder (Safran, Muran, Samstag & Stevens, 2001), und wie diese können sie erst auf dem Nährboden von Vertrauen entstehen, welcher seinerseits erst aus einer positiven Übertragung heraus entstehen kann.

Damit die Kreditierung ihre Wirkung entfalten kann, wird postuliert, dass zunächst ein inneres Bild der Ursprungsdyade evoziert werden muss – ein Bild wie dasjenige von van Gogh also – mit den Therapeut:innen als für die Patient:innen wertvolle und wichtige Entwicklungsschrittmacher wie es in der Kinderzeit die Eltern waren (Grimmer, 2006). Folglich können Kreditierungen von Seiten der Therapeut:innen, die in ihrer Konzeptualisierung Deutungen ähneln, auf der Basis der Übertragung leichter von Patient:innen angenommen und bearbeitet werden.

2.3 Die Wirkung von Kreditierung in der Therapie

Nachdem nun das Konzept der Kreditierung erklärt und seine Rolle in der Psychotherapie erläutert worden ist, soll im Folgenden seine Wirkung in diesem Setting dargelegt werden.

Kreditierung hat laut Grimmer (2006) zwei Wirkungsweisen, eine kurzzeitige und eine anhaltende. Die kurzzeitige Wirkung zeigt sich in der Motivation der Patient:innen zur Perspektiven- und/oder Verhaltensänderung in einer bestimmten Situation, die durch die kreditierende Haltung der Analytiker:innen gefördert wird. Wiederholen sich diese Kreditierungserlebnisse, so können Patient:innen die mit ihren Therapeut:innen gemachten Beziehungserfahrungen des Zutrauens als „inneren Entwicklungsschrittmacher" (Grimmer, 2006, S. 125) verinnerlichen. Diese Entwicklung eines „inneren Analytikers/einer inneren Analytikerin" kann nur aufgrund einer emotionalen Bindung an die Psychoanalytiker:innen geschehen, die eine echte Achtung derselben und ihres Standpunktes voraussetzt. Diese Achtung wiederum kann erst entstehen, wenn Patient:innen sich von ihren Psychoanalytiker:innen wertgeschätzt und geachtet fühlen, und wenn sie erleben, dass ihren Problemen mit echter Sorge und Engagiertheit begegnet wird. Damit werden Analytiker:innen gleichsam zu inneren Modellen – ein Prozess, welcher allerdings von Projektionen und Idealisierungen begleitet wird. Erst aufgrund dieser unbewussten Prozesse können Patient:innen die von ihren Psychoanalytiker:innen angebotene Neupositionierung annehmen und sich ihr auch im Verhalten annähern. Dabei gibt ihnen ständig das innere Modell des inneren Analytikers/der inneren Analytikerin Geleit und verhilft ihnen so zu einer neuen (Ein-)Stellung in ihrer Situation.

Hierbei vergleicht Grimmer (2006) die Funktion der Kreditierung mit der Idee des „Hilfs-Ichs" (Heigl-Evers & Ott, 1998), bei welchem destabilisierte, entmutigte und selbstunsichere Patient:innen durch die Therapie in ihren Ich-Funktionen gestärkt werden und schliesslich ohne äussere Hilfe (durch die Therapeut:innen) schwierige Situationen aufgrund grösserer innerer Stabilität meistern können. Deutliche Verbindungen zur Kreditierung sieht Grimmer ebenfalls in der „Ich-Stützung" (Franzke, 1991), wobei er herausstreicht, dass es bei beiden Konzepten nicht um globale Ermunterung geht („du kannst alles und ich glaube an dich"), sondern um eine realistische Einschätzung der Ressourcen und damit der Entwicklungsmöglichkeiten der Patient:innen in einer spezifischen Situation. Diese soll sich, wenn möglich, nicht nur in verbaler Form zeigen, sondern ebenso im nonverbalen Umgang mit den Patient:innen. Ein solcher Fokus auf eine bestimmte Situation verhindert, nur leere Hoffnungen auf eine etwaige Veränderung in der Zukunft aufkommen zu lassen. Hingegen werden die den

Patient:innen zur Verfügung stehenden Fähigkeiten und Ressourcen erforscht und aufgrund dessen ein Zumutungs- und Zutrauensgrad ausgehandelt (Grimmer, 2006). Die Zumutung wird von Patient:innen zuerst meist als Irritation und Überforderung empfunden. Denn sie spiegelt die Vorstellung der Patient:innen wider, wie sie aufgrund ihres Potentials sein *können*. Da sie es aber noch nicht sind, können Ängste des Versagens und Nicht-Genügens aufkommen. Diese Vorstellung zeigt sich ebenso in der Behandlung der Patient:innen durch die Psychoanalytiker:innen. So behandeln sie ihre Patient:innen so, wie sie sie sehen, also wie diejenige Person, die sie in ihren Augen sein *werden* (Grimmer, 2006). Dies löst häufig frühe Ängste in Patient:innen aus. Durch die gemeinsame Bearbeitung und ggf. Überwindung dieser Ängste wird jedoch eine Brücke aus der Gegenwart zur Vergangenheit und in die Zukunft der Patient:innen geschlagen.

Es kann also festgehalten werden, dass Kreditierung zwar letztendlich eine gewisse Verhaltensänderung von Seiten der Patient:innen impliziert, diese aber nicht erzwingt. Vielmehr geht es den kreditierenden Psychoanalytiker:innen darum, ein Nachdenken über mögliche andere Denk-, Erlebens- und Verhaltensweisen innerhalb der Problemsituation anzustossen und damit den Patient:innen einen freieren (Er-)Lebensraum zu eröffnen (Grimmer, 2006).

2.4 Studien zum Kreditierungskonzept

Die ersten systematischen Untersuchungen zum Kreditierungskonzept innerhalb der Psychotherapie wurden durch Grimmer (2001; 2006) unternommen.

In den darauf folgenden Jahren wurde die Kreditierung in studentischen Arbeiten weiter beforscht und erweitert. Helbling (2005) wandte eine ethnomethodologische Konversationsanalyse auf vier Sitzungen der Patientin Amalie aus der Ulmer Textbank an, um den Einfluss der Kreditierung auf den Therapieverlauf zu ergründen. Ein einheitliches Kreditierungsmuster konnte nicht gefunden werden. Der unternommene Vergleich zu Grimmers Studie (2001), in welcher die Kreditierungen des Therapeuten aufgrund des beständigen Verharrens der Patientin in ihrer Opferrolle schliesslich ausbleiben, lässt den Schluss zu, dass Kreditierung eine wechselseitige Be- und Verhandlung darstellt, die unterbunden und gefördert werden kann. Somit haben nicht nur Therapeut:innen ihr Kreditierungshandeln in der Hand, sondern werden von den Reaktionen ihrer Patient:innen darauf in ihm bestärkt oder zurückgehalten. In Helblings Untersuchung zeigte sich die Patientin zwar vorwiegend als Opfer ihrer Umwelt, nahm jedoch zeitweise auch einen machtvollen Akteurstatus ein, was den Therapeuten zu weiteren Kreditierungen ermunterte.

Helbling nahm ausserdem eine Erweiterung des Kreditierungskonzepts vor, indem sie eine Unterteilung in vorwärts- und rückwärtsgerichtete Kreditierungen vornahm. So konzipierte sie eine rückwärtsgerichtete Kreditierungsform als eine, die auf die Konfliktentstehung in der Vergangenheit der Patient:innen verweist; sowie eine vorwärtsgerichtete Kreditierung als eine Form, die sich auf die Zukunft bezieht. Die vorwärtsgerichtete Kategorie unterteilte sie abermals in die Ausprägungen: direkte Herausforderung zu neuen Verhaltensweisen (Ermutigung zu neuen Schritten und Veränderungen), indirekte Herausforderung zu neuen Verhaltensweisen (Konfrontation mit einer neuen Sichtweise auf die Situation der Patient:innen) und das Hinweisen der Therapeut:innen auf Fähigkeiten und/ oder gewünschte Verhaltensweisen, die die Patient:innen bereits zeigten.

Ähnlich wie bei Grimmers anfänglichem Vorgehen beim Lokalisieren von Kreditierungspassagen in Therapiegesprächen gingen Frei, Michel und Valach (2013) so vor, dass sie zuerst die Methodik der Gesprächsanalyse auf Erstgespräche mit Patient:innen nach einem Suizidversuch anwendeten. Hierbei fanden sie eine interessante Stelle im untersuchten Transkript, an welcher die Patientin, die eine Übergriffsszene durch einen Mitspieler in ihrer Theatergruppe schildert, anhand eines humorvollen Kommentars der Psychotherapeutin – sie fragt nach der Textfestigkeit des Täters – zu einer Neupositionierung eingeladen wird. Diese „Taktlosigkeit" wird von der Patientin positiv aufgenommen, sie lächelt sogar daraufhin und setzt ihre Schilderung mit sich selbst als deutlich machtvollerer Protagonistin fort. Humor und Kreditierung bezeichnen nach Frei, Michel und Valach (2013) ein herausforderndes Prinzip innerhalb der psychotherapeutischen Beziehung, das einem empathisch-vertrauensvollen gegenübersteht, es allerdings auch bedingen. Beide Prinzipien stellen eine Distanz zum Erlebnis her und ermöglichen so einen neuen Blick auf die Problemsituation, aus einer mächtigeren Position heraus.

Eine erneute Weiterentwicklung des Kreditierungskonzepts nahm Hermann (2009) vor, mit dem Ziel, anhand der von ihr entwickelten Kreditierungsanalyse narrative Interviews älterer Menschen zum Thema „Analyse von Strukturen der Lebensbewältigung" hin zu untersuchen. Für dieses Analyseinstrument, das auf der Inhaltsanalyse nach Mayring (2003/2022) basiert, postuliert Hermann vier Einschlusskriterien für eine Kreditierungsepisode im Gespräch. So findet eine Kreditierung statt, wenn ein herausforderndes Projekt (z. B. das Therapieziel), das Ressourcen erfordert und ein für die Person wichtiges Anliegen enthält, vorliegt, wofür Investitionen vorgenommen werden müssen. Dies wird gleichzeitig daraufhin bewertet, ob für die Verwirklichung dieses Projektes eine Zu- oder Absprache von Kompetenz erfolgt. Aus diesen Kriterien heraus entwickelte Hermann weitere Facetten der Kreditierung: die Selbst(dis) kreditierung bezeichnet Eigenzuschreibungen von Kompetenz oder Schwäche der Patient:innen; Fremd(dis)kreditierungen hingegen beziehen sich auf andere Personen, meist die wichtigsten Bezugspersonen. Kreditierungen im klassischen Sinne, wie sie bis jetzt besprochen worden sind, die sich also auch häufig auf die therapeutische Situation selbst beziehen, bezeichnet Hermann als interaktionelle (Dis-)Kreditierungen.

In mehreren Studien konnte diese Auffächerung des Konzeptes erfolgreich bestätigt und eingesetzt werden. Brauchli (2010) konnte nachweisen, dass Kreditierungshandeln ein Beziehungs- und Kommunikationskonzept ist, das im psychotherapeutischen Setting vorzufinden ist. In den von ihr analysierten Erstinterviews von weiblichen Adoleszentinnen durch einen Mediziner konnte sie hingegen nur wenige Kreditierungen ausmachen. Auch Winter (2010) konnte Kreditierungen in Interviews zum Lebensrückblick älterer Frauen finden und diese beschreiben.

Weitere Arbeiten mit Hermanns Methodik, welche sowohl die lebensgeschichtliche Ebene als auch die Beziehung von Patient:in und Therapeut:in erfasst, explorierten das Konzept des Anliegens (Zegg, 2012; Furrer-Müller, 2012) in der Psychotherapie. Furrer-Müller (2012) analysierte die beiden ersten Abklärungsstunden einer spätadoleszenten Patientin, die mit der Ablösung aus ihrer Herkunftsfamilie zu kämpfen hatte. Dabei konnten erstmals Aussagen zum expliziten und impliziten Anliegen anhand der Kreditierungsanalyse gemacht werden. Obwohl es zu sogenannten Kreditierungspakten (eine Abfolge unmittelbarer Kreditierungshandlungen auf beiden Seiten, die die Qualität einer psychotherapeutischen Zusammenarbeit auf ein bestimmtes Ziel hin vage prognostizieren kann) zwischen der Patientin und dem Therapeuten kam, erschien die Patientin nicht mehr zu ihrem dritten vereinbarten Gespräch, was an ihren Enttäuschungserwartungen („mir kann eh niemand helfen") gelegen haben mag, mit denen der Therapeut sie in Form von Kreditierungshandlungen konfrontierte. An diesem Beispiel wird ersichtlich, dass zwar ein verbaler Vertrag zur Zusammenarbeit abgeschlossen werden kann. Dies muss aber nicht zwangsläufig zu einer Kooperation führen. Die Gründe dafür lassen sich anhand der Gesprächsverläufe nur erahnen. In demselben Masse muss ein Zusammenwirken mit den Therapeut:innen von den jeweiligen Patient:innen erwünscht sein.

Dass Kreditierungshandeln ein Therapieprojekt voraussetzt, konnte Zegg (2012) anhand seiner Untersuchung einer „geschickten" Patientin zeigen, die kein Anliegen zur Veränderung mit in die erste und einzige Psychotherapiestunde brachte. Er konnte keine prototypischen Kreditierungshandlungen finden und schlägt daher eine Erweiterung der Operationalisierung der Kreditierungsanalyse um ein Element zur Erfassung des impliziten Therapieprojekts vor.

Eine weitere Studie zur Kreditierung konnte eine Brücke zum Störungsbild der in ihr untersuchten Patientin schlagen. Hierbei unternahm Sarosi-Toth (2013) eine eingehende Kreditierungsanalyse dreier Abklärungsgespräche einer Patientin, die unter einer Angstsymptomatik litt. Sie konnte zeigen, dass die Patientin sich öfter diskreditierte als kreditierte und auch ihre Angewiesenheit auf die Unterstützung des Therapeuten so inszenierte. Ausserdem konnte durch die Kreditierungsanalyse aufgezeigt werden, dass die Patientin mit wenig Hoffnung in die Therapie als wirksame Methode in die erste Stunde kam. Dies konnte der Therapeut durch sein Zutrauen und Zumuten in Bezug auf die Ergründung ihrer Angst in eine Therapiemotivation transformieren. Ob dieses Muster von Kreditierungshandlungen störungsspezifisch ist, muss anhand weiterer Studien untersucht werden.

Desweiteren wurde in einem Überblicksartikel (Hermann, Dürler, Rohrer & Boothe, 2013) herausgearbeitet, dass der Aushandlungsprozess über den therapeutischen Kredit, welcher zu Beginn einer Therapie stattfindet, Aufschluss über die spätere Qualität des Arbeitsbündnisses geben kann. Anhand der Verteilung der verschiedenen Kreditierungsformen (interaktionelle Kreditierungen, interaktionelle Diskreditierungen, Selbst(-dis)kreditierungen, Fremd(-dis)kreditierungen) bildet sich die Ambivalenz der untersuchten Patientin gegenüber der Psychotherapie ab. Sie war zwar motiviert, eine Psychotherapie zu machen, zweifelte aber an ihrer Bereitschaft, sich völlig darauf einlassen zu können. Vor dem Abbruch der Therapie durch die Patientin zeichnete sich ein Entschluss zur Veränderung in ihrem Leben ab. Ob er tatsächlich umgesetzt wurde, blieb wegen des Abbruchs offen.

Zum Schluss formulieren die Autor:innen für die initiale Begegnung in der Therapie wichtige Fragen an Therapeut:innen, die mithilfe der Kreditierungsanalyse nach Hermann (2009) beantwortbar werden (Hermann, Dürler, Rohrer & Boothe, 2013, S. 61):

1. „Welche Defizite und welcher Leidensdruck führen den Patienten/die Patientin zu mir (Selbstdiskreditierung)?
2. Mit welchen Ressourcen und Entwicklungspotenzialen präsentiert er/sie sich (Selbstkreditierung)?
3. Was traue ich der Patientin/dem Patienten zu? Werde ich ihr/ihm etwas zumuten können, oder verlangt er/sie Schonung? Testet die Patientin/der Patient auch mein Potenzial, ihn/sie verstehen und hilfreich sein zu können? (interaktionelle (Dis-)Kreditierungen)?

4. Kann ich den Fremd(dis)kreditierungen dritter Personen Rollen- oder Übertragungsangebote entnehmen?
5. Passen die Erwartungen der Patientin/des Patienten an die Therapie zu meinem Angebot (Pakt, ‚*Matching*' (für eine Definition siehe Kapitel 2.5))?"

In einer multiperspektivischen qualitativen Einzelfallstudie (Mathys et al., 2013) konnte anhand einer Triangulation, also einer Verknüpfung unterschiedlicher Untersuchungsmethoden aus Inhaltsanalyse, Kreditierungsanalyse, der Erzählanalyse JAKOB und Gesprächsanalyse ein vertieftes Verständnis des Anliegens einer jungen Patientin mit einer Angst- und Verstimmtheitsproblematik gewonnen werden. Die Kreditierungsanalyse fungierte dabei als Brücke zwischen explizitem und implizitem Anliegen, was sich in einer Überzahl an Selbstdiskreditierungen und dem damit verbundenen Appell zu Unterstützung und Anleitung an den Therapeuten äusserte. Anhand dieser Analyse leistete die Kreditierungsanalyse einen wertvollen Beitrag zur Ergründung des den Patient:innen im Erstgespräch häufig noch unbewussten Anliegens, indem sie die Beziehungsebene der beiden Interaktanden (Patient-Therapeut) auf expliziter verbaler Ebene erkundete.

Dass Kreditierung auch in der Psychotherapie von Menschen, die die Lebensmitte weit überschritten haben, eine Rolle spielt, führen Boothe und Hermann (2011) an einem klinischen Beispiel an, in welchem eine über 50-jährige Patientin mit starken Minderwertigkeitsgefühlen zu kämpfen hat. Die Therapeutin reagiert auf ihre ständigen Selbstdiskreditierungen mit der gemeinsamen Exploration der Stärken der Patientin. Dieses Zutrauen in ihr Potential lässt die Patientin Hoffnung schöpfen und stärkt sie soweit, dass sie sich – nun gefestigt und zuversichtlich – ihrer Angst vor Neuem stellt. Gezielt eingesetztes Kreditierungshandeln kann hier besonders älteren Patient:innen helfen, das Gefühl zurückzugewinnen (oder auch erstmalig zu erleben), potente Aktuer:innen zu sein, die ihre Zukunft eigenmächtig gestalten können.[2]

2.5 Zusammenfassende Übersicht zur Kreditierung

In den vorherigen Kapiteln ist das Beziehungs- und Kommunikationskonzept der Kreditierung eingehend beschrieben und mit anderen ihm ähnlichen Konzepten

[2] Der Lehrstuhl, an dem Kreditierungsforschung betrieben wurde, schloss im Januar 2013 aufgrund von Emeritierung der Lehrstuhlinhaberin, weshalb keine neueren Studien zu diesem Konzept als die oben genannten zitiert werden können.

	Vertrauen	**Kreditierung**
Definition	Beziehungsgeschehen, das auf einem riskanten Vorschuss basiert („Vorleistung“)	Auf Zutrauen basierende Beziehungshandlung, die das Zukunftspotential des Anderen betont
Funktion	Reduktion von Komplexität, Öffnung von Handlungs- und Erfahrungsspielräumen	Herausforderung und Förderung durch Zutrauen in die Fähigkeiten des Anderen
Beziehungsdynamik	Grundlage jeder vertrauensvollen Dyade; entsteht wechselseitig durch Vorschussleistungen	Wird erst nach Aufbau von Vertrauen möglich; setzt Beziehungsstabilität voraus
Rolle in der Psychotherapie	Unverzichtbare Basis für Beziehung und Bündnisbildung; ermöglicht Selbstöffnung	Katalysator von Veränderung durch Herausforderungen zu mehr Eigenständigkeit und Einlösung des Zukunftspotentials
Risiko	Kann aufgrund von Abhängigkeit und mangelnder Förderung selbstständiger Handlungen zu erzwungenem Verhalten führen	Kann überfordernd wirken, falls zu früh und ohne ausreichende Vertrauensbildung angewandt
Mehrwert der Kreditierung gegenüber Vertrauen	Der Mehrwert der Kreditierung gegenüber Vertrauen liegt darin, dass sie über die bloße vertrauensvolle Beziehungsbasis hinaus das Zukunftspotential des Gegenübers zu aktivieren sucht und durch Zutrauen zu eigenständigem Wachstum und selbstbestimmter Bewältigung ermutigt.	

Abbildung 2: Vergleich der Konzepte „Vertrauen“ und „Kreditierung“

Mehrwert der Kreditierung gegenüber Empathie	Der Mehrwert der Kreditierung gegenüber Empathie liegt darin, dass sie über das bloße Mitfühlen hinausgeht, indem sie die nächsten Entwicklungsschritte antizipiert und dem Gegenüber durch Zutrauen zu eigenständigem Wachstum verhilft.

Abbildung 3: Vergleich der Konzepte „Empathie" und „Kreditierung"

Mehrwert der Kreditierung gegenüber Hoffnung und Zuversicht	Der Mehrwert der Kreditierung gegenüber Hoffnung, Zuversicht und Optimismus liegt darin, dass sie nicht nur eine positive Erwartungshaltung ausdrückt, sondern zugleich den zukünftigen Erfolg als realisierbar vorwegnimmt, den Patient:innen diesen „Kredit" zuschiesst und sie so behandelt als hätten sie ihn bereits durch ihr Handeln eingelöst.

Abbildung 4: Vergleich der Konzepte „Hoffnung"/„Zuversicht" und „Kreditierung"

Mehrwert der Kreditierung gegenüber Akzeptanz und Anerkennung	Der Mehrwert der Kreditierung gegenüber Akzeptanz und Anerkennung der Therapeut:innen besteht darin, dass sie nicht nur die globale Person des Patienten/der Patientin in seinem/ihrem Wert bestätigt, sondern zugleich das konkrete Entwicklungspotential auf ein klar umrissenes Therapieziel adressiert und Patient:innen aktiv herausfordert, diesen „Kredit" durch eine Neupositionierung einzulösen und Veränderungen einzuleiten.

Abbildung 5: Vergleich der Konzepte „Akzeptanz"/„Anerkennung" und „Kreditierung"

verglichen worden. Hier soll eine Synthese der Theorien aus den vorherigen Kapiteln gegeben werden, um es noch einmal gesamthaft zu beschreiben.
Im Folgenden finden sich zuerst einmal Übersichten der Vergleiche von Kreditierung und verwandten Konzepten sowie ihr Mehrwert, die im vorherigen Kapitel vorgestellt worden waren:

Kreditierung versteht sich somit als ein psychoanalytisches Phänomen in Abgrenzung zu anderen wichtigen Konzepten in der Psychotherapie, das im Laufe einer psychotherapeutischen Behandlung zum Ausdruck kommen kann.

So kann eine Psychotherapie nur gelingen, wenn aufgrund einer Passung (Orlinsky & Howard, 1987) von Patient:in und Therapeut:in eine tragfähige

Beziehung eingegangen werden kann. Besteht ein sogenannter *match*, so kann mit der eigentlichen Arbeit mit und an dieser Beziehung begonnen werden. Patient:innen und ihr Leiden stehen hierbei im Mittelpunkt der Aufmerksamkeit. Hierbei ist auch die Position der Therapeut:innen dem Erzählten gegenüber von grosser Bedeutung. So sind es meist die nicht-abstinenten Momente, in denen sie für die Patient:innen mit all ihren Werten und Vorstellungen spürbar werden; und dies sind die Momente, die die Psychotherapie vorantreiben. Dies wird verständlich, wenn man sich klar macht, dass Patient:innen nicht nur auf der Suche nach einem stillen Zuhörenden ist, sondern nach einem stützenden Objekt.

Hier beginnt das Dilemma von Therapeut:innen, die diesem Anspruch der ständigen Stützung und Schonung nicht gerecht werden können und sollen. Täten sie dies, so würde die Therapie zum Stillstand kommen und die Patient:innen ihrem gewünschten Ziel nicht näher kommen. In so einem Moment kann das Konzept der Kreditierung eine Hilfe sein, sich des eigenen psychotherapeutischen Handelns in der Therapie bewusst zu werden und einen Weg aus der Schonungshaltung den Patient:innen gegenüber zu finden. An dieser Stelle muss ebenfalls ergründet werden, ob die Therapeut:innen die nötige Zuversicht in das Entwicklungspotential ihrer Patient:innen besitzen, um diese auf deren Weg aus der Krise begleiten zu können. Denn erst, wenn die Therapeut:innen ihre Patient:innen so behandeln können, als würden sie ihr Potential bereits voll ausschöpfen, kann eine Veränderung in der Wahrnehmung der Patient:innen geschehen. Sie erleben, vielleicht zum ersten Mal, eine Beziehung, in der sie sowohl wertgeschätzt als auch dazu (auf-) gefordert werden, diese Wertschätzung ihrer häufig noch nicht bewussten Fähigkeiten zu „verdienen", indem sie das in ihnen schlummernde Potential zu verwirklichen beginnen. Voraussetzung für diesen Prozess wiederum ist sowohl die Wertschätzung der Therapeut:innen ihren Patient:innen gegenüber, als auch die positive Besetzung des therapeutischen Kredits durch die Patient:innen, um unter den Augen eines wichtigen Anderen zu wachsen und wie eine Blume zu erblühen.

Analog des Konzepts der Vater-Mutter-Kind-Triade (Boothe, 2007), aus welchem das Kreditierungskonzept stammt, kann auch der psychoanalytische Prozess als eine Triade verstanden werden. Zwei Personen richten sich auf ein (Therapie-) Ziel aus. Hierbei übernehmen Psychotherapeut:innen sowohl stützende Funktionen, die in einem traditionellen Rollenverständnis zufolge dem „mütterlichen Prinzip" zugeordnet werden können, als auch herausfordernde Verhaltensweisen, die im „väterlichen Prinzip" anzusiedeln sind (Grimmer,

2006).[3] Dabei sind diese Prinzipien als nicht geschlechtsspezifisch zu verstehen. So können Väter mütterliche Eigenschaften verkörpern und umgekehrt. In der therapeutischen Dyade übernehmen Patient:innen in ihrer Übertragung für kurze Zeit die Position des Kindes, das – mit ausreichend Urvertrauen in seine Eltern versehen – als Hoffnungsträger mit Entwicklungsmöglichkeiten ausgestattet wird, und das sich mit Hilfe ihrer empathischen Therapeut:innen auf das gemeinsam verhandelte Therapieziel hin bewegt bzw. zubewegen soll. Nachdem also Vertrauen in die Tragfähigkeit und Sicherheit der Beziehung gefasst ist, kann Zuversicht entstehen. Werden nun erste vorsichtige Schritte auf das Unbekannte hin gemacht und gemeistert, kann Selbstvertrauen entstehen und der Vorschuss der Anerkennung der Psychotherapeut:innen angenommen werden. Dies fördert erneut Hoffnung auf eine bessere Zukunft. Dieser Therapieprozess kann, allerdings nur durch ein immer wiederkehrendes Prinzip des Zutrauens und Mutmachens erfolgen.

Kreditierung wird als ein machtvolles Instrument verstanden, das mehrheitlich aus Worten besteht (Grimmer, 2008). Grimmer bezeichnet in Analogie an die kriegerische Metaphorik, die Freud bei der Begriffsbildung für die Psychoanalyse benutzte (Freud, 1937; zit. nach Grimmer, 2008, S. 288), das Kreditierungsverhalten der Analytiker:innen als manifestes Zeugnis ihres Kampfes mit den verinnerlichten Selbst- und Fremdkonzepten der Patient:innen. So treten sie, mit dem Schwert des Kredits und dem Schild der Empathie ausgerüstet, den verinnerlichten frühen Beziehungserfahrungen ihrer Patient:innen mit deren primären Objekten gegenüber und ermutigen ihre Patient:innen dadurch, es ihnen gleich zu tun. Diese Aufforderung zum offenen Kampf löst meist ungeahnte Ängste in Patient:innen aus. In der Verwandlung der Angst vor dieser Begegnung mit den mächtigen inneren Objekten aber, welche ihrerseits potente Abwehrmechanismen mobilisieren, in die Erfahrung des wohl niemals gewinnbaren aber trotzdem bereichernden und kräftigenden Kampfes mit der eigenen Innenwelt, liegt der Zauber und die Kraft der Kreditierung.

---

[3] Frei, Michel und Valach (2013, S. 186 f.) beschreiben das mütterliche und väterliche Prinzip, sich auf Grossmann und Grossmann (2002) und Grimmer (2006) berufend, wie folgt: „Empathisches Fürsorgeverhalten, wie in Ainsworths Konzept der *mütterlichen Feinfühligkeit* beschrieben, ermöglicht in der initialen Phase der Therapie die Bildung eines Vertrauens der Patient:innen in die Zuwendungsbereitschaft der Therapeut:innen. In einem zweiten Schritt, der Arbeit *in* der Beziehung, gewinnt dann eine davon unterscheidbare, *väterlich-kreditierende Haltung* an Bedeutung. Aufbauend auf dem zwischenmenschlichen Vertrauen fördert diese fordernde, väterliche Haltung ein Vertrauen in die eigenen Fähigkeiten. Sie bietet Halt und Sicherheit bei Herausforderungen und ermöglicht Erfolgserlebnisse beim Erproben, Üben und Ausweiten der eigenen Fähigkeiten (Grimmer 2006)."

Nonverbales Verhalten und Psychotherapie: Zwischen Übertragung und Inszenierung

Die Kreditierung durch Psychotherapeut:innen stellt häufig eine neue Beziehungserfahrung für Patient:innen dar. Zuweilen zum ersten Mal in ihrem Leben sehen sie sich einem Menschen gegenüber, der sie entweder nicht nur stützt und in ihrem Vorhaben bestärkt oder sie entmutigt und ihre Beziehungswünsche ablehnt, sondern sie so behandelt, als wären sie bereits diejenige Person, die ihr Ziel diesbezüglich erreicht hat. Durch diese Haltung fordern die Psychotherapeut:innen von ihren Patient:innen ein, ihr Vorhaben und Therapieziel zu verwirklichen (Grimmer, 2006). Innerhalb des Erstgesprächs werden Therapeut:innen zuerst einmal das Veränderungspotential ihrer Patient:innen abschätzen. Zu diesem Zweck werden sie z. B. von der Operationalisierten Psychodynamischen Diagnostik (OPD-3) angehalten (Arbeitskreis OPD, 2023), dies nicht nur anhand der verbalen Äusserungen ihrer Patient:innen zu beurteilen, sondern auch darauf zu achten, wie sich ihre Patient:innen ihnen gegenüber *verhalten*. Daraus können sie ersehen, inwieweit die Patient:innen bereit sind, sich mit den psychischen Ursachen ihrer Beschwerden und Blockaden auf einer konflikt- und interaktionsbezogenen Ebene auseinander zu setzen (Arbeitskreis OPD, 2023). Wie in vorherigen Kapiteln erläutert, entstehen sowohl Konflikte als auch viele Interaktionsmuster, die Patient:innen zeigen, aus frühen Beziehungserfahrungen. Diese prägen seit früher Kindheit ihr Verhalten. Diese sehr frühen Erlebnisse, die sich oft in einem Lebensalter abspielten, das primär präverbal und präsymbolisch geprägt war, konnten nur auf körperlicher Ebene gespeichert werden und können daher im späteren Leben nicht verbalisiert werden (Streeck, 2002; Westman & Wautier, 1994). Sie werden meist nur über kommunikative Prozesse sichtbar, die sich in der Interaktion innerhalb der psychotherapeutischen Dyade entfalten und der Beziehungsregulierung dienen (Merten & Krause, 2015). Anhand der ihnen dargebrachten Beziehungsangebote werden Therapeut:innen ihr verbales und nonverbales Kreditierungshandeln ausrichten, das in ständiger Wechselwirkung zu den Verhaltensweisen und Äusserungen ihres Gegenübers steht. Beziehungshandeln erfolgt demnach nicht nur in verbaler Form, sondern auch auf nonverbale Weise und auch ihm werden beziehungsgestaltende und -abbildende Funktionen zugesprochen (Bänninger-Huber, 2021; Benecke, Peham & Bänninger-Huber, 2005). Wie sich eine spezifische Form des Beziehungshandelns, kreditierendes Verhalten nämlich, nonverbal zeigt, ist allerdings noch nicht untersucht worden.

Diese Fragestellung ist Dreh- und Angelpunkt der Untersuchung dieser Arbeit. Aus ihrer Beantwortung lassen sich Schlüsse für ein holistischeres Behandlungskonzept ziehen, in welchem auch den impliziten Wirkmechanismen der Kreditierung durch Psychotherapeut:innen Rechnung getragen wird. In den folgenden Kapiteln sollen nun diejenigen nonverbalen Komponenten von Beziehungshandeln und insbesondere ihre Manifestation auf Seiten der Psychotherapeut:innen beschrieben werden, die mit Kreditierungshandeln in Verbindung stehen können.

3.1 Der Körper in der Psychotherapie

Innerhalb der gesprächsbasierten Psychotherapieforschung wurde der Aspekt des Körperlichen und der Körpersprache lange Zeit wie ein Stiefkind behandelt, weil die Psychotherapie sich mehrheitlich als ein sprachliches Verfahren verstand, das sich von den körperbasierten Heilverfahren wie der Allgemeinmedizin und der medizinischen Heilpraktik abzugrenzen versuchte (Philippot, Feldman & Coats, 2015). In jüngerer Zeit allerdings wächst das Interesse an weiteren Modalitäten der Kommunikation innerhalb der Psychotherapieforschung. Und so hält das Konzept der nonverbalen Kommunikation vermehrt Einzug in die Psychologie und Psychotherapie (siehe das APA Handbook of Nonverbal Communication (Matsumoto, Hwang & Frank, 2016); und Verkörperte Gefühle (Fuchs, 2024)).

Körpersprache, nonverbale Kommunikation und nonverbales Verhalten sind Begriffe, die den Körper und seine Ausdrucksformen beschreiben. Dabei handelt es sich um unterschiedliche Konzepte.

Matsumoto, Frank und Hwang (2013, S. 4) definieren nonverbale Kommunikation als den Transfer und Austausch von Botschaften in jeglicher Modalität, die keine Worte nutzt. Körpersprache fällt in diese Oberkategorie und stellt somit eine auf Bewegungen des Gesichts, des Körpers und die Stimme begrenzte Unterkategorie dar, während nonverbale Kommunikation darüber hinaus das Erscheinungsbild einer Person, ihre Kleidung, ihre Distanz zum Gegenüber uvm. miteinschliesst. Laut den Autoren sind Kanäle von nonverbaler Kommunikation vielfältig und vielschichtig; ihr Ausdrucksverhalten läuft häufig unbewusst ab und ist demnach schwieriger kontrollierbar. Auch die Funktionen nonverbaler Kommunikation sind vielfältig und bestehen neben der Bedeutungszuschreibung von Sprache in der Regulation von Kommunikation und in ihrer Funktion als Hintergrundmusik verbaler Äusserungen. Sie kann aber auch die eigentliche Botschaft darstellen. Nach Ekman (1965) kann nonverbale Kommunikation verbale Kommunikation substituieren, wiederholen, sie dementieren, ergänzen, betonen und regulieren. Ausserdem kommen dem Körperausdruck gesprächssteuernde (Kendon, 2000) und beziehungsrelevante Funktionen (Benecke, 2002; Krause, 1990) zu, die für die Interaktion innerhalb einer psychotherapeutischen Sitzung bedeutsam sein können. Hierbei stellt sich allerdings die Frage, wie die gewonnenen Informationen zum körperlichen Ausdruck der Patient:innen interpretiert werden können.

Auch wenn nonverbales Verhalten kulturspezifischen Regeln folgt, so muss seine Bedeutung unter Einbezug aller zur Verfügung stehender Informationen interpretiert werden und dies ohne Anspruch auf Richtigkeit (Knapp & Hall, 2013). Dabei erfolgt die Bedeutungszuschreibung entweder vom nonverbalen Zeichen oder vom Kontext aus und endet mit einer Integration beider Informationen (Burgoon, Manusov & Guererro, 2022).

Während einige Forschende in der nonverbalen Kommunikation eine kommunikative Appellfunktion erkennen, sehen andere im körperlichen Ausdruck wiederum eher ein rein interaktives Signal, das mit einem erwartbaren Zeichen, welches sich je nach Kontext anders äussert, beantwortet wird (Streeck, 2004). Diese Antwort geschieht allerdings meist nicht intentional, sondern stellt eine unbewusste Reaktion dar (Ranefeld, 1995). So entfaltet nonverbales Ausdrucksverhalten – sei es bewusst eingesetzt oder unbewusst gezeigt – seine Wirkung und steuert das interaktionale Geschehen mit (Streeck, 2023).

Seine Erforschung von klinischer Warte aus verdankt die nonverbale Kommunikation seiner engen Verknüpfung mit innerpsychischen Prozessen, denn über sie können Emotionen und Affekte transportiert werden, unter anderem verdrängte und somit nichtbewusste (Philippot, Feldman & Coats, 2003; Bänninger-Huber, 2021). Für Psychotherapeuten eröffnen sich dadurch neue Indizien für ein bestimmtes Störungsbild und somit für die Diagnose. Des Weiteren kann nonverbales Verhalten auch die Beziehung in der therapeutischen Dyade beeinflussen und abbilden (Krause, 2012). Ein Beispiel hierfür stellt die Imitation dar. Das Imitieren des nonverbalen Verhaltens des Gegenübers impliziert nämlich, dass sich der Imitator/die Imitatorin für kurze Zeit in die Position und „Haut“ des anderen versetzt, was wiederum dem Erzählenden den Eindruck tiefer Einfühlung vermittelt (Philippot, Feldman & Coats, 2003).

Darüber hinaus begünstigt es die Entstehung von *Rapport*[4] und einer positiv besetzten Beziehung zwischen den beiden Interaktionspartnern. Nonverbales Verhalten ist also Beziehungsverhalten.

Innerhalb der Psychoanalyse war es die psychoanalytische Säuglingsforschung (z. B. Stern, 1985), die den Fokus auf körperliche Prozesse und Kommunikation legte und nachweisen konnte, dass präverbale Verhaltensmuster und Traumata bis ins Erwachsenenalter hinein in menschlichen Beziehungen wirken, so auch in die psychotherapeutische Behandlungsstunde. Sie räumte dem Körperlichen eine Position im psychotherapeutischen Prozess ein und zeigte auf, wie eng Soma und Psyche miteinander verknüpft sind.

Ein weiterer Aspekt dieser Verbindung lässt sich an sogenannten „Handlungsdialogen" erkennen (Klüwer, 1983), die als szenische Inszenierungen Aufschluss über die Beziehungsqualität innerhalb der therapeutischen Dyade und die inneren Konflikte der Patient:innen geben können. Dies fusst auf der Annahme, dass nonverbales Verhalten generell Emotionen, Bedürfnisse und oftmals unbewusste Wünsche und Ängste ausdrückt und in seiner Ausdrucksform entscheidend mit der eigenen Lerngeschichte in Verbindung steht (Trautmann-Voigt & Voigt, 2020). Dabei läuft dieses nonverbale Verhalten neben der verbalen Interaktion ab und kann mit blossem Auge nicht oder nur schwer erfasst werden. Dennoch geht Geissler (2007) davon aus, dass ein Gespür für sie entwickelt werden kann, um sie für die Psychotherapie nutzbar zu machen.

Da nonverbale Kommunikation, besonders in Interaktion, ein komplexes Themengebiet darstellt, kann es hier nicht in seiner Vollständigkeit behandelt werden. Daher sollen im Folgenden nur solche Themengebiete genauer beleuchtet werden, die sich mit der nonverbalen Interaktion in klinischen Interviews befassen. Dabei wird besonders auf den Beziehungsaspekt eingegangen, der sich sowohl in Form von regulierendem Verhalten, als auch von Ausdrucksverhalten und Handlungen niederschlägt, die sich auf den Beziehungsaufbau oder die Beziehungserhaltung ausrichten. Ausserdem können sie, wie bereits erläutert, Erfahrungen in frühen Beziehungen abbilden, die das aktuelle Beziehungsgeschehen beeinflussen. Es soll hierbei aufgezeigt werden, dass Therapeut:innen im nonverbalen Kommunikationshandeln über ein weiteres psychotherapeutisches Instrument verfügen und anhand der Beobachtung des nonverbalen Verhaltens ihrer Patient:innen Hinweise über ihr Anliegen, ihre

---

[4] „Rapport" bezeichnet die gegenseitige Sympathie für einander innerhalb der psychotherapeutischen Dyade, wobei der Patient den Therapeuten als warm, verständnisvoll und unterstützend empfindet (Tickle-Degnen & Gavett, 2003).

Hemmnisse und ihre Potentiale erhalten können. Dies sind Aspekte, auf deren Basis sie folglich ihr Kreditierungshandeln ausrichten können.

3.2 Nonverbales Verhalten und Beziehung

Treffen zwei Individuen aufeinander, so beginnt ein Tanz nonverbalen Verhaltens. Zur Begrüssung werden Hände geschüttelt, Lächeln ausgetauscht, woraufhin eine Annäherung in Form eines verstärkenden Lächelns stattfindet, der Blick des anderen wird gesucht mit dem Ziel der Aufrechterhaltung dieses Blickkontakts, woraufhin das Gegenüber sich in Bewegung setzt und voraus ins Therapiezimmer geht in der Erwartung, dass der andere folgen möge. In dieser Szene wird sichtbar, dass schon im ersten Augenblick einer Interaktion eine Beziehung entsteht, in der bestimmte Rollen – in diesem Beispiel die des Patienten/der Patientin und des Therapeuten/der Therapeutin – vergeben werden, auf die in den meisten Fällen beim Gegenüber eine erwartungskonforme Reaktion folgt (Streeck, 1998b). Bei psychisch beeinträchtigten Personen (hier besonders bei Persönlichkeitsstörungen) nun geschieht häufig eine Veränderung in dieser Rollenannahme, die häufig in Zusammenhang mit dem psychotherapeutischen Rahmen steht (Streeck, 2009). So zog ein Patient unter den irritierten Blicken seines Therapeuten in den ersten Minuten des Erstgesprächs seine Schuhe aus und streckte die Füsse in seinem Stuhl von sich, als liege er zu Hause auf der Couch[5]. In diesem Beispiel wurde ganz klar die Rolle des Patienten nicht angenommen, was die gerade erst sich entwickelnde Beziehung auf eine harte Probe stellen kann.

Meist sind es jedoch feinere und viel subtilere nonverbale Signale, die auf eine Störung der Beziehungsgestaltung hinweisen. So zeigen sowohl früh-traumatisierte als auch schizophrene Patient:innen weniger Mimik, besonders weniger Lächeln, was ihre gesunden Interaktanden dazu veranlasst, ebenfalls weniger Mimik zu zeigen (Krause, 1997; Krause & Kirsch, 2006; Steimer-Krause, Krause & Wagner, 1990).

Die Psychoanalyse geht davon aus, dass sich im Verhalten eines Menschen seine frühesten Kindheitserfahrungen und die daraus entstandenen Kompromissbildungen niederschlagen (Bänninger-Huber & Huber, 2017; Streeck, 2004). Dies lässt sich beispielhaft an Experimenten zum Still-Face-Paradigma ersehen, in welchen Kinder depressiver Mütter als Reaktion auf deren starres Gesicht nach einer Zeit intensiven mimischen Werbens schliesslich resignieren, ihre Mimik einstellen und weniger Kontakt zu ihnen suchen (Tronick, Als,

---

5 Beispiel aus dem Fundus des Videoarchivs des ehemaligen Lehrstuhls für Klinische Psychologie, Psychotherapie und Psychoanalyse der Universität Zürich.

Adamson, Wise & Brazelton, 1978). Dieses Verhalten lässt sich mit gelernter Hilflosigkeit erklären, da alle Versuche, der Mutter eine affektive Reaktion zu entlocken, fehlgeschlagen sind. Es ist aber gleichzeitig ein Bewältigungsversuch dieser aussichtslosen Situation. Der Rückzug ist weniger schmerzhaft als die andauernde Ablehnung des in dieser Zeit so unentbehrlichen mütterlichen Objekts. Dieser frühe Copingmechanismus schlägt sich im nonverbalen Grundrepertoire dieser Kinder nieder und es konnte gezeigt werden, dass sie, sofern sich dieses Verhalten ihrer Mütter kontinuierlich wiederholt, in späteren Beziehungen atypisches Interaktionsverhalten, wie z. B. eine ähnlich starre Mimik an den Tag legen (Mesman, van Ijzendoorn & Bakermans-Kranenburg, 2009; Barbosa et al., 2019).

Doch nicht nur im nonverbalen Verhalten schlagen sich frühe Erfahrungen nieder, sondern auch in den Erwartungen bezüglich des Verhaltens des Gegenübers. Meist greifen diese beiden Aspekte jedoch ineinander. Fonagy und Target (2002) zeigen dies an einem fiktiven Beispiel, in welchem von den missglückten Flirtversuchen einer jungen Frau erzählt wird, die aufgrund früh erlebter Ablehnung ihrer Person (z. B. durch viel Ekelmimik von Seiten der primären Bezugspersonen) davon ausgeht, auch in anderen Beziehungen auf Ablehnung zu stossen, was sie auf die zaghaften Sympathiezeichen eines jungen Mannes (in Form häufigen Lächelns) nicht reagieren lässt. Dieser zieht sich nach einigen Versuchen der Annäherung enttäuscht zurück, da sein Wunsch nach Kontakt unerfüllt blieb, woraufhin sich die junge Frau wiederum in ihrer These bestätigt sieht, niemals Zuneigung und Interesse von anderen erfahren zu können. Die frühen Erfahrungen der jungen Frau, in ihrer Person verachtet zu werden und keinen Wert zu haben, schlug sich in ihrem Verhalten nieder und machte ein Ausbrechen aus ihrer selbst-erfüllenden Prophezeiung unmöglich.

Hier kann Psychotherapie und besonders die Kreditierung ansetzen, indem sie die Möglichkeit bietet, neue Beziehungserfahrungen, auch auf nonverbaler Ebene, anzubieten. Doch um „emotional scripts" und somit nonverbal ausgedrückte selbst-erfüllende Prophezeiungen (Krause, 1988) durch nonverbal vermittelte Zumutung und Ermutigung durchbrechen zu können, müssen nonverbale Zeichen zuerst als solche erkannt werden.

Zu diesem Zweck soll in den folgenden Kapiteln ein Überblick über nonverbale Signale und ein Einblick in ihren Einsatz in der therapeutischen Arbeit, mit Schwerpunkt auf ihrer Nutzung durch Psychotherapeut:innen, gegeben werden. Im weiteren Verlauf wird zuerst auf die Mimik eingegangen, gefolgt von Ganzkörper-Inszenierungen.

3.3 Mimisches Verhalten in der Psychotherapie

Patient:innen beginnen häufig eine Therapie, da ihre Bewältigungsstrategien, die als Kompromissbildungen aus einem Konflikt heraus entstanden sind (Beutel, 1990), nicht mehr greifen. Mimikforscher in der Psychotherapieforschung gehen davon aus, dass sich diese Copingmechanismen und damit auch innerpsychische Konflikte im mimischen Ausdrucksverhalten wiederspiegeln (Bänninger-Huber, 2021; Bänninger-Huber & Widmer, 2020; Krause, 2012). Im Spiegel des Gesichts wird demnach verdrängtes affektives Erleben sichtbar, das auf die frühkindlichen Beziehungserfahrungen zurückgeht und – meist unbewusst – von Therapeut:innen aufgegriffen und affektiv beantwortet wird. Daraus ergeben sich bestimmte Interaktions- und Beziehungsmuster (Merten & Krause, 2015), die über die Mimik bestimmte Emotionen und Verhaltensbereitschaften induzieren.

Denn über die Mimik stellt sich der Ausdruck von Affekten und Emotionen[6] meist ungefiltert dar, da sie dem Bewusstsein schwer zugänglich und dadurch kaum zu kontrollieren ist (Bänninger-Huber, 2005a; Bänninger-Huber & Huber, 2017). Dabei nimmt der mimische Ausdruck von Emotionen und Affekten eine Vorbereitung auf ein bestimmtes Verhalten vor, da er dieses meist vorwegnimmt. Emotionen sind demnach Reaktionen auf bedeutsame Situationen, die in Bruchteilen von Sekunden ein Statement zu einer gegebenen Situation abgeben und eine Aktionstendenz verdeutlichen, die sich in der Mimik manifestieren kann (Matsumoto, Frank & Hwang, 2013).

Verschiedene Forscher gehen von unterschiedlichen Auslösesituationen und Funktionen von Emotionen und Affekten aus. Neben den unbewusst ablaufenden Prozessen der Emotionsentstehung (die dann meist als Affekte bezeichnet werden), konnten einige Forschergruppen kognitive Bewertungsprozesse für bestimmte Emotionen erheben (Scherer, 1997). Für die sechs Basisemotionen (plus Verachtung) nach Ekman[7] (siehe Abbildung 6) liess sich einmal feststellen, dass sie in allen Teilen der Erde in gleicher Weise sowohl in ihrer dazugehörigen Gefühlsqualität als auch mimisch ausgedrückt werden und somit universell sind (Ekman, 1971). Auch ihre jeweiligen psychischen Auslösethemen und

---

[6] Über die trennscharfe Unterscheidung dieser beiden Begriffe wird in der Wissenschaft seit Jahren diskutiert (Ulich & Mayring, 2003). Die Autoren benennen Emotion als Oberbegriff, zu dessen Komponenten die Affekte zählen. Psychopathologisch betrachtet werden Affekte als „Ausdruck eines subjektiv empfundenen Gefühlszustandes" (Wittchen & Hoyer, 2011, S. 1125) bezeichnet, die flüchtig sind und starken Schwankungen unterworfen sind.

[7] Zusätzlich fand Ekman auch für die Emotion der Verachtung als siebter Basisemotion überzeugende Anhaltspunkte.

ihre Regulationsfunktionen konnten erfasst und kategorisiert werden, woraus sich abermals ein universelles Muster ergab (Magai & McFadden, 1995). Für anderweitige Emotionen dagegen, wie z. B. die selbstreflexiven Emotionen des Scham- und Schuldgefühls, werden die mimischen Ausdrucksformen und ihre Auslöser noch immer kontrovers diskutiert (siehe z. B. Ekman, 1993).

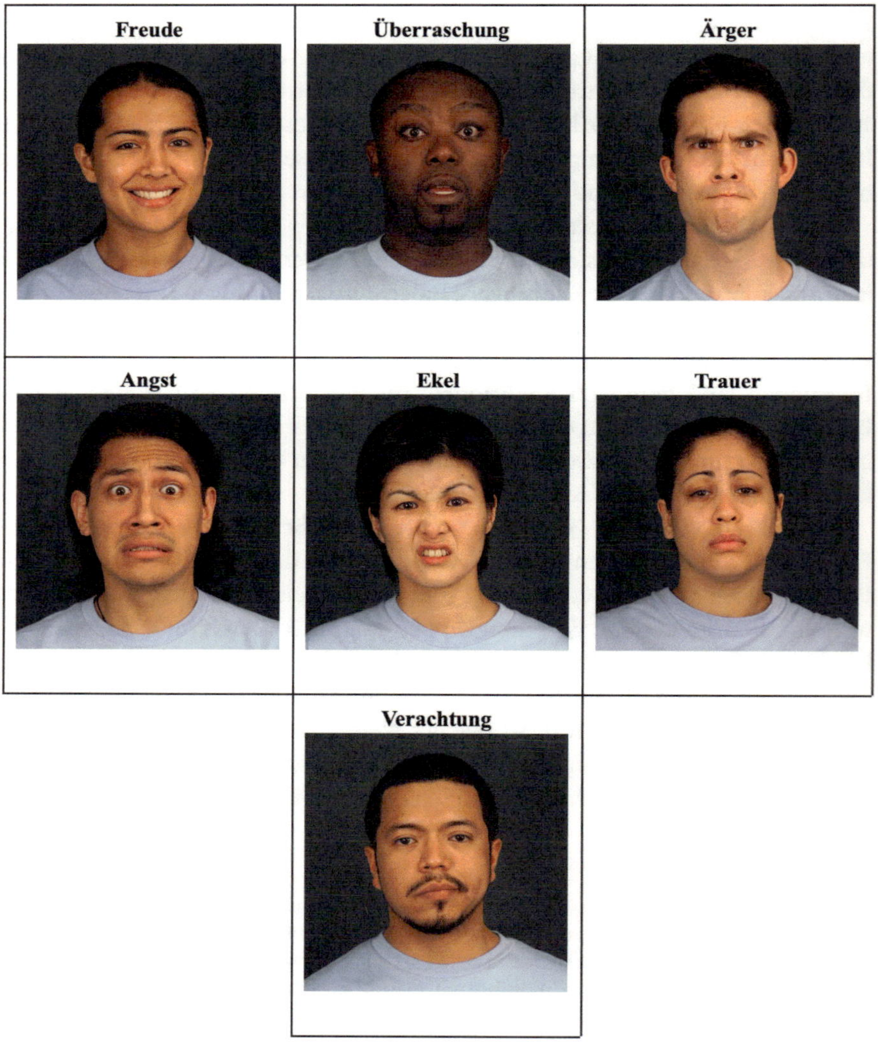

Abbildung 6: Die sieben Basisemotionen und ihre universellen Gesichtsausdrücke (Ekman, 2006).

Auf die Funktion von Emotionsausdrücken bezogen vertritt Krause (2012) die Ansicht, dass Emotions- und Affektausdrücke hauptsächlich der Objektbeziehungsregulierung dienen, was sie für das eigene Überleben und das der Artgenossen von elementarer Wichtigkeit werden lässt. Da sie eine Handlungsbereitschaft darstellen, die bei wunschgemässem Verhalten aber nicht zur Durchführung gebracht werden muss, stellen sie eine Schadensbegrenzung innerhalb der eigenen Gruppe sicher. So signalisiert ein mimischer Ärger- und Aggressionsausdruck die Handlungsintention eines Angriffs. Reagiert das Gegenüber daraufhin adäquat (im Tierreich innerhalb der eigenen Gruppe meist submissiv), so kann ein Angriff – also unter dem Einsatz des ganzen Körpers anstatt nur eines mimischen Zeichens – vermieden werden und beide Tiere sind auf diese Weise körperlichem Schaden entgangen.

Bänninger-Huber und Huber (2017) verbinden wie Magai und McFadden (1995) die zuvor genannten Annahmen, indem sie Affektausdrücke als sowohl der intrapersonellen als auch der interpersonellen Emotionsregulation dienende Prozesse ansehen.

Damit werden mimischen Emotionsausdrücken häufig sowohl Symbol- als auch Appellfunktionen zugeschrieben (Rasting, 2008). Der Gesichtsausdruck appelliert also an sein Gegenüber, sich den eigenen Erwartungen entsprechend zu verhalten. Diese Erwartungen entstanden aus den Erfahrungen mit den Bezugspersonen der Kindheit und sind meist unbewusst, wie dies im Kapitel 3.2 bereits erläutert worden ist.

Im Gesicht wird also verdrängtes affektives Erleben sichtbar und wird – meist ebenso unbewusst – vom Therapeuten aufgegriffen und affektiv beantwortet. Daraus ergeben sich bestimmte Interaktions- und Beziehungsmuster in der Dyade (Krause & Merten, 2003), die über die Mimik bestimmte Emotionen und Verhaltensbereitschaften induzieren. So tritt ein gesunder Interaktionspartner im Kontakt mit psychisch beeinträchtigten Menschen in diese Muster ein und verhält sich in Übereinstimmung mit ihnen (Steimer-Krause, Krause & Wagner, 1990). Psychotherapeut:innen dagegen verhalten sich ihnen gegenüber auf andere Weise. Studien von Krause (1997) zeigen, dass Laien in Interaktionen mit schizophrenen Patient:innen sich an deren reduzierte Mimik anpassen, während Psychotherapeut:innen dies nicht tun. Damit wird auf mimischer und affektiver Ebene belegt, was die Psychoanalyse als korrigierend postuliert: nämlich gerade nicht in das Fahrwasser früherer Beziehungen zu geraten, sondern auch auf affektiv-nonverbaler Ebene eine neue Beziehungserfahrung anzubieten, die im Verlauf der Therapie zu einer Veränderung des Erlebens und Verhaltens der Patient:innen führen soll.

Auch dies wird auf der Ebene mimischer Forschung bestätigt: mimische Verhaltensweisen verändern sich während einer Psychotherapie. So zeigten Patient:innen am Ende einer erfolgreichen Psychotherapie eine variablere und weniger kaschierende Mimik in Form von Blenden und Maskierungen[8] als an ihrem Anfang, was als ein Anzeichen höherer emotionaler Flexibilität und damit als grösserer Authentizität gedeutet werden kann (Anstadt, Merten, Ullrich & Krause, 1996). Dies kann darauf zurückzuführen sein, dass bei erfolgreichen Fällen die Psychotherapeut:innen jene Mimik zeigten, die für die Schilderung der Patient:innen angebracht erschien (Krause, 2012), woraufhin die Patient:innen diese adäquate Mimik und die damit einhergehende Bewertung der geschilderten Situation übernahmen und assimilierten. Jedoch kann diese Übernahme erst auf der Grundlage der Identifikation mit den Psychotherapeut:innen geschehen, die erst eintreten kann, wenn eine Vertrauensbasis geschaffen worden ist. Damit fungieren Therapeut:innen gleichsam als Modell affektiven Copings.

Ebenso wichtig innerhalb dieses meist gänzlich unbewusst ablaufenden Mentalisierungsprozesses scheint die mimische Abstinenz auf Seiten der Therapeut:innen zu sein. Merten und Krause (2015) fanden, dass Psychotherapeut:innen ohne dominierenden Leitaffekt[9] den besten Therapie*outcome* und die höchste Zufriedenheit seitens ihrer Patient:innen aufwiesen. Ausserdem initiierten erfolgreiche Therapeut:innen am wenigsten oft Lächelinteraktionen und reagierten ebenfalls seltener auf das Lächeln ihrer Patient:innen reziprok. Dies fand auch Rasting (2008). Er konnte ausserdem darlegen, dass ein reziprokes Verhalten der Therapeut:innen auf den jeweiligen Leitaffekt der Patient:innen mit negativem Therapie*outcome* korreliert war.

Insgesamt betrachtet zeigten erfahrene Psychotherapeut:innen demnach weniger Freude, Ekel und Verachtung, jedoch mehr Überraschung und Angst, was von Merten und Krause (2015) so interpretiert wird, dass in psychotherapeutischen Gesprächen neue Information verarbeitet und integriert werden muss, was Abwehr hervorrufen kann. Zu viel ebenso wie zu wenig Lächeln von Seiten der Psychotherapeut:innen sagten einen ungünstigen Therapie*outcome* vorher, was sich damit erklären lassen könnte, dass zu seltenes Lächeln den Beziehungsaufbau

---

[8] *Blenden* sind Kombinationen von mimischen Emotionsausdrücken, in denen „die beiden Emotionen gleichzeitig aktiviert wurden" (Krause, 2012, S. 188). *Maskierungen* sind wiederum Kombinationen von mimischen Emotionsausdrücken, „wobei ein Ausdruck verwendet wird, um einen anderen vorhandenen aber zu versteckenden zu maskieren" (Krause, 2012, S. 188).

[9] Der *Leitaffekt* ist derjenige Affekt, der in der Therapiestunde am häufigsten gezeigt wurde (Merten & Krause, 2015).

erschwert, jedoch zu häufiges Lächeln die Bedeutsamkeit der meist negativen Erfahrungen der Patient:innen nicht würdigt, sondern mit zu hellen Farben übertüncht und damit schön zu malen versucht (Krause & Merten, 1999). Diese Muster affektiven Austausches lassen sich schon in der ersten Psychotherapiestunde messen und bleiben über die Psychotherapie hinweg konstant (Dreher, Mengele, Krause & Kämmerer, 2001).

In Mikroanalysen fand Bänninger-Huber (1992) Interaktionsparameter, die einen Einstieg in das von Patient:innen mimisch dargestellte Rollenangebot sowohl aufnehmen als auch eine Abgrenzung dagegen bilden können, indem Therapeut:innen es weder annehmen noch gänzlich ablehnen. So konnte sie zeigen, dass in Gesprächssituationen, in welchen Schuld- und Schamkonflikte aktiviert wurden (sogenannte TRAPS) und auf die eine entlastende Reaktion der Therapeut:innen wünschenswert gewesen wäre (wie z. B. sich gemeinsam mit den Patient:innen über eine Drittperson zu empören), eine andere Reaktion gezeigt wurde als die von Patient:innen erwartete. So bieten die Therapeut:innen verbal nicht die gewünschte Entlastung für die Schuld- und Schamgefühle, zeigen aber auf das Lächeln der Patient:innen ein schwaches Lächeln, was als Gewilltheit der Therapeut:innen gedeutet wird, die Beziehung aufrecht zu erhalten. Dieses Verhalten bezeichnet Bänninger-Huber (1992) als nicht-gelingende TRAP. Hier wird mikrosequentiell erfasst, wie psychoanalytisch arbeitende Psychotherapeut:innen mimisch und verbal auf der einen Seite die Beziehung zu ihren Patient:innen aufrecht erhalten, auf der anderen Seite auf ihre Beziehungsangebote nicht in gewünschter Weise reagieren und somit die Konfliktspannung aufrecht erhalten. Damit drücken sie aus, dass sie den Patient:innen in ihrer Bearbeitung dieser Spannung beistehen, sie aber gleichzeitig auf sich selbst zurückwerfen, um sie dazu zu animieren, eigene Wege aus Scham- und Schuldgefühle evozierenden Situation zu finden und dadurch ihre Selbstständigkeit und ein Gefühl der Selbstwirksamkeit zu fördern.

Die in diesem Kapitel genannten Forschungsergebnisse deuten darauf hin, dass eine mimisch zurückhaltende Haltung gekoppelt mit dem gezielten Aufbau einer tragfähigen Arbeitsbeziehung und einer adäquaten mimischen Bewertung der Erlebnisse der Patient:innen zu neuen, Weichen stellenden Beziehungserfahrungen führen kann, die Wege aus der Krise und ein neues Lebensgefühl vermitteln und sich auch körperlich verankern kann. Es konnte gezeigt werden, dass ein positiver Therapie*outcome* mit einem nonverbalen Verhalten gekoppelt ist, was an verbales Kreditierungshandeln erinnert und es gleichsam inszeniert: die Patient:innen werden einerseits gestützt und unterstützt, andererseits gefordert und auf sich selbst zurückverwiesen, um einen Veränderungsprozess in Gang zu setzen und sie zu selbst initiierten Entwicklungsschritten anzuregen.

3.3.1 Die Funktion von Mimik in Gesprächen und ihre Verbindung zur Sprache

Neben den bereits erwähnten beziehungsrelevanten Funktionen der Mimik kommen ihr noch weitere Rollen im Gespräch zu, die für die Mimikforschung in Psychotherapiegesprächen relevant sind. Dabei muss besonders die enge Verbindung von Gesichtsausdrücken zu sprachlichen Äusserungen beachtet werden.

So kann mimisches Verhalten laut Ekman und Friesen (1969) Sprache ersetzen, wiederholen, ergänzen, akzentuieren, ihr widersprechen und die Kommunikation regulieren. Menschen öffnen z. B. oft den Mund, wenn sie innerhalb einer Konversation vom Zuhörer zum Sprecher wechseln wollen (Knapp & Hall, 2013) und heben die Augenbrauen, um zu verdeutlichen, dass sie aufmerksam zuhören (Ekman, 1979). Laut Chovil (1991) determiniert das mimische Ausdrucksverhalten besonders die Syntax innerhalb einer Konversation, indem es den Beginn, das Ende, die Weiterführung, die Wiederaufnahme oder die Unterstreichung des Gesagten illustriert und dadurch die Unterhaltung strukturiert. Hierbei spielen die Augenbrauen eine entscheidende Rolle.

Neben der konversationsregulierenden Mimik verwenden Sprechende innerhalb einer Interaktion sehr häufig affektive Gesichtsausdrücke, die laut Krause (2012) auf drei unterschiedliche Arten mit der Konversation in Zusammenhang stehen können:

1. der Affekt bezieht sich auf den Zustand des Senders
2. der Affekt bezieht sich auf die Beziehung der Interaktanden
3. der Affekt bezieht sich auf den Gegenstand des Gesprochenen, also auf ein mentales Objekt, über das gesprochen wird

Benecke (2002, S. 81) macht deutlich, dass sich diese drei Ebenen vermischen können:

> So stellt der Ausdruck eines inneren Zustandes meist auch gleichzeitig ein direktes interaktives Signal dar, mit einem spezifischen Aufforderungscharakter an den Partner. Ein direkt auf den Partner oder die Beziehung als solche gerichtetes Zeichen macht auch gleichzeitig Aussagen über den inneren Zustand des Senders. Ein affektives Zeichen, das sich auf ein mentales Objekt bezieht, gibt ebenfalls Ausdruck über die inneren Zustände des Zeichenproduzenten, z. B. über die innere Wertung des Objekts.

Worauf sich der Affektausdruck bezieht, muss aus dem Kontext erschlossen werden. Merten (1996) nutzt als Kontextvariable das Blickverhalten. Blickt der Sprechende während des Affektausdrucks weg, so ist dies so zu deuten, dass der Ausdruck und somit die Bewertung nicht dem Gegenüber, sondern dem Gesprochenen gilt. Benecke (2002) hat aufgrund seiner Untersuchung in psychotherapeutischen Gesprächen zeigen können, dass der Interaktionspartner das Affektzeichen auf seine eigene Person bezieht, wenn ihn der Signalgeber ansieht, ein verbaler Bezug zu ihm besteht oder der Signalgeber zuhört. Er konnte ausserdem zeigen, dass erfolgreiche Therapeut:innen negative Affektzeichen auf eine Art zeigen, dass Patient:innen diese nicht auf sich beziehen können.

Benecke (2002) sieht im Zusammenwirken von Sprache und affektiver Mimik die Erschaffung eines intersubjektiven mentalen Raumes zweier miteinander interagierender Individuen. Insofern helfen sowohl Mimik als auch Sprache dabei, die therapeutische Beziehung zu konstituieren, indem sie in einem ständig fluktuierenden Tanz um eine Mitte – sei das einmal die Beziehung selber, ein anderes Mal das Gegenüber, dann wieder das Selbst und schliesslich das Thema, über welches gesprochen wird – eine in sich geschlossene und doch nach aussen gerichtete Welt mit ihrer eigenen Geschichte erschaffen, die schliesslich, im Inneren wirkend und nach aussen getragen, die Geschichte ausserhalb des Sprechzimmers positiv verändern kann.

3.4 Inszenierungen und Enactments

Menschliches Verhalten in Interaktion beruht sowohl auf verbalen wie auch auf nonverbalen Signalen, die in einem ständigen Fluss aufeinander folgen. Neben Bewegungsabläufen auf der Mikroebene beeinflussen ebenso Ganzkörperszenen (auf Deutsch *Inszenierungen* (Streeck, 1998a), auf Englisch *Enactments* (Jacobs, 1986)) Kommunikation und Beziehungsaufbau. Welchen Einfluss diese Form von körperlichem Ausdruck innerhalb eines Psychotherapiegesprächs haben kann und wie sie mit der Kreditierung in Verbindung stehen könnte, soll im folgenden Abschnitt erläutert werden. Zu diesem Zweck wird zuerst eine Definition des Konzepts allgemein gegeben. Anschliessend wird der Fokus auf die Inszenierungen von Psychotherapeut:innen gelegt.

Als erste Veranschaulichung von Inszenierung oder Enactments soll eine kurze Vignette von Joseph Sandler dienen (1976, S. 4 f.):

Eine Patientin mit sozialen und sexuellen Problemen, die mit frühkindlichen Ängsten vor Enuresis und Enkopresis zu kämpfen hat, weint in der Analysestunde, was Sandler veranlasst, ihr eine Kleenexbox zu reichen. Dies wiederholt sich daraufhin jede Stunde immer in derselben Weise: die Patientin weint, der Therapeut reicht ihr die Taschentücher. Sandler sieht in seinem Verhalten nichts Ungewöhnliches bis zu dem Zeitpunkt, an dem er ihr einmal während eines weiteren Tränenausbruchs nicht im nun angestammten Takt die Taschentücher reicht, sondern es schlichtweg unterlässt. Die Patientin reagiert darauf mit heftigen Vorwürfen gegen Sandler, er sei gefühllos und unempathisch. Der Therapeut ist durch diesen unerwarteten Ausbruch von Panik und Aggression überrascht und beginnt nun, mit ihr diese Interaktion genauer zu analysieren. Schliesslich kann die Patientin eine frühe und bis jetzt anhaltende lähmende Angst äussern, sich selbst zu verunreinigen, ohne einen helfenden Erwachsenen in der Nähe zu haben, der sie säubert.

Sandler interpretiert diese Episode so, dass er während der Therapie subliminale und ihm nicht bewusste Signale der Patientin aufgenommen haben musste, die ihn dazu veranlassten, sich in einer Weise zu verhalten, die sie von ihrem Elternobjekt (hier der Mutter) erwartet hatte. Sie hatte ihm also die Rolle der Mutter zugeteilt, die vor der Geburt des jüngeren Bruders noch Pflegehandlungen bei ihrer Tochter unternommen hatte, diese aber schliesslich einstellte, weil sie sich nun um ihr neues Baby kümmern musste. Sandler schloss aus dieser unbewussten Rollenverteilung und -annahme, dass Psychotherapeut:innen sich nicht nur in einem Zustand gleichschwebender Aufmerksamkeit befinden, sondern auch in einer gleichschwebenden Handlungsbereitschaft. Diese Episode zeigt, dass sich wertvolle Erkenntnisse über das Innenleben der Patient:innen und ihrer Beziehungsangebote aus dieser Rollenübernahme ziehen lassen, die ohne sie erst viel später in der Behandlung zutage getreten wären.

Dies ist eine der frühen in der Literatur festgehaltenen Beschreibungen einer sogenannten Inszenierung oder eines Enactments in der Interaktion.

In seiner Entstehungsdynamik grundsätzlich der von Freud vorgegebenen Behandlungsregel der Abstinenz des Psychoanalytikers widersprechend bzw. zuwider handelnd, wird dieses Phänomen seit der Prägung des Begriffs durch Klüwer (als Handlungsdialog, 1983) und Jacobs (als Enactment, 1986) intensiv innerhalb der Psychoanalyse erforscht und genutzt (Heisterkamp, 2002; Kogan 2000, 2014; Severo et al., 2018; Streeck, 2004, Streeck & Ermann, 2009, 2023). Auch Freud (1912) kannte es bereits. So war er der Überzeugung, dass sich der Konflikt der Patient:innen in der Be*handlung* des Psychoanalytikers durch den Analysanden gleichsam ausagiere anstatt erinnert zu werden. „Die unbewussten Regungen wollen nicht erinnert werden, wie die Kur es wünscht, sondern sie streben danach, sich zu reproduzieren, entsprechend der Zeitlosigkeit und der Halluzinationsfähigkeit des Unbewussten" (Freud, 1912/1955, S. 374, GW 8). Er betrachtete die Psychoanalyse wie einen Kampf zwischen Analytiker und Patient, in dem Therapeut:innen bestrebt sind, das Übertragungsgeschehen der Kognition zugänglich zu machen, während Patient:innen mit Ausagieren ihrer „verborgenen und vergessenen Liebesregungen" (ebd.) dagegenhalten. Um nicht in diese Neuauflagen alter Beziehungsgeschichten verwickelt und in ihnen operationalisiert zu werden, sollen sich Psychotherapeut:innen wie ein Telefonhörer verhalten, deren Unbewusstes den Inhalt des Unbewussten der Patient:innen aufnimmt und in Schallwellen verarbeitet (Freud, 1912/1955, GW 8, S. 381 f.).

Nahm Freud Symptomhandlungen noch als Einzelproduktionen des Analysanden wahr, so weiteten sie seine Nachfolger, unter ihnen Theodore Jacobs (1986), auf die therapeutische Dyade aus und beschrieben sie als nonverbale Koproduktionen von Patient:innen und Therapeut:innen, die innerhalb der Dynamik von Übertragung und Gegenübertragung entstehen und sowohl vergangene Erfahrungen der Patient:innen als auch der Analytiker wiederspiegeln. Enactments oder Inszenierungen können sich in der Veränderung der Mimik, Gestik, Körperposition und Stimmlage äussern und oftmals so subtil sein, dass sie bewusst kaum wahrnehmbar sind. Jacobs sieht sie als Katalysator der Behandlung und als Vehikel, Nichtgesagtes und Nichtverbalisierbares in der therapeutischen Dyade sichtbar zu machen.

So beschreibt er eine Episode mit einem Patienten, der seit dem Tod seines Vaters durch eine neurologische Erkrankung in einer Regression stecken geblieben war und sein Leben nicht in den Griff bekam (Jacobs, 2001). Während einer Stunde in einer Stagnationsphase in der Analyse reagiert der Patient irritiert, als er Jacobs an der Tür antrifft, und spricht während der Stunde von einem mit seiner Mutter befreundeten Analytiker, der exzentrisch auftrete und seine Freunde gerne mit grotesken Kleiderkombinationen schockierte. Jacobs ist von den für ihn zusammenhanglosen Ausführungen seines Patienten verwirrt. Als er sich nach der Stunde in die Kaffeeküche begibt, trifft er auf seine Frau, die bei seinem Anblick in schallendes Gelächter ausbricht. Nun wird auch klar, was den jungen Mann so vor den Kopf gestossen hatte: Jacobs trug eine Hose und ein Jackett, die in Farbe und Muster so gar nicht zusammenpassten, eine Fehlleistung, die ihm nie zuvor passiert war. In einer der folgenden Therapiestunden mit dem besagten Patienten spricht er das Thema der beidseitigen Verwirrung an. Daraufhin fragt der Patient nach einer Pause schliesslich, ob mit Jacobs alles in Ordnung sei. Im Verlauf der Stunde schliesslich wird seine Verknüpfung von Jacobs Fehlleistung mit der Angst vor einem erneuten Verlust einer Vaterfigur durch eine neurologische Erkrankung deutlich, als dessen Anzeichen er die nicht zusammenpassende Kleidung gedeutet hatte. Im Anschluss an diese Episode begann eine intensive Arbeit mit seinen tiefliegenden Ängsten. Dieses Beispiel zeigt also, dass Inszenierungen als Anstoss zu einer tiefergehenden psychotherapeutischen Arbeit dienen können.

Dabei sind sie immer ein Produkt beider Interaktanden. Auch Psychotherapeut:innen tragen entscheidend zur Umsetzung von Enactments bei (Streeck, 2004). So zeigt die vorher beschriebene Episode, dass sich durch die Inszenierung einer für den Patienten angstbesetzten Situation ein Ausweg aus der analytischen

Pattsituation fand, indem sich sowohl die unbewussten Ängste des Patienten als auch diejenigen des Therapeuten darin spiegelten. So hatte der Vater des Therapeuten kurz vor dieser Episode einen Schlaganfall erlitten, der ähnliche Symptome bei ihm hervorrief wie bei einem Alzheimer-Patienten. Offensichtlich hatte eine Identifikation des Analytikers mit den Symptomen seines Vaters stattgefunden, die nun ausagiert wurde. Wie sein Patient liess der Therapeut die in ihm hochsteigenden Gefühle seinem Vater gegenüber nicht ins Bewusstsein dringen. Diese suchten sich ihren Weg schlussendlich in einer nonverbalen Inszenierung, die unschwer als Koproduktion des Unbewussten des Patienten und des Unbewussten des Therapeuten zu erkennen ist. Beide Parteien waren im Anschluss daran gezwungen, sich mit dem Verdrängten auseinander zu setzen. Während auf kognitiver Ebene kein Austausch über ihre tiefer liegenden Ängste stattfand, kommunizierten sie dennoch rege auf unbewusster Ebene in Form von nonverbalem Verhalten miteinander darüber.

Neben diesen herausstechenden und eher grossflächigen Inszenierungen wurden kleinere Einheiten, meist auf der Ebene der Gestik und der Körperhaltung, aber auch in der Mimik (Krause, 1992), systematisch erforscht (Streeck, 2000, 2004, 2023; Streeck & Ermann, 2009). Anders als die vorangegangene Forschung sieht Streeck (1999) in diesen Körperhandlungen keinen Ausdruck unbewusster seelischer Vorgänge, sondern betrachtet sie als Regulationsmechanismen von Interaktion, gleichsam als ständige Hintergrundmusik, mit welcher das verbale Geschehen begleitet und in einen Kontext gerahmt wird. Nonverbale Interaktion ist für ihn ein „Sich-Gegenseitiges-Behandeln", bei welchem auf eine nonverbale Aktion eine erwartbare nonverbale Reaktion – sogenannte *konditionelle Relevanzen* (Streeck, 2004, S. 69) – des Gegenübers folgt, was wiederum eine Reaktion beim Initiator verursacht. Hieran wird deutlich, dass kaum mehr auszumachen ist, wer die Interaktion wann und wie begonnen hat und wer darauf reagiert hat. Interaktion wird somit als fliessendes Hin- und Her von Sprache, Gesten und Körperpositionen verstanden, die sich, oft auf sehr subtilem Wege, gegenseitig bedingen und beeinflussen. Zwar entbehren Körperbewegungen in diesem Fluss oftmals einer ganz bestimmten Bedeutung, dennoch werden sie von beiden Parteien in ein Verhältnis zueinander gesetzt und können „Handlungs- und Ausdrucksintentionen" und eine Stellungnahme zum Vorher-Ausgedrückten (Streeck, 2004) ausdrücken. Daher sind auch sie für die Interpretation einer Interaktion von Belang.

Nonverbale Interaktion sieht Streeck dabei keineswegs unproblematisch. Solange der sprachliche Austausch in die nonverbale Rahmung eingebettet ist, verläuft die Interaktion meist mehr oder weniger reibungslos. Übernimmt die nonverbale Ebene allerdings die Oberhand, wie das bei Borderline-Patient:innen häufig der Fall ist, so verändert sich das Verhältnis (Streeck, 1998b). Verbales wird von diesen Patient:innen häufig nicht wahrgenommen, sie reagieren meist ausschliesslich auf nonverbale Signale. Lässt man sich als Therapeut zunehmend auf diese Ebene ein, kann es zu offenkundigen Manipulationen von Seiten der Patient:innen kommen, die über Expertenwissen dieser Art von Behandlung verfügen (Streeck, 2004). Denn sie hatten es sich aufgrund ihrer Entwicklungsgeschichte aneignen müssen, um mit misshandelnden Eltern (siehe Prävalenzstudien hierzu bei Zanarini, Frankenburg, Reich & Silk, 2004; Ludolph, Westen, Misle, Jackson, Wixom & Wiss, 1990) umgehen und auf diese Weise überleben zu können.

Streeck (2009) nahm nun eine Klassifizierung körperlichen Verhaltens innerhalb dieses Verhaltensstroms vor. So nennt er einmal Gesten, die eine kulturspezifische lexikalische Bedeutung haben (Ekman, 2004), wie z. B. die Ringgeste (Daumen und Zeigefinger berühren sich), die in unserer Kultur als Zeichen für Exzellenz gilt (Knapp & Hall, 2013). Als weitere Kategorie beschreibt er gestische Darstellungen eines sprachlichen Konzepts, wie z. B. das Ziehen an den eigenen Haaren, um den Begriff des „An-den-Haaren-Herbeigezogenen" einer Situation zu verdeutlichen und dem Gegenüber bei der Interpretation des Gesagten zu helfen, primär *wie* das Gesagte zu verstehen ist. Weiterhin beschreibt er nonverbale Dialoge, in denen der Psychotherapeut durch nonverbale Zeichen (wie z. B. das Vorrücken auf das vordere Ende seines Stuhls) den immer noch sprechenden Patienten am Stundenende dazu veranlassen will, aufzustehen, woraufhin der Patient allerdings unbeirrt weiterspricht.

Für die Kreditierung können von Psychotherapeut:innen vorgenommene Inszenierungen insofern relevant werden, als sie den nächsten Entwicklungsschritt der Patient:innen vorwegnehmen und gleichsam vorzeichnen können (Streeck, 2023). Dies wird in der folgenden Interaktion deutlich (Streeck, 2009). Hier bittet der Therapeut seine Patientin, die an Ängsten leidet, sich ein Leben ohne Angst vorzustellen und dieses in der Fantasie weiterzuspinnen. Dabei macht er eine dynamische Handbewegung, die das Spinnen verdeutlicht. Die Patientin reagiert darauf ebenfalls mit einer Drehbewegung der Arme (allerdings hängen ihre Hände dabei schlaff herab) und beschreibt ihre Fantasie dazu als „Längslaufen" (Streeck, 2009, S. 51). Das Anliegen des Therapeuten, so vermutet Streeck, war hier, der Patientin Mut für ein selbstbestimmtes, angstfreies Leben zu machen, was für die Patientin eine Herausforderung beinhalten würde. Doch die Kreditierungsinszenierung schlägt fehl, was an der willenlosen Bewegung der Patientin als Reaktion darauf sichtbar wird.

Auch Heisterkamp (2008, S. 247) sieht einen Vorteil der Beachtung von Inszenierungen darin, dass im gegenseitigen Behandeln in der psychotherapeutischen

Dyade für die Patient:innen entwicklungsgünstige Konstellationen entstehen können; und unterscheidet zwischen entwicklungsförderlichen und entwicklungshinderlichen Enactments. Seiner Ansicht nach bedürfen einige Enactments keiner anschliessenden Durcharbeitung, sondern bringen eine inhärente positive Wirkung mit sich. Auch Willerscheidt (2023) ist dieser Ansicht. So beschreibt Heisterkamp (2008) eine Episode in der Eigenanalyse einer Kollegin, bei der der Therapeut seiner Analysandin, die einen starken Husten hat, einen Hustenbonbon schenkte, was diese als Zeichen seiner Zuneigung interpretierte und als äusserst wohltuend empfand. Ausserdem sieht Heisterkamp (2008) Enactments als kreative Form der Eigenbehandlung der Psyche. „In den ständigen Such- und Strukturierungsbemühungen organisiert der Patient die sich bietende Szene im Sinne einer unbewusst geahnten Heilung" (Heisterkamp, 2008, S. 259). So sei z. B. die Patientin im oben genannten Beispiel auf der Suche nach positiver Resonanz gewesen, worauf der Analytiker mit einer empathischen Handlung reagierte.

Zusammenfassend lässt sich sagen, dass körperliche Enactments als Katalysatoren von Veränderung innerhalb der Psychotherapie gelten, indem sie bestimmte Rollen zuteilen und dadurch eine bestimmte Form von Beziehungsaufbau nach sich ziehen. Sie können wie Kreditierungshandlungen sowohl als wohltuend und entwicklungsfördernd als auch als herausfordernd und manchmal überfordernd empfunden werden. In jedem Fall ermöglicht den Therapeut:innen die Arbeit mit ihnen, ein vertieftes Bild in die Lebenswelt ihrer Patient:innen zu erhaschen und macht deren Beziehungsangebote an sie deutlich. Dass auch Psychotherapeut:innen nonverbal *mit*-inszenieren, ist zwar unbestritten, allerdings wird ihre Rolle nur zaghaft vermehrt in der Forschung fokussiert. Bereits Jacobs (1986) deutete an, dass Therapeut:innen in ihren verbalen und nonverbalen Handlungen einen Eindruck bei ihren Patient:innen hinterlassen. Dies wird auch an den oben genannten Beispielen deutlich. Eine Vertiefung auf dieser Ebene wird erst seit wenigen Jahren angestrebt.

3.4.1 Die Komponenten von Inszenierungen in der Psychotherapie und ihre Funktion

Streeck (2009) beschreibt Gesten als einen Hauptbestandteil von Inszenierungen in der Psychotherapie und betrachtet sie als ein wichtiges Instrument zur Untersuchung szenischen Verhaltens.

Als Gesten werden meist Handbewegungen bezeichnet. Doch Knapp und Hall (2013) zählen jegliche Bewegungen dazu, die von einem Körperteil ausgeführt werden. Dazu gehören daher auch Kopfbewegungen, die später beschrieben werden.

In der Literatur existieren ebenso wie in der Mimikforschung unterschiedliche Klassifikationen von Handgesten, die häufig dasselbe Phänomen anders benennen. So beschreibt Streeck (2009; 2023) eingehend ganze Gestikdialoge, die zusammen eine Inszenierungsgestalt bilden. Wie Kendon (2000, S. 51) ist er der Ansicht, dass Gesten das Gesagte verdeutlichen und präzisieren.

Neben dem Vorteil, dass sich auf Seiten des Sprechenden das Gesagte durch Gesten verständlicher vermitteln lässt (Özyürek, 2002), birgt die Beobachtung der Gestik des Sprechenden auch für den Adressaten Vorteile. So kann er die Gestik zu Hilfe nehmen, um der Uneindeutigkeit von rein Verbalem beizukommen. Hierbei gehen Forscher wie Bavelas, und Chovil (2000), und Streeck (2023) davon aus, dass beide Interaktanden die Bedeutung ihrer Äusserungen gemeinsam in einem kollaborativen Prozess erschaffen.

Auch Interpretationen des Gesagten werden durch Gesten vermittelt. Dies wird an einem Beispiel von Streeck (2009, S. 54 ff.) deutlich, in dem ein Patient, der sich seiner Geschlechtsidentität nicht sicher ist, mit seiner Psychotherapeutin darüber spricht, was es bedeutet, sich auf weibliche Art selbstbewusst in der Öffentlichkeit zu bewegen. Während seine Bewegungen eher ausladend und energiegeladen erscheinen, antwortet die Psychotherapeutin während des Dialogs mit stereotyp „weiblichen" Pflegehandlungen (wie ein Haar von der Schulter streifen) und generell weniger grossflächigen Bewegungen. Die zuhörende Psychotherapeutin reagiert somit in ihren Handlungen und Handbewegungen auf die Bewegungen des Patienten wie ein inverses Spiegelbild. Sie setzt ihm unbewusst die für eine Frau in der Gesellschaft zu damaliger Zeit erwünschte und erwartete Bewegungsform entgegen und vermittelt ihm dadurch ihr Verständnis von Weiblichkeit. Ohne die Beobachtung der Gesten, so Streeck, wäre die Problematik im Ringen um ein Verständnis von Weiblichkeit nicht in Form einer Inszenierung evident geworden.

Dies ist ein Beispiel für eine gestische „Behandlung" durch die Therapeutin, die das Therapieziel des Patienten aufgreift und beantwortet. Sie ist aber auch ein Spiegel der Beziehung zwischen beiden Interaktanden. So konfrontiert die Therapeutin ihren Patienten implizit mit der Inkohärenz zwischen seinem Wunsch nach mehr Weiblichkeit einerseits und seinem sehr maskulinen Verhalten auf der anderen Seite (laut Streeck, 2009). Dass sie diese Konfrontation wagt, zeugt von der Tragfähigkeit der Beziehung, die zwischen beiden entstanden ist.

Neben Gesten können auch Kopfbewegungen die Beziehung zwischen den Interaktanden spiegeln, indem sie z. B. in einem Widerspruch zum Gesagten stehen (Heylen, 2006). Kopfschütteln trete so z. B. oft in Momenten auf, in denen sich der Sprecher selber korrigiert (Goodwin, 1981). Kopfbewegungen wiederum stehen in enger Verbindung mit Augenbewegungen. Auch diese Art von Bewegung erfüllt interaktionelle Funktionen. So sehen Sprecher weg, wenn sie sich konzentrieren wollen und sehen ihr Gegenüber an, wenn sie ein Feedback zu ihrer Äusserung erwarten und, um das Sprechzepter an das Gegenüber abzugeben (Knapp & Hall, 2013). Wenn man das Gegenüber ansieht, wird dies meist von diesem dahingehend gedeutet, dass man mit ihm in Kommunikation treten will. Will der Angesehene Kontakt vermeiden, so wird er alles tun, um dem Blick des anderen nicht zu begegnen.

Augenbewegungen können ebenso wie die Gestik die Wichtigkeit des Gesagten unterstreichen, z. B. durch den *eye flash*, bei welchem für weniger als eine halbe Sekunde die Augenlider weiter geöffnet werden (Walker & Trimboli, 1983). Aber auch Emotionen werden durch die Augen ausgedrückt, so z. B. Überraschung durch das weite Öffnen der Augen (Ekman & Friesen, 2017).

Insofern können Gestik, Kopf- und Augenbewegungen als Komponenten von Inszenierungen nicht ausser Acht zu lassende Transporteure des zugrunde liegenden Konflikts von Patient:innen sein und Aufschluss über die Beziehung zwischen Therapeut:in und Patient:in geben. Sie werden daher genauer in dieser Arbeit betrachtet werden.

3.5 Synchronisationen in der Psychotherapie

Innerhalb von Interaktionen kann es zu gegenseitigen Imitationen des Verhaltens des Gegenübers kommen, welches oftmals unwillkürlich und unbewusst geschieht. Der Patient schlägt z. B. die Beine übereinander. Kurz darauf tut es ihm der Therapeut gleich. Dieser mutuelle Wechsel der Körperhaltung kann sich im Laufe der Sitzung mehrere Male wiederholen. Ebenso können Mimik und Gestik innerhalb kurzer Zeitabschnitte unwillkürlich nachgeahmt und im Verlaufe der Therapie einander angeglichen werden. Diese Situation stellt nonverbale Synchronisation (auch Synchronie und Synchronisierung genannt) dar und steht in Verbindung mit der Qualität der Beziehung der beiden Interaktanden zueinander (Bänninger-Huber & Huber, 2020; Ramseyer & Tschacher, 2011).

Synchronisiertes, also einander angeglichenes nonverbales Verhalten in der Psychotherapie geht laut Ramseyer und Tschacher (2011) mit einer höheren Beziehungsqualität einher. Dies könne laut den Autoren einmal daran liegen, dass das empathische Verständnis füreinander erhöht wird. Andererseits könne es kommunikative Funktionen wie eine gemeinsame Ausrichtung auf eine Thema im Gespräch innehaben (Bavelas, Black, Lemery, Mullett & Eisenberg 1987; Ramseyer & Tschacher, 2011), das mit ähnlichen Rollen und einer ähnlichen Perspektive einhergeht. Dies erhöhe die Sympathie füreinander (Wallbott, 1996) und spiegle sich in der Beziehung.

Forschung mit Hilfe von Motion Energy Analysis (MEA) ermöglicht die Untersuchung von Synchronisationen in längeren Interaktionen, z. B. auch in Psychotherapiesitzungen (Ramseyer, 2014), und macht deutlich, dass Synchronie wie ein Tanz nonverbaler Kommunikation zweier Interaktanden zu verstehen ist, in welchem der eine die Körperhaltung, Mimik oder Gestik des anderen innerhalb von fünf Sekunden imitiert, dann vielleicht eine neue eigene Haltung einnimmt, die wiederum vom anderen innerhalb diese Zeitfensters imitiert wird usw. Im Laufe der Interaktion entsteht ein Rhythmus, eine Abstimmung aufeinander, die bei wiederholtem Zusammentreffen beider Parteien zunimmt (Koole & Tschacher, 2016; Tschacher, Ramseyer & Grawe, 2007). Die Autoren konnten zeigen, dass der Grad an Synchronisation innerhalb einer Therapie mit Psychotherapiezufriedenheit und *-outcome* korreliert und mit der Reduktion selbstberichteter psychopathologischer Symptome einhergeht (Tschacher & Ramseyer, 2011; Altmann et al., 2020).

Diese Befunde legen Zeugnis von der positiven Wirkung des Sicheinstimmens auf das Gegenüber in einer Psychotherapie ab und lassen sich damit erklären, dass der Mensch andere Personen, die sich ihm gegenüber synchron verhalten, als sich ähnlich wahrnimmt, aus der Annahme heraus, dass sie sowohl einen ähnlichen *Blickwinkel* als auch eine ähnliche *Haltung* der gegenwärtigen Situation gegenüber einnehmen wie er selbst (Bavelas, Black, Lemery, Mullett & Eisenberg, 1987[10]). Damit stellt es eine Grundvoraussetzung für die Wahrnehmung von Zugehörigkeit und auch Empathie dar und kann im Zuge der Kreditierung beim Vertrauens- und Bindungsaufbau durch den Psychotherapeuten von Nutzen sein.

3.6 Fazit zu nonverbalem Verhalten in der Psychotherapie und zur Forschungslücke Kreditierung

Aus dem vorherigen Kapitel zum nonverbalen Verhalten in der Psychotherapie lässt sich also folgendes Fazit ziehen: für Therapeut:innen (und schlussendlich auch für ihre Patient:innen) kann es einerseits vorteilhaft sein, durch die nonverbale Kommunikation ein weiteres Messinstrument in der therapeutischen Beziehung zur Hand zu haben, das ihnen die Interaktion der therapeutischen Dyade auf sozusagen einem „zweiten Kanal" darstellt. Auf der anderen Seite

10 Jedoch sollte darauf geachtet werden, weder zu viel noch zu wenig zu imitieren und die eigene Körperhaltung am Gegenüber nicht zu stark auszurichten, da sonst die Gefahr besteht, dass sie vom Interaktionspartner bewusst wahrgenommen wird, was als unangenehm empfunden werden kann (siehe *the-bored-teenager* und *the-mime-effect* in Tschacher & Ramseyer, 2011).

stellt nonverbales Verhalten den Therapeut:innen weitere Möglichkeiten zur Verfügung, zu ihren Patient:innen eine tragfähige Beziehung aufzubauen. Da auch Kreditierungshandeln Beziehungshandeln ist, kann nonverbales Verhalten verbales Kreditierungshandeln hierbei unterstützen und womöglich auch abbilden.

Wie nun die verbale Kreditierung und nonverbale Kommunikation im Detail zusammenspielen, ist bis jetzt noch nicht erforscht worden und daher Gegenstand dieser Arbeit. Insbesondere der Einfluss von verbalen als auch nonverbalen Kreditierungsverhaltens von Therapeut:innen auf die sich entwickelnde Arbeitsbeziehung in der Therapiedyade soll im Folgenden anhand einer qualitativen Studie analysiert werden.

Methodisches Vorgehen zur Untersuchung des Kreditierungskonzepts auf mehreren Kommunikationsebenen

4.1 Theoretische Hinführung

Die Psychotherapieforschung hat gezeigt, dass einer der wichtigsten Faktoren für eine erfolgreiche Psychotherapie die Beziehung innerhalb der therapeutischen Dyade darstellt. Dabei ist der Einfluss von Psychotherapeut:innen auf die Beziehungsbildung noch wenig erforscht, besonders auf der nonverbalen Ebene.

In der explorativen empirischen Studie dieser Arbeit sollte anhand des psychotherapeutischen Beziehungskonzepts der Kreditierung, welches unerlässliche Beziehungsfaktoren für Psychotherapien wie Vertrauen und Empathie beinhaltet, der Einfluss der verbalen und nonverbalen Kreditierungshandlungen von Therapeut:innen auf die ersten Schritte hin zu einer tragenden psychotherapeutischen Beziehung und zugleich zum Therapieziel der Patient:innen untersucht werden. Anhand der eingehenden Analyse der verbalen Vorgänge mithilfe der Kreditierungsanalyse, sowie der Untersuchung der nonverbalen Prozesse anhand der Mimik- und Gestikanalyse erhoffte sich die Autorin, auf Abläufe von verbalen und nonverbalen Kreditierungshandlungen zu stossen, welche das Kreditierungskonzept um implizite Prozesse erweitern. Durch die Gegenüberstellung der drei Gespräche sollte der individuellen Beziehungsgestaltung in psychotherapeutischen Dyaden Rechnung getragen werden. Mithilfe der Anwendung eines multikanalen Prozessdesigns, welches Video- und Transkriptausschnitte mithilfe semi-quantitativer und qualitativer Methoden auswertet, wurde ein holistischer und gleichzeitig höchst detaillierter Einblick in Interaktionsprozesse innerhalb von psychotherapeutischen Erstgesprächen möglich.

4.2 Fragestellungen zur Erforschung des Kreditierungskonzepts auf verbaler und nonverbaler Ebene

Die folgenden Fragen sollten in der Studie behandelt werden:

1. Wie erfolgt die Kreditierung durch die Psychotherapeut:innen verbal und nonverbal in den drei Erstgesprächen, und wie werden diese verbal und nonverbal von den Patient:innen aufgenommen?
2. Lässt sich daraus ein erstes Bild der Beziehungsdynamik innerhalb von Kreditierungssequenzen zwischen Patient:in und Therapeut:in erkennen, sowie der Einfluss der Therapeut:innen auf diese Beziehungsdynamik erschliessen?
3. Wie unterscheiden sich die interaktionellen Kreditierungen der Therapeut:innen auf verbaler und nonverbaler Ebene innerhalb des jeweiligen Gesprächs und zwischen denselben? Wo sind sie sich ähnlich in Anwendung und Wirkung auf die Patient:innen?
4. Lassen sich aus der Synthese der verbalen und nonverbalen psychotherapeutischen Kreditierungshandlungen der Therapeut:innen in den einzelnen Dyaden Abbildungen von Kreditierungs*beziehungsdynamiken* innerhalb der Dyaden erfassen, die von den Therapeut:innen mitbeeinflusst werden?
5. Lässt sich ein Mehrwert in der Mimikanalyse der verbalen Kreditierungspassagen zum Verständnis der Beziehungsdynamik innerhalb der ersten Abklärungsstunde im psychotherapeutischen Setting sowie zum Einfluss psychotherapeutischen Kreditierungshandelns erkennen?

Welche Implikationen hat diese Art von Analyse für das Kreditierungskonzept?

Durchführung: Vom Transkript zur Fallkontrastierung

Als Datengrundlage dienten drei Erstgespräche der Patient:innen Anouk, Flavio und Pedro (Namen geändert). Diese Gespräche wurden im Rahmen von insgesamt jeweils fünf Abklärungsgesprächen an der Praxisstelle des ehemaligen Lehrstuhls Klinische Psychologie, Psychotherapie und Psychoanalyse der Universität Zürich von drei unterschiedlichen Therapeut:innen (zwei Männern und einer Frau) geführt. Innerhalb dieser fünf ersten Sitzungen wird abgeklärt, ob eine Therapie und wenn ja, welche Form indiziert ist. Mit der schriftlich festgehaltenen Zustimmung der Patient:innen wurden diese Sitzungen auf Video in Form der Split-Screen-Technik aufgenommen. Anhand der Audioaufnahmen wurden Verbatimtranskripte mit Hilfe der Ulmer Transkriptionsregeln (Mergenthaler & Mühl, 1992) erstellt.

Es wurden drei Erstgespräche gewählt, da es bereits im Erstkontakt zu Kreditierungen von Seiten der Pychotherapeut:innen kommen kann, wie dies bereits aufgeführte Studien (siehe Kapitel 2.4) belegen, in welchen mehrheitlich Erstinterviews (mit-)untersucht wurden. Im Erstkontakt werden die Weichen für Patient:innen gestellt, gemeinsam mit einer Fachperson neue Wege aus der psychischen Belastung heraus zu finden (Kläui, 2015). Daher sollten zu allererst das Problem und das Anliegen der Patient:innen gemeinsam umrissen werden und in ein Therapieziel umformuliert werden (Hohage, 2023). Der Erreichung dieses Ziels stehen jedoch meist der Konflikt und die Symptomatik im Weg, die Patient:innen bearbeiten möchten (Argelander, 1970). Es wird hierbei davon ausgegangen, dass die aktuelle Problemstellung der Patient:innen ein Spiegel eines frühen verdrängten Konflikts mit den primären Bezugspersonen ist, der in der unbekannten Situation des ersten Psychotherapiegesprächs aktiviert und wie auf einer Bühne inszeniert wird (Müller & Wetzig-Würth, 2008; Richter, 2010; Arbeitskreis OPD, 2006). Dies geschieht häufig nonverbal. Daher werden drei

Erstinterviews dreier unterschiedlicher Dyaden im Blick auf die Kreditierung sowohl verbal als auch nonverbal ausgewertet und einander gegenübergestellt. Dabei sollen Kreditierungsmuster der Psychotherapeut:innen einerseits und die Beziehungsdynamik andererseits deskriptiv nachgezeichnet werden. Später soll ein Vergleich dieser Muster und Dynamiken verbalen und nonverbalen Kreditierungshandelns im Erstgespräch zwischen den beiden Männerdyaden und der einen Frauendyade hergestellt werden können. Da sich Psychotherapeut:innen und Patient:innen im Gespräch allerdings in einer Wechselwirkung befinden, wird auch das Verhalten der Patient:innen eingehend beleuchtet.

Die drei Therapeut:innen arbeiteten an der Praxisstelle des oben erwähnten Lehrstuhls und hatten schon mehrere Jahre Berufserfahrung als Psychotherapeut:innen mit psychoanalytischer Weiterbildung. Somit kann davon ausgegangen werden, dass sie ein vergleichbares psychotherapeutisches Theorie- und Praxiswissen aufweisen.

5.1 Drei Auswertungsmethoden: Kreditierungsanalyse, Mimikanalyse und Fallkontrastierung

Als erstes erfolgte die Fallauswahl, die im Kapitel 5.1.3.1 beschrieben ist. Anschliessend wurde eine Kreditierungsanalyse nach Hermann (2009) der drei Transkripte vorgenommen, um Kreditierungs- und Diskreditierungspassagen der Psychotherapeut:innen zu erhalten. Daraufhin wurde die Mimik beider Parteien (Psychotherapeut:in und Patient:in) dieser Passagen mit dem Facial Action Coding System (Ekman & Friesen, 1978) kodiert und die Gestik beschreibend erfasst. Im Anschluss daran erfolgte die Umschreibung der Passagen unter Hinzunahme der analysierten Mimik- und Gestik-Kodierungen sowohl anhand eines erweiterten Transkripts (nach Heath, Hindmarsh & Luff, 2010) als auch durch eine detaillierte Beschreibung der nonverbalen Vorgänge. In einem weiteren Schritt wurden die gefundenen verbalen und nonverbalen Interaktionsmuster und die daraus ablesbaren Beziehungsdynamiken der drei Dyaden miteinander verglichen (basierend auf den Kriterien nach Kelle und Kluge, 2010).

Im Folgenden werden die einzelnen Auswertungsmethoden im Detail dargestellt.

5.1.1 Kreditierungsanalyse

Die Kreditierungsanalyse wurde zur systematischen Untersuchung von Therapietranskripten entwickelt und entstand im Rahmen einer Arbeit über narrative Interviews (Hermann, 2009), wurde seit ihrer Entstehung aber auch erfolgreich in Psychotherapiestudien eingesetzt (siehe Kapitel 2.4). Sie basiert auf der qualitativen Inhaltsanalyse nach Mayring (2022), welche anhand eines systematischen theoriegeleiteten Vorgehens zur Anwendung kommt, um Kategorien zu bilden. Für dieses Kategoriensystem werden ausschliesslich Kreditierungsphänomene berücksichtig, welche anhand einer Kombination deduktiver und induktiver Methoden gewonnen werden (Hermann, 2009, S. 84).

Die Kreditierung wird anhand von vier Kriterien operationalisiert, welche im Text nachweisbar sein und in einer Paraphrasierung nachvollzogen werden müssen.

So muss eine Textpassage:

- ein **herausforderndes Projekt** (Entwicklungsschritt, Therapieziel etc.) beinhalten, welches **Ressourcen** erfordert
- und ein für die Person **wichtiges Anliegen** enthalten, sodass diese dafür **Investitionen** vornimmt

Daraufhin erfolgt eine Bewertung der oben genannten Punkte mithilfe der eigentlichen Kreditierungs- oder Diskreditierungshandlung, welche sich in Form einer **Zusprache** von Kompetenz und Anerkennung oder von Schwäche und Absprache von Potential äussert.

Um den Gütekriterien der qualitativen Forschung zu genügen, wurden alle Kodierungen mit einem zweiten Rater (in diesem Fall Dr. phil. Marie-Luise Hermann selbst) diskutiert, woraufhin ein Konsensrating erfolgte.

Da sich die Fragestellung dieser Arbeit auf die verbalen und nonverbalen Formen der therapeutischen Kreditierung beschränkt, werden nur die interaktionellen Kreditierungen zwischen Patient:in und Therapeut:in berücksichtigt (für eine Definition siehe Kapitel 5.1.1.1). Somit wird besonders dem vierten Einschlusskriterium besondere Rechnung getragen, wodurch auch Grimmers ursprüngliches Kreditierungskonzept (2006) in die methodische Orientierung verstärkt mit eingebaut wird.

5.1.1.1 Operationalisierung

Als Grundlage für die deduktiv abgeleiteten Kreditierungsformen diente die Theorie des Kreditierungskonzepts, das im Kapitel 2 dargelegt wurde, und auf Boothe und Grimmer (2005) und Grimmer (2006) beruht (Hermann, 2009). Hermann unterscheidet hierbei zwischen einer interaktionellen und einer lebensgeschichtlichen Kreditierungsebene, die sie für ihre Studie zu lebensgeschichtlichen Interviews entwickelte. Da in der vorliegenden Arbeit Erstgespräche in einer Abklärungsphase der Psychotherapie als

Untersuchungsgegenstand untersucht wurden, und ausschliesslich die interaktionelle Ebene von Seiten der Therapeut:innen als relevant angesehen wird, wurde nur diese erfasst. Operationalisiert wurden interaktionelle Kreditierungen wie folgt (Hermann, 2009, S. 85):

- **Interaktionelle Kreditierung (IK):** der Intervierwer/die Interviewerin (I) kreditiert den Patienten/die Patientin, schreibt ihm/ihr also Kompetenz aufgrund wahrgenommener Ressourcen zu. Diese Form versteht sich als Zutrauen in den Patienten/die Patientin.
- **Interaktionelle Diskreditierung (ID):** der Interviewer/die Interviewerin (I) diskreditiert den Patienten/die Patientin, spricht ihm/ihr also Kompetenz aufgrund mangelnder Ressourcen ab. Diese Form versteht sich als Ausdruck von Zweifel.

5.1.1.2 Vorgehen Kreditierungsanalyse

Die folgenden Punkte beschreiben die Vorgehensweise im Einzelnen, für jedes Erstgespräch. Dabei besteht das Endziel darin, eine Übersicht über den Gesprächsverlauf zu gewinnen, sowie etwaige Muster hinsichtlich der Kreditierungshandlungen der Therapeut:innen sichtbar zu machen. Diese Herangehensweise entspricht bis auf wenige Auslassungen (aus Gründen der fehlenden Relevanz für die Fragestellung dieser Studie) derjenigen von Sarosi-Toth (2013), Dürler (2010) und Rohrer (2010), da sie sich in ihren Psychotherapie-Studien zur Kreditierung als aussagekräftig bewährt hat.

Anbei wird die Vorgehensweise detailliert dargestellt:

1. *Extraktion, Segmentierung und tabellarisch dargestellte zusammenfassende Paraphrasierung kreditierungsrelevanter Textpassagen des Transkripts*

   Aus dem Transkript werden jene Textpassagen herausgefiltert und tabellarisch als Segmente dargestellt, die Kreditierungen enthalten könnten. Anschliessend werden sie paraphrasiert.

2. *Einordnung in die Kreditierungsformen und Umformulierung in die Einschlusskriterien Projekt/Ressource/Zusprache/Investition*

   Die Textsegmente werden auf das Vorhandensein aller vier Einschlusskriterien untersucht und diese werden anhand der Aussagen selbst oder mithilfe des gröberen Kontextes ausformuliert. Dabei handelt es sich nur um eine Kreditierung, wenn alle vier Einschlusskriterien im Segment vorhanden sind.

3. *Erstellung von Kategorien (übergeordneter Modus der Kreditierung) und Unterkategorien (textnah)*
   Während die Unterkategorien textnah als Segmentthemen (Thema) induktiv erschlossen werden, erfolgt die Zuordnung zu den einzelnen Kategorien anhand früherer Arbeiten zur Kreditierung (Brauchli (2010), Dürler (2010), Furrer-Müller (2012), Hermann (2009), Sarosi-Toth (2013)). Da sich in diesen Arbeiten relativ wenige interaktionelle (Dis-)Kreditierungen und ihre dazugehörigen Kategorien finden lassen, wurden zum Text passend neue Kategorien induktiv erschlossen.

4. *Erfassung der Kreditierungsmodi und -funktionen und der psychotherapeutischen Kreditierungsmuster*
   Für alle Kreditierungssegmente werden Kreditierungsmodi- und funktionen ausformuliert, die eine höhere Abstraktionsebene ermöglichen, mithilfe derer sich die Kreditierungsmuster der einzelnen Psychotherapeut:innen induktiv eruieren lassen. Dies erfolgt mithilfe der Sichtung der Aufeinanderfolge der einzelnen Kreditierungen und der genutzten Kreditierungsformen und -funktionen.

5. *Inhaltsanalytische Zusammenfassung der einzelnen Sitzungen, um ein besseres Verständnis zu ermöglichen und die Einbettung der Kreditierungen in den Sitzungsverlauf sichtbar zu machen*
   Hierbei werden in diese Inhaltsanalyse die einzelnen Kreditierungspassagen aus dem Transkript eingeschoben. Dadurch soll den Leser:innen sowohl ein Überblick als auch ein detaillierter Einblick in die kreditierungsrelevanten Passagen gegeben werden.

6. *Vergleich der drei Erstgespräche hinsichtlich der verbalen Kreditierungshandlungen in Form einer quantitativen Gegenüberstellung geordnet nach den einzelnen Kategorien*
   Die Kreditierungsformen und Kategorien der einzelnen Segmente der drei Gespräche werden tabellarisch dargestellt, um eine Übersicht über die drei Gespräche und einen Vergleich zwischen den drei Psychotherapeut:innen-Patient:innen-Dyaden zu ermöglichen.

7. *Interpretation der Ergebnisse der drei Dyaden bezogen auf den verbalen Gesamtverlauf der Sitzung und die Funktion der verbalen Kreditierungshandlungen und Beschreibung von Kreditierungsmustern zwischen Patient:in und Therapeut:in*
   In einem letzten Schritt werden die Ergebnisse der drei Dyaden gesamthaft miteinander in Bezug auf den Gesamtverlauf der Kreditierungshandlungen innerhalb der Sitzung und ihrer Funktion und Form verglichen.

5.1.2 Mimikanalyse

Die Mimikanalyse der Kreditierungspassagen beider Interaktanden in jeder der drei Dyaden, die anhand der oben beschriebenen Kreditierungsanalyse erfasst worden waren, wurde mithilfe des Facial Action Coding Systems (Ekman & Friesen, 1978) vorgenommen, welches alle sichtbaren Muskelbewegungen des Gesichts, sowie Kopf- und Augenbewegungen verlässlich und präzise beschreibt und sie bestimmten Kodierungen (sogenannten Action Units (AU)) zuordnet. Da Affektsignale von kurzer Dauer sind, wird eine hohe zeitliche Auflösung für die Kodierarbeit vorausgesetzt (1/25 Sekunde), was eine hohe Kodierzeit nach sich zieht (für 1 min Film im 25-Frames-pro-Sekunde-Modus benötigt man 100 min Kodierzeit). Daher können nur geringe Mengen an Filmmaterial auf diese Weise von einem einzelnen Kodierer (hier der Verfasserin) bearbeitet werden. Durch die hohe Anzahl an zur Verfügung stehenden Kodierungen lassen sich die meisten sichtbaren Gesichtsausdrücke wenigstens teilweise bestimmten Codes zuordnen, was eine hohe Objektivität gewährleistet.

5.1.2.1 Vorgehen Mimikanalyse

Das FACS-Training der Autorin erfolgte im Jahr 2011 unter der Anleitung von Erika Rosenberg, Ph.D., einer ehemaligen Mitarbeiterin von Prof. em. Paul Ekman, Ph.D., in einem einwöchigen Einführungs-Kurs an der Universität Zürich sowie einem eintägigen Fortgeschrittenen-Kurs im Sommer 2013 in Berkeley, USA. Die Autorin bestand 2012 den „FACS Final Test" mit einer Reliabilität von r = 0.73, welches sie zur zertifizierten FACS-Kodiererin machte. Weitere Kalibrierungshilfen sowie eine Einführung in das Computerprogramm „The Observer XT 9.0" (Noldus, 2009[11]), mithilfe dessen die Kodierungen auf übersichtliche Weise festgehalten wurden (es wurde auch die Gestik und Körperhaltung beschreibend mitkodiert), erhielt die Autorin daraufhin am Lehrstuhl von Prof. em. Dr. Willibald Ruch an der Universität Zürich anhand der Kodierung eines einstündigen Videos

[11] Diese Version von Noldus wird auch im Jahr 2025 immer noch für wissenschaftliche Studien genutzt.

des Lehrstuhls. Die Kodierung erfolgte durch die Autorin bis Anfang 2013[12]. Um eine Zuordnung zu den Basisemotionen nach Ekman (1992) vornehmen zu können, welche sich in allen Kulturen in diesen Grundformen nachweisen lassen, wurden die FACS-Daten der Autorin an Prof. Dr. Robert Levenson an der University of California, Berkeley, USA, gesendet, der sie mithilfe seines FACS/EMFACS-Emotion-Predictions-Program (Levenson, 2005) analysierte und weitere Interpretationshilfen der Daten dazu gab. Neben den sechs Basisemotionen (plus der Emotion *Verachtung*) erlaubt Levensons Programm eine Zuordnung zu den Ausdrücken *Interesse, Schmerz, unterschiedliche Freudetypen*, sowie zu *gemischten, kontrollierten und maskierten Emotionen*.

Als nächster Schritt folgte die Darstellung der kodierten Emotionsausdrücke, der Gestik und der Körperhaltungen als erweitertes Transkript nach Heath, Hindmarsh & Luff (2010), das die Autorin nach ihren Darstellungsbedürfnissen in Anlehnung an Transkripte aus der Konversationsanalyse veränderte und ergänzte, um eine bessere Lesbarkeit zu gewährleisten. Im Anschluss daran nahm sie die detaillierte Beschreibung der nonverbalen Vorgänge im Video nach Bänninger-Huber (2005b), Benecke (2002), Heri (1994) und Rasting (2008) vor, um den kommunikativen Aspekt des Kommunikations- und Beziehungskonzepts der Kreditierung nonverbal erfassen zu können, aus dem ebenfalls auf die Beziehungsdynamik geschlossen werden kann. Dabei wurden auch solche Code-Kombinationen berücksichtigt und gekennzeichnet (diese sind jeweils anhand einer Literaturangabe gekennzeichnet), die vom Analyseprogramm EMFACS als nicht analysierbar („not predictable") klassifiziert werden, da sie keinen erfassten Emotionsausdruck darstellen. In den meisten Fällen versucht die Autorin, auch für sie eine Erklärung zu finden und nimmt dafür die Literatur zur Hilfe. Diese teilweise detailgetreue Auswertung per Hand ermöglicht eine engmaschige Feinanalyse des nonverbalen Geschehens in den Sequenzen.

Die Auswertung der Beziehungsdynamik geschah mithilfe von Techniken aus der Videointeraktionsanalyse, welche sich auf die genaue sequentielle Beschreibung des „Was und Wie" einer Interaktion spezialisiert hat, sowie in Anlehnung an den weitgehenden Konsens in der psychotherapeutischen Mimikforschung, dass hedonische Affektausdrücke (erlebte Freude[13] und das

---

12 Die Autorin hatte zu dieser Zeit keinen Zugriff auf ausreichend präzise automatisierte Kodiersysteme, wie z. B. Facereader (Noldus).

13 Das erlebte oder auch Duchenne-Lächeln, welches eine Kontraktion des Orbicularis Oculi als auch des Zygomaticus Major, also der Mundwinkel und der äusseren Augenwinkel miteinschliesst, wird meist als ein verlässlicher Gesichtsausdruck für positiven Affekt angesehen (Shiota, Campos, Keltner, 2003, S. 296).

soziale Lächeln[14]) beziehungs- und damit bindungsförderlich sind, während Affektausdrücke aggressiver Emotionen (Ekel, Verachtung, Ärger, kontrolliertes Lächeln[15], durch andere anhedonische Emotionen maskiertes Lächeln) einen Rückzug aus der Beziehung bedeuten und damit bindungsunterbrechend sind (Bänninger-Huber, 2005a; Rasting, 2008). Rasting (2008, S. 67) führt neben diesen auch noch submissive Affektausdrücke an, zu denen er Angst und Trauer zählt. Während Angst dem Gegenüber Unterwerfung signalisiert und dadurch Angriffe abwehrt (Magai & McFadden, 1995), stellt Trauer Nähe zum Gegenüber her (Beutel, Ademmer & Rasting, 2005, S. 104).

5.1.3 Fallkontrastierung

Anschliessend wurden die Kreditierungshandlungen der einzelnen Therapeut:innen miteinander auf der Grundlage der Kriterien der Fallkontrastierung nach Kelle & Kluge (2010) miteinander verglichen. Fallvergleichende Auswertungsverfahren haben neben ihrer deskriptiven auch eine hypothesenbildende Funktion. Durch die Kontrastierung von Fällen sollen charakteristische Merkmale gefunden und gebündelt werden. Auf diese Weise wird das oft umfangreiche Material einer qualitativen Untersuchung überschaubarer gemacht. Neben dieser deskriptiven Rolle können Fallvergleiche eine Weiterführung zur Bildung von allgemeinen Theorien über kausale Sinnzusammenhänge im Datenmaterial erlauben.

5.1.3.1 Vorgehen Fallkontrastierung

Der erste Schritt der Fallkontrastierung ist, im Zuge des *theoretical sampling* (theoretische Stichprobe) für die Fragestellung geeignete Fälle zu finden. Anders als in der quantitativen Forschung bedarf es hier einer bewussten Auswahl von Fällen, die sich bezogen auf bedeutende Eigenschaften entweder besonders ähnlich sind oder sich gravierend unterscheiden (Kelle & Kluge, 2010). Die vorliegende Untersuchung folgt der Methode der Minimierung von Unterschieden. So wurden Therapeut:innen für diese Untersuchung ausgewählt, die einen möglichst ähnlichen theoretischen und praktischen Ausbildungshintergrund haben, im gleichen Setting mit ähnlichen Methoden arbeiten, und denen das Kreditierungskonzept bekannt ist. Somit wurde angenommen, dass alle drei

---

[14] Das soziale Lächeln beinhaltet ein Lächeln über die Mundwinkel und schliesst ein Zusammenziehen der Augenwinkel aus. Es läuft automatisch und unbewusst ab und kommuniziert eine positive Einstellung dem Gesprächspartner gegenüber (Bänninger-Huber, 2005a, S. 520), was helfen kann, eine tragende Beziehung aufzubauen (Beutel, Ademmer und Rasting, 2005).

[15] Ein kontrolliertes Lächeln wird als eine Bewegung des unteren Teil des Gesichts in Verbindung mit der AU 12, also Teil eines erlebten Lächelns, definiert. Dabei wirkt die Bewegung der unteren Gesichtshälfte gegen das Lächeln (Harris & Alvarado, 2005).

untersuchten Psychotherapeut:innen im Verlauf der Sitzung mindestens eine Kreditierungshandlung vornehmen würden. Auch in Bezug auf die Patient:innen wurde auf möglichst wenige Unterschiede geachtet. Dies erwies sich als schwieriger, da sie sich in Alter, Geschlecht und explizit dargelegtem Anliegen für das Aufsuchen einer Psychotherapie unterscheiden. Die Autorin konnte allerdings Gemeinsamkeiten in ihren frühen und jetzigen Lebenserfahrungen erkennen. So geben sie an, Entwurzelungserfahrungen gemacht zu haben, die das Verlassen der Heimat und die Adaptation an eine neue Umgebung beinhalteten. Ausserdem befinden sich alle drei in einer Ausbildungsphase, sind unverheiratet und kinderlos, und stehen damit vor vergleichbaren psychosozialen Herausforderungen. Es ist davon auszugehen, dass sowohl vergangene Erfahrungen als auch die gegenwärtige Lebenssituation das verbale und nonverbale Verhalten der Patient:innen beeinflusst, was wiederum einen Effekt auf das verbale und nonverbale Kreditierungsverhalten der Therapeut:innen haben kann.

Für die nonverbale Videoanalyse war desweiteren ein unverzichtbarer Faktor, Videos mit ähnlicher Bildqualität zu finden, um eine vergleichbare FACS-Kodierung vornehmen zu können. Dabei wurde besonders darauf geachtet, dass die Interaktanden in einer möglichst optimalen, frontalen Entfernungseinstellung der Kamera gefilmt worden waren, in welcher die Bewegungen im Gesicht in der Frame-by-Frame-Analyse gut erkennbar waren, um eine möglichst detaillierte und lückenlose FACS-Analyse vornehmen zu können.

Nachdem nun die Interpretationen der kodierten Kreditierungspassagen vorlagen, wurden die nonverbalen Handlungen in chronologischer Abfolge beschrieben und verbal nachgezeichnet, um der Leserschaft einen detaillierten Zugang zum nonverbalen Handeln in diesen Episoden zu ermöglichen. Im Anschluss daran konnten Kreditierungsmuster innerhalb der einzelnen Dyaden festgemacht werden. Anschliessend erfolgte eine Nachzeichnung der Beziehungsdynamik für jede der drei Dyaden, die sich in den kodierten Passagen gezeigt hatte, woraufhin ein Vergleich der Kreditierungsmuster und der Kreditierungsbeziehungen zwischen den einzelnen Dyaden möglich wurde.

5.1.4 Zusammenführung der verbalen und nonverbalen Daten

Nun konnten die einzelnen Dyaden in Bezug auf ihre verbalen und nonverbalen Kreditierungsmuster sowie ihre Beziehungsdynamiken untersucht und miteinander verglichen werden. Dieses Vorgehen machte neben einer Zusammenschau aller Daten ebenso eine Gegenüberstellung verbaler und nonverbaler Befunde möglich. Anhand dessen konnte sich ein Mehrwert der nonverbalen psychotherapeutischen Begleithandlungen von verbaler Kreditierung herauskristallisieren, der dem Vervollständigen des Kreditierungskonzepts und damit auch zukünftigen Psychotherapeut:innen- und Patient:innenpopulationen dienlich sein kann.

Ergebnisse: Verbale und nonverbale Beziehungsdynamiken gesondert und im Vergleich

Im Folgenden werden die Resultate der verbalen und nonverbalen Analysen der drei Abklärungsgespräche vorgestellt. Um zu veranschaulichen, wie diese gewonnen wurden, werden sie zusammen mit den jeweiligen Methoden dargestellt. Die Abschnitte 6.1.1–6.6.6 beziehen sich auf die Fragestellung 1. Im Anschluss daran folgt der Fallvergleich im Abschnitt 6.7.2, dem eine Zusammenschau der Beziehungsdynamiken der einzelnen Gespräche vorangeht (Abschnitt 6.7.1), um die Fragestellung 2 zu beantworten. Im letzten Abschnitt (6.7.3) wird der Mehrwert der Mimikanalyse und dessen Implikationen für die Kreditierungsanalyse erschlossen. Auf der Grundlage dieses letzten Abschnitts soll somit die Frage 3 beantwortet werden.

6.1 Qualitative Inhaltsanalyse des Erstgesprächs mit Anouk

Kreditierung dient innerhalb eines Gespräches dazu, Patient:innen einerseits zu unterstützen und sie andererseits herauszufordern. Den Therapeut:innen kann eine Kreditierungsanalyse im Anschluss an eine Sitzung dabei helfen, Ressourcen und Defizite der Patient:innen herauszufiltern. Um die Einbettung der kreditierenden Beziehungsangebote in das Gespräch und ihre Relevanz in Bezug auf die individuelle Problemstellung der Patient:innen zu verdeutlichen, wird zuerst der inhaltliche Gesprächsablauf in detaillierter Weise dargestellt, in welchem die Kreditierungspassagen aus dem Transkript eingebettet sind. Dies geschieht, um später die einzelnen Kreditierungspassagen, die im Anschluss analysiert werden, in ihrem Kontext betrachten zu können. Durch diese Vorgehensweise soll der Leserschaft ein Überblick über die Gespräche als auch eine detaillierte Darstellung der Interaktion ermöglicht werden.

Nach der verbalen Analyse durch die Kreditierungsanalyse folgt die Mimikanalyse, die zuerst anhand eines videographischen Transkripts dargestellt wird, um daraufhin detailliert in ihrem Verlauf beschrieben und analysiert zu werden.

Anschliessend werden die verbalen und nonverbalen Daten zusammengeführt und sowohl innerhalb der Gespräche als auch untereinander verglichen.

6.1.1 Falldarstellung und inhaltliche Übersicht des Erstgesprächs

Das Gespräch mit Anouk beginnt mit der Erklärung durch die Therapeutin, dass die Stunde mit dem Einverständnis der Patientin für Forschungszwecke aufgezeichnet werden kann. Anouk, eine junge Frau Anfang zwanzig mit braunem offenen Haar, braunen Augen und rundlicher Figur, ist damit einverstanden und unterzeichnet die Einverständniserklärung. Sie kommt auf Überweisung eines Psychiaters, weshalb die Therapeutin schon ein paar Informationen zu ihr und ihrer Situation hat. Trotzdem bittet sie die Patientin, von sich aus noch einmal den Grund ihres Kommens zu schildern. Die Patientin berichtet daraufhin über ihre Abneigung, über ihre Probleme mit anderen Personen zu sprechen, was dazu geführt habe, dass sich die Emotionen in ihr angestaut hätten. Aufgrund des sich erhöhenden Drucks, welcher mit ängstlichen Weinattacken einhergehe, habe sie mit einer Ärztin des Jugendlagers, in dem sie als Leiterin bis vor Kurzem tätig gewesen war, gesprochen, die sie zu besagtem Psychiater gebracht habe. Auf sein Anraten hin sei sie nun in der Hoffnung auf Hilfe bei ihren Problemen in die psychotherapeutische Praxisstelle gekommen, und dies, obwohl sie ungern noch einmal über ihre Situation berichte.

Den Grund für ihre psychische Labilität während des Lagers sieht die Patientin in dem Umstand, dass ein ehemaliger Leiter das Lager habe besuchen wollen, eine Situation, die sie in grosse Angst und innere Unruhe versetzt habe aufgrund ihres Gefühls, von dieser Person missbraucht worden zu sein. Im Laufe des Gesprächs wird deutlich, dass die Patientin eine frühe sexuelle Missbrauchserfahrung gemacht hatte, die sie besagtem Leiter anvertraut hatte, woraufhin dieser die Situation in ihren Augen ausgenutzt habe. Sie könne bei sexuell motivierten Berührungen nicht Nein sagen und hätte ihm diese Hemmung auch kommuniziert, was ihn jedoch nicht davon abgehalten habe, sie trotzdem zu berühren. Diese missbräuchliche Beziehung habe ein halbes Jahr angehalten und habe dann plötzlich aufgehört. Sie habe dies als Vertrauensmissbrauch empfunden und attribuiert ihre Panik, ihm im Lager wiederzubegegnen, auf dieses Gefühl.

Seit dem Lager kämen ihr nun immer wieder die Bilder aus dieser Beziehung in den Sinn, welche sie mit Angst und einem unguten Gefühl erfüllten. Auf die Frage der Therapeutin, ob sie andere Vertrauenspersonen hätte, denen sie von ihren Ängsten erzählen könne, antwortet die Patient, sie habe seit einem halben Jahr einen Freund, dem sie sich anvertrauen könne, während ihre Ursprungsfamilie ihr keine Stütze sei. Dennoch schwinge auch in ihrer jetzigen Beziehung immer die Angst mit, von ihrem Partner „missbraucht" zu werden. Auf klärendes Nachfragen der Therapeutin hin verdeutlicht sich, dass die Patientin mit dem Wort „Missbrauch" einen Vertrauensbruch meint, der sich sowohl auf körperlicher Ebene („Berühren, wenn ich das nicht will") als auch auf seelischer Ebene („meine Probleme weitererzählen") äussern kann, dies mit dem Ziel, ihr zu schaden und sie zu verletzen. Dies schildert sie im folgenden Transkriptauszug.

Ausschnitt 1 aus dem Transkript Anouk 37-01-01

172 T: und was dort! dann die Schwierigkeit ist, ist dass Sie dann nicht sagen können
173 P: stopp
174 T: „ich will jetzt das nicht!"
175 P: hmhm –
176 T: also das wie jemand der weiss:? dass Sie nicht können, stopp? sagen?, das dann eben trotzdem macht
177 P: hmhm
178 T: und nicht merkt, auf eine Art +dass Sie das jetzt nicht wollen
179 P: nicht merkt?+ oder das absichtlich macht, das weiss ich ja dann nicht?
180 T: absichtlich?, zum –
181 P: (schmunzelt) ja zum mir weh tun?

Aufgrund ihrer Wahrnehmung, niemandem mehr vertrauen zu können, geniesse sie die Anonymität in den von ihr besuchten Vorlesungen sehr.

Ihr Anliegen an die Therapie ist es, durch sie den Menschen um sie herum wieder mehr Vertrauen schenken zu können. Neben den vorher beschriebenen Missbrauchserfahrungen sieht sie den Vertrauensverlust in einem Gefühl des Entwurzeltseins. Sie sei in der Frühadoleszenz mit ihrer Familie ins Ausland gezogen, habe mit grossem Aufwand die neue Fremdsprache der neuen Heimat erlernt und sich einen Freundeskreis dort aufgebaut. Ein paar Jahre vor der Matura hätten die Eltern beschlossen, wieder in die Schweiz zurückzukehren, woraufhin sie den Kontakt zu ihren Freunden verloren habe. Die Wiedereingewöhnung in die alte Heimat sei aufgrund der inzwischen mangelhaften deutschen Sprachkenntnisse schwierig gewesen. Ausserdem empfinde sie den erneuten Aufbau eines Freundeskreises als mühsam und mit der ständigen Angst verbunden, auch von den neuen Freunden psychisch verletzt zu werden. Daher blocke sie Versuche von Studienkollegen, Kontakt zu ihr aufzubauen, häufig ab, und verbringe mehr Zeit zu Hause, obwohl sie den Wunsch äussert, auch gern auf mehr Parties zu gehen. Mit dieser Situation sei sie unglücklich.

Daraufhin fasst die Therapeutin die letzten drei Lebensjahre der Patientin zusammen, in denen sich die Patientin aufgrund der schwierigen Wiedereingewöhnung in die Schweiz sozial immer mehr zurückgezogen habe. Die Patientin nimmt diesen Kommentar auf und elaboriert ihn, indem sie von der Feindseligkeit der Schweizer Schulklasse erzählt, in welche sie mitten im Schuljahr eingestiegen sei. Sie habe sich während einer Probezeit auf eine schwierige Aufnahmeprüfung für die Schule vorbereiten müssen, habe aber weiterhin den Unterricht besucht. Vom sozialen Leben der Klasse sei sie mehrheitlich ausgeschlossen worden. Sie gibt allerdings auch an, dass sie wegen des hohen Lernaufwands für die Prüfung wenige Chancen gehabt habe, Kontakte zu knüpfen.

Nun kommt die Therapeutin auf das Setting zu sprechen und erkundigt sich, ob die Patientin glaube, ein geschützter Raum könne ihr gut tun, allerdings mit der Bedingung verknüpft, viel Selbstoffenbarung betreiben zu müssen. Die Patientin bejaht dies, sieht ihre Fähigkeit, sich zu öffnen, aber als eingeschränkt.

Daraufhin geht die Therapeutin auf den generellen Therapieablauf ein, erklärt die Funktion der fünf Abklärungssitzungen und das Setting einer möglichen längerfristigen Psychotherapie im Anschluss daran. Die Patientin möchte die fünf Sitzungen in der Hoffnung weiterhin besuchen, „wieder ein normales Leben" führen zu können. Nachdem die Therapeutin erklärt, dass sie in wenigen Wochen in die Ferien gehe, sich aber Ersatzmöglichkeiten ergeben könnten, entsteht eine längere Pause, in welcher die Patientin einen traurigen Eindruck macht.

Die Therapeutin überbrückt dies mit der Feststellung, dass diese Art von Situation, sich einer fremden Person anzuvertrauen, sicher nicht einfach für die Patientin sei, was diese bejaht. Sie führt aus, dass sie die Szenen, die sie schildere, wie auf einer Leinwand sehe, sich aber selber nicht davon berührt fühle und sich ausserhalb der Szenerie befinde.

Bezugnehmend auf den Bericht des Psychiaters spricht die Therapeutin nun das Thema der Selbstverletzung an, woraufhin die Patientin bereitwillig ihre mit Schnittnarben und Kratzern übersäten Arme zeigt, welche ein langärmliger Pulli bis jetzt verdeckt gehalten hatte. Sie gibt an, sich seit ungefähr einem Jahr selbst Verletzungen zuzufügen, zuerst mit Rasierklingen, und nun durch Blutigkratzen mit den Fingernägeln oder Steinen. Als Grund gibt sie an, ihren inneren Schmerz erst durch die Wunden sehen zu können und Hass, den sie in sich trage, mit dem Blut aus sich hinausströmen zu fühlen. Dabei ginge es ihr hauptsächlich darum, ihr Leid für sich selbst sichtbar zu machen. Der Umwelt, vor der sie ihre Arme ganzjährig unter langärmliger Kleidung verstecke, wolle sie dies nicht anvertrauen. Sie tue dies, da sie ihre Beweggründe für ihr autoaggressives Verhalten nicht mitteilen wolle. Anschliessend schildert sie eine konkrete Situation, in der sie sich überfordert und gestresst gefühlt habe und die Anspannung im Moment des Kratzens abgenommen habe. Einige Zeit später habe sie sich allerdings nicht wohl gefühlt.

Nun geht die Therapeutin zu Abklärungsfragen über und stellt die explizite Frage nach der Suizidalität. Die Patientin schildert daraufhin eine weitere Situation der Überforderung im Jugendlager, in der sie mit den Anforderungen, die an sie gestellt worden waren, nicht zurecht gekommen war, woraufhin sie erwogen habe, Suizid zu begehen, um dieser Situation zu entfliehen. Die Therapeutin zieht hier eine Parallele zu ihrem vorher geschilderten Problem des Nicht-Nein-Sagen-Könnens, was in dieser Situation ebenfalls das Kernproblem gewesen sein könnte. Die Patientin bejaht dies. Konkrete Gedanken zu Suizid habe sie sich insofern gemacht, indem sie sich immer vorgestellt habe, sich mit einer Rasierklinge die Pulsadern aufzuschneiden, da sie durch das Ritzen erfahren habe, dass der physische Schmerz erst viel später käme. Als die Therapeutin die Möglichkeit einer stationären Behandlung für sie anspricht, wehrt sie entschieden ab, da sie sich dann umso mehr vom Alltag abgeschnitten fühle. Daraufhin stellt die Therapeutin die Frage nach der Alltagsbewältigung, welche im folgenden Transktiptausschnitt dargestellt wird.

Ausschnitt 2 aus dem Transkript Anouk 37-01-01

740 T: also Sie haben das Gefühl Sie könn- Sie bringen das eigentlich schon noch ei- gut auf die Reihe: dass Sie, jetzt dann nach Hause? gehen, und und eigentlich Ihr Leben? irgendwie halt wie es bis, jetzt! gewesen also, ich meine jetzt einfach so, Ihr! Alltag! +weiterhin?
741 P: hmhm+
742 T: bewältigen, mehr als vielleicht mal schlecht mal recht
743 P: hmhm das ist schon mein Ziel? ja
744 T: aber nein ich meine jetzt, wie Sie sich einschätzen? jetzt im Moment
745 P: ja ich glaube schon dass das geht?

Das tägliche Leben könne sie bewältigen, wie sie sagt. Wie zum Beweis bringt sie ein Beispiel an, in dem sie von ihrem gestrigen Arbeitstag erzählt, den sie trotz grosser Müdigkeit aufgrund des erst kürzlich zurückliegenden Jugendlagers gut überstanden habe.

Da die Zeit inzwischen weit fortgeschritten ist, fragt die Therapeutin nun, wie es der Patientin bis jetzt in der Stunde ergangen sei und wie sie sich gefühlt habe. Diese antwortet darauf, sie habe etwas loswerden können, hätte allerdings die Bilder der physischen Missbrauchssituation mit dem ehemaligen Leiter während der Stunde nicht ganz abschütteln können. Den Ekel, den sie dem von ihr als schmuddelig beschriebenen Leiter und der Situation gegenüber verspüre, erreiche sie jedoch nur selten, wenn keine Ablenkung möglich sei.

Die Stunde endet mit einer erneuten Terminvereinbarung in der darauf folgenden Woche und der Aushändigung von Kontaktinformationen und zweier Fragebögen durch die Therapeutin.

6.1.2 Interaktionelle Kreditierungsleistungen der Therapeutin – Beschreibung und Auswertung der Segmente

Um den Prozess der Kreditierungsanalyse zu veranschaulichen, wird der Kodierungsprozess der ersten Segmente des Erstgesprächs mit Anouk aufgeführt. Dabei wurden folgende Arbeitsschritte durchgeführt:

1. Bestimmung der Kreditierungsform: wer (dis)kreditiert wen?
2. Benennen der Kategorie der Zusprache
3. Formulierung der Kriterien *Projekt, Ressourcen, Zusprache und Investition*
4. Formulierung der Unterkategorie
5. Auswertung der Kreditierungskategorien
6. Eruierung von Kreditierungsmodi der Therapeutin und eventuellen Kreditierungsmustern

Einbettung der Segmente in die Inhaltsangabe

Die erste psychotherapeutische Kreditierungshandlung findet sich, nachdem die Patientin über ihren Weg in die Therapiestunde und bruchstückhaft über die Krise berichtet hat, die der Auslöser für ihr Aufsuchen einer Psychotherapeutin gewesen sei. Sie gibt an, keine Vertrauenspersonen ausser ihrem Freund zu haben. Mit ihm bespreche sie zwar über persönliche Probleme, könne sich dabei aber nie sicher sein, ob er sie nicht doch weitererzähle. Auch die zweite Form des Vertrauensbruchs, der sie belaste, könne sie bei ihm also nicht gänzlich ausschliessen. So habe sie Angst, dass er sie berühren könnte, obwohl sie dies nicht wolle. Die Therapeutin greift dies nun auf und formuliert die Aussage zu einer generellen Problemstellung um, nämlich die Schwierigkeit der Patientin, das Gegenüber in seine Schranken zu weisen. Dies bejaht die Patientin. Nun schiebt die Therapeutin ein, dass die Möglichkeit bestehen könnte, dass der Partner unwissend über ihre momentane Unlust gegenüber sexuellem Kontakt sein könnte. Daraufhin wendet die Patientin ein, dass sie die Absichten des Partners nicht eruieren könne und daher nicht wissen könne, ob er ihr mit seinen Handlungen Schaden zufügen wolle oder nicht.

Tabelle 1: Kreditierungssegment Nr. 1 – Anouk.

Seg	Zeile	Spr	Thema	Paraphrase	Reformulierung (Projekt/ Ressource/ Zusprache/ Investition)	Kred	Unterkategorie
1	*172–181*	*Th*	*Nein-Sagen*	*Schwierigkeit, nicht Stopp sagen zu können; der andere weiss nicht, dass die Patientin etwas nicht will, macht es trotzdem; Unterstellung einer Absicht wird hinterfragt*	*Projekt: Abgrenzung* *Ressource: Stoppsagen,* *Investition: Hinterfragen* *Zusprache: Schwierigkeit, sich eindeutig abzugrenzen*	*ID*	*Konfrontation*

Legende: *Seg = Segment, Spr = Sprecher, T = Therapeut/in, P = Patient/in, Kred = Kreditierungsform, ID = Interaktionelle Diskreditierung*

In dieser Diskreditierung geht die Psychotherapeutin auf die *Schwierigkeiten* der Patientin bei dem Projekt ein, *sich eindeutig von ihrem Gegenüber abzugrenzen* und klare Zeichen des Unwillens nach sexuellem Kontakt zu geben. Da sie ihr eine Fähigkeit abspricht, handelt es sich um eine Diskreditierungshandlung. Die Ressource des *„Stoppsagens"* soll durch die nötige Investition (durch die Therapeutin, aber auch durch die Patientin) des *Hinterfragens der Absichten des Partners* bei der Patientin geweckt werden. Da die Psychotherapeutin eine Sichtweise auf die Situation einschiebt, die nicht konform mit derjenigen der Patientin ist, handelt es sich also um eine interaktionelle Diskreditierung durch die Therapeutin der Kategorie *Konfrontation*.

Dem zweiten Kreditierungssegment vorangehend schneidet die Psychotherapeutin das Thema einer stationären Behandlung für die Patientin an. Es beginnt ein Aushandlungsprozess über die Notwendigkeit eines Aufenthalts in einem geschützten Setting, welche an die Frage gekoppelt ist, ob man die Patientin vor sich selber schützen müsse. Diese weist die Angebote der Therapeutin entschieden mit dem Argument zurück, sich dann noch mehr vom Leben abgeschnitten zu fühlen. Nachdem die Therapeutin die Patientin gefragt hatte, ob sie tatsächlich keinen geschützten Rahmen brauche, worauf diese vage antwortet, dass sie dies noch nicht abschätzen könne, stellt sie die Frage erneut. Diesmal bettet sie sie in einen konkreten Kontext und spricht das Lebensumfeld der Patient und ihren Alltag an. Sie konfrontiert die Patientin implizit damit, dass sie an ihrer Fähigkeit zweifelt, ihren Alltag auf eine Art zu bewältigen, die sie nicht überfordert (*mehr schlecht als recht*). Als Antwort erhält sie keine konkrete Einschätzung der eigenen Ressourcen, sondern die Patientin formuliert die konstruktive Handhabung ihres täglichen Lebens als ihr Ziel und nicht als bereits bestehende Tatsache. Als die Therapeutin im Anschluss daran konkret um eine Einschätzung ihrer jetzigen Kompetenzen in diesem Bereich bittet, bekräftigt die Patientin, dass sie ihre Bewältigungsfähigkeiten als genügend beurteile.

Tabelle 2: Kreditierungssegment Nr. 2 – Anouk.

Seg	Zeile	Spr	Thema	Paraphrase	Reformulierung (Projekt/ Ressource/ Zusprache/ Investition)	Kred	Unterkategorie
2	*740–745*	*T*	*Alltag zu Hause*	Kritisches Nachfragen, ob die Patientin ausserhalb einer stationären Behandlung ihren Alltag bewältigen könne ohne weiter mit Suizidgedanken zu spielen; Frage nach Selbstein*schätzung*	*Projekt: Management der Suizidgedanken* *Ressource: Alltagsbewältigung* Investition: kritische Nach*frage* *Zusprache: Bewältigung mehr schlecht als recht*	*ID*	*Zweifel*

Legende: *Seg = Segment, Spr = Sprecher, T = Therapeut/in, P = Patient/in, Kred = Kreditierungsform, ID = Interaktionelle Diskreditierung*

Dieses Segment stellt die Befähigung der Patientin in *Zweifel*, ihren *Alltag* so *bewältigen* zu können, dass keine Überforderung mehr auftritt und ein *Management der Suizidgedanken* gewährleistet ist. Die Therapeutin versucht durch die Investition des *kritischen Nachfragens* zu eruieren, ob die Patientin genügend Ressourcen für dieses Therapieprojekt hat. Es erfolgt eine *indirekte Absprache dieser Ressourcen*, welche der Patientin vor Augen führen soll, dass nur ein adaptiver Umgang mit ihrem Alltag sie vor Überforderung und weiteren Suizidgedanken schützen kann. Da die Therapeutin Zweifel an der Alltagstauglichkeit der Patientin ausdrückt, handelt es sich um eine interaktionelle Diskreditierung.

6.1.3 Quantitative Gegenüberstellung der Kreditierungsformen und Auswertung der Kreditierungskategorien

In diesem Gespräch finden sich nur zwei Diskreditierungen von Seiten der Psychotherapeutin. Diese fallen in die Kategorien *Konfrontation* (Segment 1) und *Zweifel* (Segment 2). Sie konfrontieren die Patientin mit ihrer Sichtweise, von anderen Menschen nur Schädliches erwarten zu können, sowie mit ihrer Unfähigkeit, sich auf adäquate Weise abgrenzen zu können. Im zweiten Segment zweifelt die Therapeutin offen an der Fähigkeit der Patientin, ihren Alltag ohne Überforderung bewältigen zu können, um zu eruieren, wie dringend ein stationärer Aufenthalt in einer geschützten Umgebung für sie wäre.

Diese Art von Diskreditierungen findet sich ebenfalls bei Boothe und Hermann (2011) sowie bei Grimmer (2006). In den vorgestellten Segementen fordert die Therapeutin ihre Klientin zu einer neuen Sichtweise auf ihre Situation heraus und lädt sie vorsichtig dazu ein, ihren Blickwinkel zu verändern. Dies wird besonders in der Frage der Therapeutin (*Absichtlich? … zum?*) im ersten Segment deutlich, mit der sie die von der Patientin unterstellte böse Absicht und Intriganz der Menschen in ihrer Umgebung in Frage stellt. Indem sie diese Herausforderung als Frage formuliert, gibt sie der Patientin die Möglichkeit, eine Gegenposition zu beziehen, was diese auch anfänglich tut (*ja zum mir wehtun*). Später wird jedoch deutlich, dass die Patientin den Grund für ihre wenigen Kontakte auch an ihrem eigenen Umgang mit ihrer Umwelt festmacht (wie z. B. durch Abblocken), sowie an ihrem mangelnden Vertrauen in ihre Mitmenschen, dessen Verringerung sie als explizites Anliegen für die Therapie formuliert.

Im zweiten Segment unterstreicht die Therapeutin ihre Wahrnehmung der Ernsthaftigkeit der Suizidgedanken, indem sie die Patientin mit einer möglichen Nichtbewältigung des Alltags konfrontiert, welche weitere Suizidgedanken zur Folge haben könnte. Zuerst antwortet die Patientin ausweichend mit der Aussage, dass die erfolgreiche Alltagsbewältigung ihr Ziel sei, woraufhin die Therapeutin nachfragt, wie sie sich jetzt in diesem Moment einschätze. Erst jetzt gibt die Patientin eine stichhaltige Antwort.

6.1.4 Individuelle Kreditierungsmodi und therapeutisches Kreditierungsmuster

Auf einer verallgemeinernden Ebene lassen sich die beiden Kreditierungen den Kreditierungsmodi (Kreditierungsfunktionen, bei Dürler (2010), S. 59–60) *differenzierend* (Segment 1) und *aushandelnd* (Segment 2) zuordnen. Im Segment 1 fordert die Therapeutin die Patientin durch ihre Frage auf, ihr zu erklären, was genau sie mit „absichtlich“ meint. Bei Segment 2 wird anhand von Fragen zum Management des Alltags der Patientin zwischen den beiden Parteien ausgehandelt, ob die Patientin in der Lage sein wird, ihr Leben zu Hause anstatt in kurzfristiger stationärer Behandlung weiterzuführen.

Damit lässt sich das interaktionelle Muster der zwei Kreditierungen der Therapeutin mehrheitlich als Angebot der Herausforderung beschreiben. Nachdem die Therapeutin in einer langen Vorlaufphase viele Fragen zu Situation und

Befinden der Patientin gestellt hatte, geht sie nun, im letzten Drittel der Stunde, dazu über, sanfte Konfrontationen einzuflechten. Damit macht sie deutlich, dass sie zwar weiterhin auf der Seite der Patientin steht, allerdings nicht alle Aspekte der Situation und Wahrnehmung ihrer Klientin versteht und als gegeben betrachtet. Man kann demnach diese Kreditierungshandlungen als vorgelebte Abgrenzungen gegenüber der Sichtweise der Patientin sehen, jene psychische Leistung also, mit der die Patientin grosse Mühe hat. Dabei sticht in den Diskreditierungen der fragende Ton der Therapeutin heraus, in welchem ein intendierter Puffereffekt enthalten sein könnte. Indem sie Wörter und Phrasen der Patientin wie „Stopp sagen" und „absichtlich" übernimmt, macht sie deutlich, dass sie sich trotz dieser Konfrontationen in die Gefühls- und Gedankenwelt der Patientin hineinfühlen möchte. Damit hält sie die optimale Spannung von Empathie und Herausforderung, wie sie das Kreditierungskonzept beschreibt, aufrecht.

6.2 Mimikanalyse mit FACS des Erstgesprächs mit Anouk

In dieser Arbeit soll ergründet werden, welches nonverbale Verhalten psychotherapeutisches Kreditierungshandeln begleitet. Daher erfolgt zuerst die Darstellung der zuvor extrahierten Kreditierungspassagen anhand eines Transkripts nach Heath, Hindmarsh und Luff (2010), das versucht, die nonverbalen Prozesse in Zusammenhang mit den verbalen Äusserungen der beiden Interaktanden detailgetreu abzubilden. Anschliessend werden die in der Tabelle dargestellten nonverbalen Handlungen in einen Text eingebunden und eingehend beschrieben, um der Leserschaft einen besseren Eindruck der nonverbalen Vorgänge während dieser Passagen zu geben. In einem weiteren Schritt werden daraus für die Beziehung relevante Handlungen analysiert und mit der Kreditierung in Verbindung gesetzt. Bei der Interpretation der nonverbalen Vorgänge hält sich die Verfasserin an die Auswertung des Programms von Levenson (2005) und die Literatur[16], allerdings unter Einbezug aller Referenzmöglichkeiten (nach Krause, 1990, 2012). Bei der Einordnung in das Kreditierungskonzept stützt sie sich auf die Arbeiten von Bänninger-Huber (1992, 1996, 2005a), Benecke (2002), Krause (1990), Beutel, Ademmer und Rasting (2005) und Rasting (2008), laut welcher ein Gesichtsausdruck entweder ein bindungsunterbrechendes (Affektausdrücke von Ärger, Verachtung, Ekel; kontrolliertes Lächeln, durch andere anhedonische Emotionen maskiertes Lächeln) oder ein bindungsförderliches (Affektausdrücke von erlebter Freude, soziales Lächeln) Beziehungsangebot darstellt. Daneben werden submissive Affektzeichen wie Angst und Trauer angenommen (Rasting, 2008) und erhoben. Ausserdem wird der

[16] Bei allen Ausdrücken, die nicht anhand des Auswertungsprogramms von Levenson interpretiert worden sind, findet sich eine Literaturreferenz.

Vollständigkeit halber ebenso gesprächsbegleitendes und -strukturierendes nonverbales Verhalten (wie Illustratoren und Gesten) analysiert, um einen Gesamteindruck zu vermitteln und kommunikative Muster der Interaktanden zu eruieren, die ebenfalls Aufschluss über die Beziehungsdynamik geben.

6.2.1 Transkript und Beschreibung der Mimik und Gestik von Segment 1

In der folgenden Transkriptpartitur der Zeilen 172–181 zur Zeitmarke 14:02:08 wird das nonverbale Verhalten der Interaktionspartner:innen tabellarisch aufgeführt. Dabei ist das nonverbale Verhalten der Patient:innen weiss, dasjenige der Therapeut:innen grau unterlegt. Im Anschluss folgt die genaue Beschreibung der nonverbalen Prozesse.

Tabelle 3: Transkriptpartitur Nr. 1 – Anouk.

172 T: und was dort! dann die Schwierigkeit ist, ist dass Sie dann nicht sagen können
nickt ↓ lächelt (6+12) ↓
173 P: stopp
kneift A. zus. (6+7) ↓
174 T: "ich will jetzt das nicht!"
lächelt (6+12) ↓
starke Verachtung und Ärger (14+17+23+24) ↓
175 P: hmhm -
nickt ↓
Hbewg zu Pat ↓ öffnet Hände------------------- ↓ kneift A. zus. ↓
176 T: also das wie jemand der weiss:? dass Sie nicht können, stopp? sagen?, das dann eben trotzdem macht
nickt ↓
177 P: hmhm

(Fortsetzung)

Tabelle 3: *(Fortsetzung)*

Scham (54+62+64) ↓
hebt Brauen (1+2) -- ↓ Kopf nach unten + vorne ↓ Hbewg zu Pat ↓ kneift A. zus. (7)------------------------------- ↓ Verachtung + Ärger (14+24) ↓
178 T: und nicht merkt, auf eine Art +dass Sie das jetzt nicht wollen
Lächelt (6+12)-- ↓
kneift A. zus. (7)-- ↓
179 P: nicht merkt?+ oder das absichtlich macht, das weiss ich ja dann nicht?
öffnet Mund ↓
kneift A. stark zus. (6+7)-- ↓ schüttelt Kopf öffnet beide Hände ↓ Kontrollierte Freude (12+14) ↓
180 T: absichtlich?, zum -
lächelt (6+12)-------------------------- ↓ shrug ↓
kneift A. stark zus. (6+7)------------- ↓
181 P: (schmunzelt) ja zum mir weh tun?
Legende: A. = Augen; shrug = Schulterzucken, Hbew = Handbewegung, lipwipe= streicht sich mit der Zunge über die Lippen, zus.= zusammen; verschr=verschränkt, r=rechts, l=links, Pucker = gekräuselte Lippen; blend = Mischung zweier Emotionen; Hfl = Handflächen, Überr= Überraschung, n.o. = nach oben, kontr.= kontrolliert, Narz. = Narzisstisch

Die Patientin berichtet von ihrem mangelnden Vertrauen dem neuen Freund gegenüber und ihrer Angst, er könne sie genauso schlecht behandeln wie der Jugendleiter, sie z. B. berühren, wenn sie das nicht wolle. Daraufhin beginnt die Therapeutin nun die Hypothese zu formulieren, dass die Problematik in dieser Situation darin bestünde, dass die Patientin nicht sagen könne, dass sie diese Form der Annäherung nicht wolle („*und was dort! dann die Schwierigkeit ist, ist dass Sie dann nicht sagen können*"). Die Patientin vervollständigt den Satz der Therapeutin, bevor diese zu Ende gesprochen hat mit „*stopp (sagen)*" und lächelt daraufhin. Nachdem die Therapeutin ihren Satz mit der fiktiven Aussage der Patientin „*ich will das jetzt nicht*" beendet hat, kneift sie die Augen zusammen (AU 6+7). Als die Patientin lächelt und ihr mit einem „*mmh*" beipflichtet, zeigt die Therapeutin eine Mimik, die auf Ärger hinweist (AU 14+17+23+24). Nun schiebt die Therapeutin eine neue Sichtweise auf die Situation ein, indem sie konstatiert, dass der Partner der Patientin unter Umständen nicht wissen könne, dass die Patientin dieses Abgrenzungsproblem habe („*also das wie jemand der weiss:? dass Sie nicht können, stopp? sagen?, das dann eben trotzdem macht*"), währenddessen und woraufhin die Patientin nickt und mit einem „*mmh*" ihre Zustimmung gibt. Nun führt die Therapeutin ihre Überlegung weiter aus und bezieht den von der Patientin beschriebenen Übergriff auf die Unsensibilität des Partners („*und nicht merkt, auf eine Art*"). Dies unterstreicht sie mit den Illustratoren (AU 1+2), bewegt den Kopf nach unten und vorne und kneift danach die Augen zusammen (AU 7). Daraufhin reagiert die Patientin mit einem Abwenden des Blicks nach unten, der als Schamindikator gelesen werden kann (AU 54+62+64 (Tracy, Robins & Schriber, 2009)). Die Therapeutin zeigt daraufhin eine Mimik, die als Mischung aus Störungszeichen und Verachtung interpretiert werden kann ((AU 14+24), nach Bänninger-Huber, 1996), bevor sie den Satz weiterführt, dass der Partner nicht merken könne, dass die Patientin keine Annäherung wolle („*+dass Sie das jetzt nicht wollen*"). Daraufhin reagiert die Patientin mit einer Zustimmung, nach der sie lächelt (AU 6+12). Sie lächelt immer noch, als sie einen Einwand einbringt, dass sie ja nicht wisse, ob die Person dies absichtlich mache oder nicht („*nicht merkt?+ oder das absichtlich macht, das weiss ich ja dann nicht?*"). Während die Patientin antwortet, kneift die Therapeutin die Augen zusammen (AU 6+7) und verstärkt diesen Ausdruck noch, als sie die These der Absicht hinterfragt („*absichtlich?, zum –* "). Danach möchte sie die Gründe für eine absichtsvolle Überschreitung der Grenzen der Patientin ergründen, schüttelt dabei den Kopf und öffnet die Hände, wie um ihre Ratlosigkeit in diesem Aspekt zu unterstreichen. Daraufhin lächelt die Patientin stark (AU 6+12), die Therapeutin lächelt daraufhin ebenfalls (AU 6+7+12+14), allerdings ein durch einen Verachtungszug (AU 14) stark kontrolliertes Lächeln (AU 12+14). Das Lächeln der Patientin ebbt ab, bleibt aber leicht bestehen, während sie die Achseln zuckt und antwortet, dass die Absicht darin bestünde (*„ja zum mir weh tun?“*), ihr Schmerzen zuzufügen, was die Therapeutin mit weiterhin zusammengekniffenen Augen beobachtet (AU 6+7). Auf diese Aussage hin nickt die Therapeutin schliesslich und legt die Finger ihrer rechten Hand auf ihren Mund.

Das Zusammenkneifen der Augen bei der Therapeutin kann einerseits als Konzentrationszeichen (Ekman & Friesen, 1982) interpretiert werden, andererseits setzt sie dies häufig ein, wenn sie eine verbale Äusserung beendet. Daher kann es sich auch um einen Manierismus handeln, der spezifisch für die Therapeutin ist. Der Ärgerausdruck nach der Aussage der Therapeutin (*„ich will das jetzt nicht“*), die anstatt der Patientin einen Abgrenzungsversuch vornimmt, entsteht in einem Moment, in dem sich beide anblicken, was zeigen könnte, dass dieser Gesichtsausdruck als interaktives Zeichen verstanden werden kann. Die Autorin nimmt jedoch an, dass der Ärgerausdruck die Reaktion der Therapeutin auf einen Ausdruck der Patientin ist, die ihren Mangel an Durchsetzungskraft mit einem Lächeln begleitet, wie um zu sagen: „Ich weiss, dass ich diesen Fehler habe, aber bitte vergib ihn mir und sag mir, dass das nicht so schlimm ist“ (analog Bänninger-Huber, 1996, S. 142). Anstatt auf diese Einladung zur Stützung einzugehen, konfrontiert die Therapeutin die Patientin mit der negativen Bewertung des Verhaltens der Patientin. Die Patientin geht zuerst auf das Angebot dieses neuen Aspekts ein, hält aber ihren eigenen ihm konträren Standpunkt dagegen, welchen sie durch ein Lächeln begleitet, was als Wunsch nach Aufrechterhaltung der Beziehung trotz einer Meinungsverschiedenheit angesehen werden kann. Nach der nächsten Äusserung der Therapeutin, in der sie die Auffassung der Patientin hinterfragt und die Gründe für diese genauer wissen will, zuckt die Patientin mit den Achseln und lächelt stark. Dies kann als ein Ausdruck gedeutet werden, der verdeutlicht, dass die Antwort auf die Frage der Therapeutin für die Patientin offensichtlich ist (vgl. Debras & Cienki, 2012).

Generell ist die Autorin der Meinung, dass es sich bei dem während der gesamten Stunde recht häufig auftretenden Lächeln der Patientin um einen Abwehrmechanismus handelt, durch den sie aufkommende Gefühle der Traurigkeit, Wut und Scham unterdrückt, während sie gleichzeitig die Verbindung zur Therapeutin aufrecht erhalten will. Dadurch gelingt ihr in diesem Moment womöglich noch etwas anderes, nämlich den Schmerz, den sie anhand ihrer Erzählung wiederbelebt, in Schach zu halten (Zweyer, Velker & Ruch, 2004). Die Therapeutin hat sichtlich Mühe, sich dem Lächeln der Patientin zu entziehen, lächelt kurz mit und kontrolliert das Lächeln dann durch eine Verachtungsinnervation. Um ihr zu signalisieren, dass sie die Beziehung zu ihr aufrecht erhalten will, lächelt sie zurück, kreiert kurz danach aber wieder

Distanz innerhalb der Beziehung durch ihren Verachtungsausdruck. Daraufhin gibt die Patientin eine Antwort, welche die Therapeutin zu bestürzen scheint. So berührt sie mit den Fingern der rechten Hand den geöffneten Mund (kurz bevor sie die Finger auf den Mund legt, hält sie sich für den Bruchteil einer Sekunde die offene Hand vor den Mund) und signalisiert der Patientin damit ihre Empathie sowie die Bewertung der eben diskutierten Situation, wobei sie zu verdeutlichen scheint, dass es sich hierbei um einen ernsten und belastenden Sachverhalt handelt. Auf diese Reaktion der Therapeutin hin ebbt das Lächeln der Patienten immer mehr ab.

Betrachtet man die Beziehungsebene innerhalb dieser Sequenz, die kreditierungsanalytisch gesehen relevant ist, hält die Therapeutin das Vertrauen der Patientin in die Beziehung durch starken Augenkontakt aufrecht, reagiert aber abgrenzend (mit Ärger) auf die Abwehr der Patientin (Lächeln). Sie geht nicht in die Falle einer gemeinsamen Empörung wie im Fall einer prototypischen affektiven Mikrosequenz ((PAMs[17]), Bänninger-Huber, 1992), lächelt einmal aber streng genommen kurz mit und signalisiert so ihre positive Einstellung der Patientin gegenüber (Bänninger-Huber, 1992). Während die Patientin bemüht ist, die Beziehung zur Therapeutin aufrecht zu erhalten, schafft die Therapeutin durch ihre anhedonischen mimischen Affektausdrücke Distanz (Benecke, 2002) und geht damit auf das Beziehungsangebot der Patientin nicht oder nur in limitierter Form ein. Zum Schluss scheint sie jedoch noch einmal durch ihre letzte Geste zu unterstreichen, dass sie mit der Patientin mitfühlt und sie ihre Haltung menschlichem Verhalten gegenüber (nämlich eine böse Absicht dahinter zu vermuten) schockiert.

6.2.2 Transkript und Beschreibung der Mimik und Gestik von Segment 2

In der folgenden Transkriptpartitur der Zeilen 740–745 zur Zeitmarke (41:43:00) wird das nonverbale Verhalten der Interaktionspartner tabellarisch aufgeführt. Dabei ist das nonverbale Verhalten der Patient:innen weiss, dasjenige des Therapeut:innen grau unterlegt. Im Anschluss folgt die genaue Beschreibung der nonverbalen Prozesse.

---

17 Eine PAM (Prototypische Affektive Mikrosequenz, Bänninger-Huber, 1996) ist eine Form interaktiver Regulierung, die in einem Moment einer Störung in der affektiven Selbst- und Beziehungsregulation ein Lächeln einsetzt, um ein Lächeln beim Gegenüber zu evozieren. Bei Auftreten eines Lächelns beim Gegenüber wird von einer gelingenden, beim Ausbleiben von einer nicht-gelingenden PAM gesprochen.

Tabelle 4: Transkriptpartitur Nr. 2 – Anouk.

Lipwipe ↓ soziales Lächeln (12) ↓ Anspannung (14+19+28) ↓
Ekel (10+15+17)--- ↓ Frustration (14+17+24) ↓ shrug ↓
740 T: also Sie haben das Gefühl Sie könn- Sie bringen das eigentlich schon noch ei- gut auf die Reihe: dass Sie, jetzt dann
Soziales Lächeln (12) -- ↓
schüttelt Kopf-- ↓ schüttelt Kopf-------------- ↓ hebt verschr. H ↓ hebt verschr. H ↓ hebt verschr. H------------ ↓ Trotz (15+17) ↓
nach Hause? gehen, und und eigentlich Ihr Leben? irgendwie halt wie es bis, jetzt! gewesen also, ich meine jetzt einfach so,

soziales Lächeln (12)----- ↓
shrug ↓
Ihr! Alltag! +weiterhin?
soziales Lächeln (12)----- ↓
741 P: hmhm+
soziales Lächeln (12)-- ↓ nickt---------------- ↓
hebt Brauen sehr hoch (1+2) schüttelt Kopf----------------------- ↓ ↓ Trotz (15+17) verschr. H------------------------- ↓ ↓
742 T: bewältigen, mehr als vielleicht mal schlecht mal recht

(Fortsetzung)

Tabelle 4: *(Fortsetzung)*

soziales Lächeln (12)----------------- ↓
Frustration (14+17+24) ↓
743 P: hmhm das ist schon mein Ziel? ja
soziales Lächeln (12)--- ↓ nickt--- ↓
kneift A. zus. (6+7)--- ↓ soziales Lächeln (12) -- ↓ rH Charles-de-Gaulles nach unten ↓
744 T: aber nein ich meine jetzt, wie Sie sich einschätzen? jetzt im Moment

sanftes Kopfschütteln ↓
kneift A. zus. (6+7)---------------------------- ↓ Ärger (14+23)— ↓
745 P: ja ich glaube schon dass das geht?
Legende: A. = Augen; shrug = Schulterzucken, Hbew = Handbewegung, lipwipe= streicht sich mit der Zunge über die Lippen, zus.= zusammen; verschr=verschränkt, r=rechts, l=links, Pucker = gekräuselte Lippen; blend = Mischung zweier Emotionen; Hfl = Handflächen, Überr= Überraschung, n.o. = nach oben, kontr.= kontrolliert, Narz. = Narzisstisch

Innerhalb dieser Sequenz möchte die Therapeutin von der Patientin eine Einschätzung bezüglich ihrer zukünftigen Alltagsbewältigung erhalten. Dem vorhergegangen war die Diskussion über einen Vorschlag, sich in eine geschützte Umgebung (in Form eines klinischen Aufenthalts oder einer betreuten Wohngemeinschaft) zu begeben. Diesen hatte die Patientin vehement von sich gewiesen. Die Therapeutin scheint am Anfang dieser Passage mit einer für sie stimmigen Formulierung zu ringen. Als sie die Annahme der Patientin, ihren Alltag bewältigen zu können, formuliert („*also Sie haben das Gefühl*"), zuckt sie mit den Achseln, was als Zeichen von Zweifel und Unsicherheit interpretiert werden kann (vgl. Debras & Cienki, 2012). Daraufhin leckt sich die Patientin mit der Zunge über die Lippen und presst diese danach zusammen (AU 14+19+28). Dies sind Adaptoren, die dann zum Einsatz kommen können, wenn eine erhöhte Anspannung und Stress herrscht, die mithilfe von Selbstberührungen (hier mit der Zunge) abgeführt werden (Ekman & Friesen, 1972). Die Therapeutin sieht dieses Spannungszeichen nicht, da sie wegschaut. Während sie eine erfolgreiche Rückkehr der Patientin nach Hause und in ihren Alltag vorwegnimmt und dies formuliert („*Sie bringen das eigentlich schon noch ei- gut auf die Reihe*"), zeigt sie Anzeichen von Ekel (AU 10+15+17), die die Autorin aufgrund des Kontextes allerdings eher als Teil eines Facial Shrugs (Ekman, 1979) sieht, der eine *Nonchalance* der Situation gegenüber verdeutlichen könnte. Die Patientin lächelt daraufhin schwach (AU 12), ohne die Augen zu bemühen, was als *phoney smile* betrachtet wird, ein Höflichkeitslächeln, das die positive Einstellung dem Gesprächspartner gegenüber verdeutlicht (Bänninger-Huber, 2005b; Bänninger-Huber, 1992). Die Therapeutin, die immer noch wegsieht, hält nach dem Satzbeginn „*dass Sie*" kurz inne und zeigt einen von EMFACS nicht interpretierbaren Ausdruck (AU 14+17+24), der aus Verachtungs- und Ärgerkomponenten besteht und von der Autorin als Frustrationsausdruck bewertet wird (vgl. Grafsgaard, Wiggins, Boyer, Wiebe & Lester, 2013), bevor sie mit „*jetzt dann nach Hause gehen*" fortfährt. Nun sieht die Therapeutin ihr Gegenüber wieder an und spricht weiter, wobei sie sich immer wieder in der Formulierung des Satzes „*und eigentlich Ihr Leben? irgendwie halt wie es bis, jetzt! gewesen also*" unterbricht und diesen neu beginnt. Dabei schüttelt sie fast kontinuierlich den Kopf, was ihren Zweifel bezüglich des Themas der Heimkehr verdeutlichen könnte. Bevor sie sich konkret auf die Problematik der Alltagsbewältigung bezieht und das Wort „Alltag" in den Mund nimmt („*Ihr! Alltag! +weiterhin?*"), schiebt sie eine Einleitung zur Meinungsäusserung ein („*ich meine jetzt einfach so*") und zeigt danach einen Trotzausdruck, bei dem sie das Kinn nach oben schiebt und die Mundwinkel nach unten zieht (AU 15+17, Ekman & Friesen, 2017). Danach beendet sie ihren Satz („*Ihr! Alltag! +weiterhin?*"), worauf die Patientin mit einem Hörersignal reagiert („*mmh*"). Als die Therapeutin nun am Ende dieses für sie anscheinend schwierig zu formulierenden Satzes ankommt („*bewältigen*"), zeigt sie abermals ein Zeichen des Trotzes (AU 15+17) und unterstreicht ihre Aussage durch gehobene Augenbrauen (AU 1+2; Ekman, 1979; Chovil, 1991). Bei ihrer Andeutung, dass die Meisterung des Alltags im Idealfall besser als nur schlecht als recht vonstatten gehen sollte („*mehr als vielleicht mal schlecht mal recht*"), schüttelt sie abermals den Kopf. Die Patientin hat die ganze Zeit beinahe ununterbrochen ihr soziales Lächeln (oder phoney smile) gezeigt (AU 12) und mit Hörersignalen lediglich ihre Aufmerksamkeit bekundet. Während sie den Einwurf der Therapeutin mit der ausweichenden Antwort, dass sie eine erfolgreiche Alltagsbewältigung als ihr Ziel ansehe („*hmhm das ist schon mein Ziel? Ja*"), quittiert, verstärkt sie ihr Lächeln. Darauf reagiert die Therapeutin mit einer angespannten Frustrationsmimik (AU 14+17+24) mit Blickkontakt. Sie unternimmt daraufhin sofort einen zweiten Anlauf in ihrer Bemühung um eine klare Stellungnahme der Patientin. Dies tut sie, indem sie ihr Ziel innerhalb dieser Konversation verbal verdeutlicht („*aber nein ich meine jetzt, wie Sie sich einschätzen? jetzt im Moment*"), und unterstreicht dies durch ein Lächeln (AU 6+12) und die Nutzung der sogenannten Charles-de-Gaulles-Geste[18]. Hier ist diese Geste allerdings umgedreht. Sie bittet die Patientin hier also, sich mit ihrer zukünftigen Wohn- und Lebenssituation auseinanderzusetzen und macht ihr durch ihr Lächeln klar, dass sie die Beziehung trotz des Abblockens der Patientin aufrechterhalten will (Rasting, 2008). Während der Richtigstellung nickt die Patientin kaum merklich, blickt dann kurz zur Wand und ihr Lächeln reduziert sich. Während sie der Therapeutin zaghaft versichert, dass sie zuversichtlich diesbezüglich sei („*ja ich glaube schon dass das geht?*"), schüttelt sie kaum wahrnehmbar den Kopf. Dies kann als Antithese des Gesagten aufgefasst werden. Die Therapeutin hört nun der Antwort der Patientin mit zusammengekniffenen Augen zu und zeigt nach der Eigeneinschätzung der Patientin einen (von EMFACS nur als möglich aufgefassten) Ärgerausdruck (AU 14+23).

In dieser Sequenz werden die jetzige Situation und die Frage nach den zukünftigen Möglichkeiten der Patientin von der Therapeutin konkretisiert. Dadurch führt sie an die diagnostische Frage heran, ob die Patientin fähig ist, auf sich selbst aufzupassen oder, ob sie für einige Zeit eine Institution braucht, die diese Aufgabe für sie übernimmt und sie vor überfordernden Einflüssen schützt. Während die Patientin durch beinahe die gesamte Sequenz hindurch bemüht ist, die Beziehung zur Therapeutin zu erhalten, zeigt die Therapeutin mehrheitlich anhedonische und aggressive Gefühle und distanziert sich. Die Patientin scheint von diesem Verhalten unbeeindruckt zu sein und behält ihr

[18] Diese ist eine Geste, die Charles de Gaulles immer dann einsetzte, wenn er einen abstrakten Sachverhalt zu fassen versuchte (Knapp & Hall, 2013). Er hielt die Finger seiner Hand dabei nach oben, so als würde er ein Ei in der Hand halten.

Lächeln bei, das durch seine Konstanz wie eine Maske wirkt. Schliesslich scheint die Therapeutin ihre Strategie zu ändern. Sie lächelt kurz ein Höflichkeitslächeln, als sie ihre Frage wiederholt. Sie setzt damit auf Beziehungsaufbau. Erst jetzt ebbt das Lächeln der Patientin ab und sie nimmt einen neutralen Gesichtsausdruck an, woraufhin sie auf die Frage antwortet. Zum Schluss nutzt sie also kurzzeitig ein „Strategiesignal, um eine positive, sicherheitsgebende Beziehung aufzubauen" (Beutel, Ademmer & Rasting, 2005, S. 104).

Ausserdem scheint die Therapeutin das Verhalten der Patientin zu spiegeln, indem sie die von der jungen Frau im vorherigen Verlauf des Gesprächs gezeigte Gelassenheit und ihren Trotz (siehe Transkript Zeilen 723–735 im Anhang) nonverbal zum Ausdruck bringt. So zeigt sie ein „Achselzucken im Gesicht" und einen Trotzausdruck. Hier findet sich eine Art von nonverbalem Verhalten, das in der Mentalisierungsforschung als „Markierung" (Gergely & Watson, 1996) bezeichnet wird. Sie stellt die Nonchalance und den Trotz der Patientin in Bezug auf das Thema der selbstständigen Lebensbewältigung beinahe überspitzt dar und hilft ihr so, ihre wahren Gefühle diesbezüglich zu ergründen.

6.2.3 Nonverbales Kreditierungsmuster der Therapeutin

Betrachtet man die beiden Keditierungspassagen der Therapeutin, so lässt sich ein Muster ihres nonverbalen Verhaltens während Kreditierungspassagen erkennen: die Therapeutin zeigt in den beiden Sequenz mehrere Male bindungsunterbrechende Mimik, in der zweiten Sequenz drei Mal. Sie scheint sich dadurch von der Patientin abzugrenzen, die mehrheitlich ein echtes und ein soziales Lächeln zeigt. Sie mutet der Patientin also Distanz schaffende Emotionen zu ihrer Situation zu und zeigt erst bindungsförderliches Verhalten in Form eines sozialen Lächelns, wenn sie eine Antwort der Patientin einfordert. Erst darauf reagiert die Patientin mit der gewünschten Antwort, erwidert einmal das Lächeln und zeigt einmal einen neutralen Gesichtsausdruck. Es ist zu hoffen, dass im Laufe der Therapie die Maske des konstanten Lächelns für die Patientin überflüssig wird und sie ihre wahren Gefühle – die sie mehrmals verbal äussert, wie z. B. Ekel – auch mimisch ausdrücken kann. Dass dies im Therapieverlauf häufig eintritt, ist erwiesen (siehe Kapitel 3.3).

6.3 Qualitative Inhaltsanalyse des Erstgesprächs mit Flavio

6.3.1 Falldarstellung und inhaltliche Übersicht des Erstgesprächs

Das Gespräch beginnt, nachdem sich beide – Therapeut und Patient – die Mikrophone angesteckt und sich hingesetzt haben. Der Patient, ein junger Mann mit roten Locken, Anfang dreissig, in hellblauem Hemd und dunklem Anzug, spricht als Erster und berichtet, dass er ausser bei der Ausmusterung für den Militärdienst noch nie psychotherapeutische Beratung in Anspruch genommen habe. Er kommt auch sofort zum Grund seines Kommens, nämlich Minderwertigkeitsgefühle zu haben, die mal stärker und mal schwächer auftreten würden. Danach gibt er an, was er als Ursache für diese Gefühle sieht und berichtet von seinem Geburtsort, einem kleinen italienischsprachigen Dorf in der Südschweiz, in dem er sich sehr eingeengt gefühlt habe. Auch jetzt noch, wenn er zu Besuch in dieses Dorf zurückkehre, falle er nach drei Tagen in einen verstimmten Gemütszustand, aus dem er sich auch nach der Rückkehr an seinen jetzigen Wohnort in der deutschsprachigen Nordschweiz nur schwer wieder lösen könne.

Ohne Übergang geht er nun zum Problem der Fremdsprache Deutsch über, die er seines Erachtens nach vier Jahren in der Deutschschweiz noch nicht gut beherrsche, was vielleicht daran liege, dass sie ihm einen Schutz biete, den des Nichtverstehens nämlich.

Er habe ein intensives Studium zum Dirigenten abgeschlossen und nun bemerkt, dass nach Studiumsende sich die gleichen Probleme wie vorher wieder einstellten. So schreibe er seiner Person keine Bedeutung zu, worin er den Grund für seine Tendenz sehe, Privatunterricht, den er erteile, gratis zu geben. Wenn er Geld verlange, würden sich bei ihm sogleich starke Schuldgefühle einstellen.

Auf die Frage des Therapeuten, ob diese Praxis des Sich-Nicht-Vergüten-Lassens tatsächlich mit seinen Minderwertigkeitsgefühlen zu tun habe, geht der Patient nicht ein. Er scheint während der Frage kurz abgelenkt, wodurch ist nicht ersichtlich. Er antwortet wenig später darauf, dass er starke Minderwertigkeitsgefühle habe. Nun stellt er sich selber die Frage des Grundes dafür und findet sie in der Religiosität der Mutter, durch die ihm in der Kindheit klare Verbote und Gebote gesetzt worden seien. Warum seine Geschwister ein anderes Leben führten als er, ist ihm unklar. Nun entsteht eine kurze Pause, in der der Patient nach links oben sieht und sich kurz der linken Wand zuwendet. Dann dreht er sich wieder zum Therapeuten und fragt, ob dieser ihn gut verstehe, er habe das Gefühl, er rede Mischmasch. Nachdem der Therapeut ihm versichert, dass er ihm durchaus folgen könne, sieht der Patient in einer kurzen Pause zuerst auf den Tisch zwischen ihm und dem Therapeuten und dann auf seine Hände.

Dann blickt er wieder auf und berichtet, dass er schon vor Jahren in der Heimat eine Psychotherapie habe beginnen wollen, sie allerdings aus Stolz und dem Glauben heraus, dass diese eh nichts bringe, dann doch nie in Anspruch genommen habe. Nun habe er aber mit mehreren Personen gesprochen und sei auf deren Anraten hin – trotz seiner anhaltenden Skepsis – in die Abklärungsstunde gekommen. Er würde es gerne mit einer Psychotherapie versuchen, da er stark an Konzentrationsschwäche und anderen Blockaden leide. Seit einigen Jahren verspüre er auch fast täglich die diffuse Angst, jemand aus seinem Verwandtenkreis könnte sterben. Des Weiteren beisse er häufig die Zähne stark zusammen, z. B. beim Klavierüben, wobei die innere Anspannung für ihn erst spürbar werde, wenn der Schmerz eintrete. Seit mehreren Jahrzehnten plagten ihn ausserdem Zwangshandlungen, wie das Berühren von Tischen und Stuhllehnen mit der Hand, was er kurz vorführt. Dabei scheint er für einen kurzen Moment in diese Zwangshandlung hineingezogen zu werden, da er die Lehne seines Stuhles einige Sekunden lang konzentriert streichelt. Auf die Frage des Therapeuten, ob dies in bestimmten Konstellationen passiere, berichtet der Patient von einer Situation, in der er aufgrund eines schlechten Gedankens das Licht löschen müsse, es dann wieder einschalte, um einen guten Gedanken haben zu können. Dies störe ihn sehr, da es zuweilen auch automatisch ablaufe.

Nun versucht der Psychotherapeut, eine erste Synopsis des Gesagten zu geben und fragt daraufhin, ob der Patient einen Zusammenhang zwischen den einzelnen Beschwerden, die er bis jetzt genannt habe, sehe. Während dieser Frage, dreht der Patient abermals den Kopf abrupt nach links, so als hätte er etwas gehört. Als er sich wieder dem Therapeuten zuwendet, macht er einen angestrengten Eindruck, so als hätte er das vorher Gesagte nicht oder nur bruchstückhaft gehört.

Abermals greift er den Punkt seines Problems mit dem Heimatdorf auf, in welchem er das Gefühl habe, als behindert wahrgenommen zu werden. Besonders in Bezug auf die Frauen dort habe er starke Impotenzgefühle. In der Nordschweiz sei dies anders, da er hier ohne Vorgeschichte einen Neuanfang habe starten können. Dennoch müsse er aufgrund seiner Verwandten periodisch in die Südschweiz zurückkehren, was er damit erträglich mache, dass er in seinem Heimatdorf Konzerte gebe.

Die Frage des Therapeuten, ob er sich an seinem momentanen Wohnort wohl fühle und dort auch Freunde habe, bejaht der Patient und berichtet von seinem kleinen internationalen Freundeskreis. Er macht deutlich, dass er sich von seiner Heimat und seiner Muttersprache distanzieren wolle, um sich in die Deutschschweiz integrieren zu können. Der Therapeut stellt nun in einem fragenden Ton fest, dass dies dem Patienten trotz der Sprachbarriere, die er verspüre, offenbar gut gelinge, was dieser bejaht. Nun bezieht sich der Therapeut auf den Anruf des Patienten vor diesem ersten Gespräch im Sekretariat der Praxisstelle, in dem er den Wunsch geäussert habe, mit einem Italienisch sprechenden Therapeuten zu sprechen. Dies korrigiert der Patient sofort mit der Aussage, dass er am Telefon gefragt habe, ob eine gleiche oder ähnliche Sprache und Kultur in einer Therapie wichtig seien.

Auf die darauf folgende Frage, wie sich der Patient eine Therapie vorstelle, antwortet dieser, dass er von unterschiedlichen Therapieschulen gehört habe. Als der Therapeut vorschlägt, den für ihn geeigneten Modus einer Therapie in fünf Abklärungsgesprächen herauszufinden, schaut der Patient in einer Pause abermals nach links.

Nun beginnt der Therapeut, das Anliegen des Patienten genauer zu umreissen und fragt, welches Anliegen der Patient an die Therapie habe. Abermals wiederholt der Patient sein Problem mit seinem Heimatort, in dem er sich gefangen fühle, und spricht seine kurzen Beziehungen zu Frauen an, die aufgrund seiner Unsicherheit wiederholt nach wenigen Monaten in die Brüche gingen, dies, obwohl er sich eine langfristige Beziehung wünsche. Die einzige längere Beziehung mit einer wesentlich älteren Frau mit zwei Kindern habe er beendet, da er sich abermals eingesperrt gefühlt habe, diesmal innerhalb dieser Beziehung.

Nun meint der Therapeut, dass all dies Gründe für eine Therapie seien, woraufhin der Patient anfügt, er würde auch gerne sich und seine Mitmenschen besser verstehen. Er habe schon versucht, alleine Veränderungen zu erreichen, sei aber gescheitert.

Nun berichtet er von den religiösen Vorstellungen der Mutter, die ihm in diesem Sinne in Bezug auf seine genannten Probleme keine Hilfe sei. Er holt aus und berichtet, er habe das Gefühl, dass diese Art von Minderwertigkeitsgefühlen, mit denen er zu kämpfen habe, schon seit Generationen in seiner Familie zugegen seien und als Erbe weitergegeben würden. Nach dieser Aussage kommt es zu einer ersten Kreditierung von Seiten des Psychotherapeuten.

Ausschnitt 1 aus dem Transkript Flavio 34-24-01

656 T: hm+ hm. sicher aber das würde ja dann auch doch heissen dass es nicht veränderbar wäre, oder? aso we- wenn das einfach eine Erbschaft wäre
657 P: ja
658 T: ist natürlich eine wichtige Frage
659 P: ja für mich ab und zu ich sage, ‘das ist das Geschichte dä- das Schicksal und +man kann nichts machen
660 T: hm hm+
661 P: und +muss
662 T: ja+
663 P: einfach so bleiben‘. +das oft;
664 T: ja+
665 P: das kommt oft diese,
666 T: ja
667 P: diese Sache
668 T: aber Sie haben ja doch ein eigenes Leben äh jetzt aufgebaut, oder?
669 P: ja?
670 T: und äh – insofern sind Sie nicht! Gleich – Sie sind ja weg von dort –
671 P: ja aber es kommt immer dieses Gefühl äh +vielleicht (geht ein paar Jahre)

Diese Kreditierung bejaht der Patient zwar, macht aber klar, dass nach ein paar Jahren in einer neuen Umgebung sich dieselben Probleme wieder einstellten. So berichtet er von seinen Aufenthalten in Paris und Berlin, während denen er häufig als Ausländer beschimpft worden sei, was ihm allerdings nicht nahe gegangen sei. Es gäbe aber andere Dinge, die ihn persönlich sehr berührten, z. B. wenn Frauen ihn als zu nett bezeichneten, was bei ihm mit Impotenzgefühlen einherginge.

In der Familie und in der Schule sei er stets der Sündenbock gewesen, was er mit seinen heutigen Problemen in Verbindung setzt. Sein Vater sei Mechaniker gewesen, der jüngere Bruder habe ihm nachgeeifert, die ebenfalls jüngere Schwester sei Sekretärin. Nach einer unglücklichen Zeit als Mechanikerlehrling habe er mit einem Freund ein Musikgeschäft eröffnet, habe Oboe studiert und sei schliesslich in die Deutschschweiz gezogen, um dort ein Studium zum Dirigenten zu absolvieren.

Auf die Frage des Therapeuten, was er beruflich gern machen würde, legt der Patient seine klare und konkrete Vorstellung dar, ein bis zwei kleine Orchester zu dirigieren und zehn Schüler zu haben, um den Job in der Bank, den er momentan noch habe, aufgeben zu können. Daraufhin kommt der Psychotherapeut auf die Blockade seines Klienten zu sprechen, Geld für seine Dienstleistungen zu nehmen und es kommt zu der folgenden Kreditierungshandlung.

Ausschnitt 2 aus dem Transkript Flavio 34-24-01

889 T: hm. ja es ist doch äh realistisch oder es könnte sein dass Sie als Berufsmusiker leben oder ist mit dem Dirigent leben
890 P: ja
891 T: und dazu müssen Sie aber auch die entsprechenden Löhne oder eben Honorare einziehen können und das ist nicht! falsch, oder?
892 P: ja klar
893 T: weil Sie das so also da also das ist eben auch die Frage ob Sie dann ob Sie das können, oder? also ob Sie eben? Geld genug auch verlangen können und da: für Ihre eigene Sache eigentlich einstehen können, oder?
894 P: hm
895 T: und sonst geht das eben nicht, was sehr schade auch ist, oder?

Nun fasst der Therapeut das Anliegen, so wie er es bis jetzt verstanden hat, zusammen und nennt drei Bereiche: einmal die Klärung der Schwierigkeiten mit dem Heimatort, dann die Entwicklung eines stabilen positiven Selbstwerts, woran auch das berufliche Überleben gekoppelt ist, und drittens das Aufbauen von längerfristigen, positiven Beziehungen zu Frauen.

Auf die Frage, wie er seine Zwangshandlungen in sein Anliegen einordnet, entgegnet der Patient, dass ihn das zwar störe, er aber nicht sicher sei, wieviel Wichtigkeit dies beinhalte, da er das schon immer getan habe.

Nach einer langen Pause berichtet er nun von seinen Schuldgefühlen, die ihn in Momenten überkämen, in denen er seine Freizeit geniesse.

Nun folgt eine längere Abklärung von Seiten des Therapeuten, wie tief sich der Patient in einen psychotherapeutischen Prozess begeben wolle und, ob eine eher psychoanalytische oder verhaltenstherapeutische Richtung für ihn stimmig wäre. Der Patient bekräftigt seinen Wunsch, eine Therapie in einem engmaschigen Setting zu machen, sieht allerdings das Problem der Kosten und der etwaigen vorübergehenden Verschlimmerung seiner Symptome auf sich zukommen. Diese Möglichkeit bestätigt der Therapeut, beruhigt aber mit dem Einwand, dass diese Verschlimmerung wohl eher damit einhergehen würde, dass den Patienten bestimmte Themen intensiv beschäftigen würden, wofür er Zeit und Motivation brauche.

Als der Patient als Antwort die Frage aufwirft, ob sich durch das Wissen über den Ursprung seiner Probleme tatsächlich eine Katharsis einstelle, flicht der Therapeut seine Erfahrung mit ein, dass diese Technik eine Veränderung bewirken könne. Nun wirft der Patient ein, dass er sich in jungen Jahren viel mit Esoterik beschäftigt habe, und er glaube, dass dieser Umstand von Relevanz für den Therapeuten sein könne.

Zum Schluss spricht der Therapeut noch einmal das Problem der Sprachbarriere an. Der Patient fühlt sich allerdings wohl mit der deutschen Sprache und erzählt von seinem Dolmetscherkurs und seiner damit verbundenen Hoffnung auf eine sprachliche Verbesserung. Daraufhin kommt es zu einer weiteren Kreditierungshandlung.

Ausschnitt 3 aus dem Transkript Flavio 34-24-01

1243 P: und ich weiss es nicht ob Sie vielleicht etwas äh, äh wie fühlen Sie sich! mit mir? oder +oder äh mit meiner Sprache?
1244 T: ja ich denke wir können uns+ verständigen aber +ich
1245 P: ja+
1246 T: denke es ist auch anstrengend oder und es verlangt von Ihnen natürlich sehr viel Anstrengung auch dass Sie das äh also sich ja sich ausdrücken können, oder?
1247 P: ja
1248 T: ich d- ich finde aber es geht, oder?

Aufgrund der begrenzten Kapazität des Therapeuten müsste nun von Seiten des Patienten die Entscheidung gefällt werden, ob er noch zwei weitere Abklärungsstunden mit dem jetzigen Therapeuten machen wolle (ohne Sicherheit, dass eine Therapie danach bei ihm zustande käme), oder, ob der Therapeut ihm jetzt schon ein paar Adressen von Therapeuten geben solle, bei denen er womöglich sofort eine Therapie beginnen könne. Der Patient wählt die erste Option, hat aber seine Agenda nicht bei sich, weshalb er den Termin noch bestätigen muss. Zum Schluss übergibt der Therapeut wie in der Praxisstelle des Lehrstuhls üblich einen Brief mit Fragebögen.

6.3.2 Interaktionelle Kreditierungsleistungen des Therapeuten – Beschreibung und Auswertung der Segmente

Im Folgenden werden die drei Kreditierungssegmente von Seiten des Therapeuten, die im Transkript ausgemacht wurden, anhand ihrer Operationalisierung erläutert.

Nachdem der Patient seine Erklärung für sein Problem der eigenen Gehemmtheit genannt hat, laut der dieses Thema auch seine Vorfahren geplagt habe und an ihn weitergegeben worden sei, bringt der Psychotherapeut eine erste Kreditierung ein. Er bezeichnet die Sichtweise, dass die eigenen Schwierigkeiten eine Erbschaft seien, als wichtige Frage, da dies impliziere, dass das Leben nicht veränderbar wäre. Dies greift der Patient auf und bekräftigt, dass er an Schicksal glaube, gegen das er keine Handlungsgewalt habe. Daher stagniere er. Daraufhin wirft der Therapeut ein, dass sich der Patient allerdings ein eigenes Leben aufgebaut habe und von dieser Warte aus gesehen nicht mit seinen Vorvätern und deren Lebensführung gleichgesetzt werden könne. Dies nimmt der Patient zwar an, wendet daraufhin aber ein, dass ihn dieselben Gefühle in Bezug auf seine Hemmnisse fortwährend begleiten würden und daher eine Unveränderbarkeit nicht auszuschliessen sei.

Tabelle 5: Kreditierungssegment Nr. 1 – Flavio.

Seg	Zeile	Spr	Thema	Paraphrase	Reformulierung (Projekt/Ressource/Zusprache/Investition)	Kred	Unterkategorie
1	*656–671*	*T*	*Schicksal vs. eigenes Leben*	*Kritisches Nachfragen, ob die Probleme des P. ein Erbe und Schicksal sind. Einwurf, dass P ein eigenes Leben aufgebaut hat und nicht gleich wie seine Ahnen ist*	*Projekt: Erbschaft eines Problems,* *Ressource: Aufbau eines neuen Lebens,* *Investition: Wegzug von Zuhause,* *Zusprache: Agency und dadurch Ungleichheit zu Erblasser*	*IK*	*Anerkennung*

Legende: *Seg = Segment, Spr = Sprecher, T = Therapeut/in, P = Patient/in, Kred = Kreditierungsform, ID = Interaktionelle Diskreditierung*

Der Therapeut kreditiert den Patienten dafür, dass er das Projekt *der Erbschaft seiner Probleme* durch die ausgeschöpfte Ressource *des Aufbaus eines neuen Lebens in der Nordschweiz* schon überwunden habe. Er verdeutlicht dies anhand der von ihm getätigten riskanten Investition des *Wegzugs aus seinem Heimatdorf.* Somit sei ein identischer Lebensweg wie der seiner Ursprungsfamilie auszuschliessen, da diese die Südschweiz nie verlassen habe. Hierbei spricht er ihm eine *hohe Agency* und somit eine hohe Bereitschaft zum Handeln zu und macht ihn gleichzeitig auf seine *Ungleichheit mit seinen Vorfahren* aufmerksam. Dadurch honoriert er die Bestrebungen des Patienten nach einer selbstbestimmten Lebensführung. Durch diese *Anerkennung* stärkt er den Akteurstatus des Patienten und spricht ihm eine aktive und gestalterische Position in seinem Leben zu.

Dem zweiten Kreditierungssegment vorangestellt ist die Elaborierung des Wunsches des Patienten, zehn Schüler zu haben, die ihn bezahlen können, um so seinen Lebensunterhalt allein durch seine Tätigkeit als Berufsmusiker bestreiten zu können. Da er aber keine Löhne einziehen könne, sei dies immer noch ein Wunsch und noch nicht Realität. Er habe das Gefühl, Musikunterricht müsse vom Herzen kommen und solle nicht vergütet werden. Daraufhin konfrontiert ihn der Therapeut mit seiner Einschätzung, dass es durchaus realistisch für ihn sei, nur von seiner Kunst zu leben. Hierfür müsse er allerdings seine Hemmung, Geld für seinen Unterricht einzuziehen, überwinden. Er macht deutlich, dass nichts Falsches daran sei, Geld für eine Dienstleistung zu verlangen, was der Patient bejaht. Anschliessend formuliert der Therapeut die Unfähigkeit der Honorarstellung des Patienten als Frage und drückt seine eigene Enttäuschung darüber aus, wenn ihn dies von einem Leben als Musiker, der sich vollständig durch seine Kunst trage, abhalten würde.

Tabelle 6: Kreditierungssegment Nr. 2 – Flavio.

Seg	Zeile	Spr	Thema	Paraphrase	Reformulierung (Projekt/Ressource/Zusprache/Investition)	Kred	Unterkategorie
2	*889–895*	*T*	*Umsetzung des Berufswunsches*	*Überlegung, dass ein Leben als Berufsmusiker nur möglich ist, wenn der P seine Honorare einziehen und für sich einstehen kann, sonst wäre dieser Berufsweg nicht möglich, was der T bedauerlich fände*	*Projekt: Verdienen des eigenen Unterhalts,* *Ressource: Durchsetzungsfähigkeit,* *Investition: Einforderung des Lohnes,* *Zusprache: Realistischer Lebensentwurf unter bestimmten Bedingungen*	*ID*	*Herausstreichung einer Schwäche*

Legende: *Seg = Segment, Spr = Sprecher, T = Therapeut/in, P = Patient/in, Kred = Kreditierungsform, ID = Interaktionelle Diskreditierung*

Der Therapeut führt dem Patienten in Bezug auf sein Projekt, seinen *eigenen Lebensunterhalt verdienen zu können*, vor Augen, dass er hierzu die Ressource der *Durchsetzungsfähigkeit* braucht und die für ihn hohe Investition der *aktiven Einforderung seines Lohnes* leisten muss. Diese ist für den Patienten aversiv, da sie mit grossen Schuldgefühlen verbunden ist. Der Therapeut spricht dem Patienten die *Möglichkeit eines beruflichen Lebens als Berufsdirigent und -musiker* zu, allerdings nur, wenn er seine *Schwäche* überwindet. Sollte diese Überwindung nicht gelingen, fände der Therapeut dies sehr bedauerlich und bewertet damit explizit die sich daraus ergebende Situation. Durch das *Herausstreichen einer Schwäche* des Patienten diskreditiert er Flavio zwar, spricht ihm allerdings die Fähigkeit zur Einforderung des Lohnes nicht ganz ab, was daran deutlich wird, dass er die interaktionelle Diskreditierung als Frage formuliert.

Gegen Ende der Therapiestunde spricht der Therapeut die mögliche Sprachbarriere an, die bei einer Therapie, welche nicht in der Muttersprache erfolgt, auftreten kann. Nachdem der Patient darauf antwortet, dass er diesen Umstand als gutes Übungsfeld für seine Deutschkenntnisse sieht, fragt er den Therapeuten, wie er sich mit ihm fühle. Daraufhin bringt der Therapeut seine positive Einschätzung zur Verständigung innerhalb der Dyade, aber auch seine Sorge zum Ausdruck, dass der Patient sich womöglich zu sehr anstrengen müsse.

Tabelle 7: Kreditierungssegment Nr. 3 – Flavio.

Seg	Zeile	Spr	Thema	Paraphrase	Reformulierung (Projekt/Ressource/Zusprache/Investition)	Kred	Unterkategorie
3	*1243–1248*	*T*	*Therapiebeginn*	*Frage nach dem Setting einer Therapie in einer Fremdsprache mit Verdeutlichung der Anstrengung für den Nichtmuttersprachler (P) und der Gefahr des Sich-Nicht-Ausdrücken-Könnens, Eindruck der guten Verständigung*	*Projekt: Therapie in einer Fremdsprache,* *Ressource: Sprachkompetenz,* *Investition: Anstrengung,* *Zusprache: Verständigung möglich*	*IK*	*Anerkennung einer Fähigkeit*

Legende: *Seg = Segment, Spr = Sprecher, T = Therapeut/in, P = Patient/in, Kred = Kreditierungsform, ID = Interaktionelle Diskreditierung*

Durch die Ressource der *hohen Sprachkompetenz* des Patienten ist sich der Therapeut sicher, dass dem Patienten das Projekt der *Verständigung in einer Psychotherapie in einer Fremdsprache* gelingen kann, und spricht ihm dies zu. Dass dieses Projekt dem Patienten die Investition der *Anstrengung* abverlangt, macht er in dieser Kreditierung ebenfalls deutlich. Er spricht dem Patienten seine *Anerkennung einer Fähigkeit*, nämlich, eine fremdsprachige Psychotherapie zu meistern und daraus einen Nutzen zu ziehen, aus. Es handelt sich demnach um eine interaktionelle Kreditierung.

6.3.3 Quantitative Gegenüberstellung der Kreditierungsformen und Auswertung der Kreditierungskategorien

Die drei Kreditierungshandlungen fallen in die Kategorien *Anerkennung* (Segment 1), *Herausstreichen einer Schwäche* (Segment 2) und abermals *Anerkennung* (Segment 3).

Im ersten Segment nutzt der Therapeut eine klassische Kreditierung, indem er dem Patienten für den Aufbau eines eigenständigen Lebens fern der Vorgaben seiner Familie und seines Herkunftsortes Kredit gibt, ihm aber dennoch die Sichtweise zumutet, dass seine Probleme nicht schicksalhafter Herkunft und damit in Stein gemeisselt, sondern durchaus durch ihn veränderbar seien. Dadurch schreibt er ihm eine hohe Selbstverantwortung zu, sowie das Potential, sein Leben in die eigenen Hände nehmen und lenken zu können. Ausserdem macht er deutlich, dass der Patient sich dadurch von seiner Familie absetzt, die laut seinem Bericht die Südschweiz nie verlassen hat. Er indessen ist viel herumgekommen und hat einen Aufstieg in eine andere Gesellschaftsschicht durch ein Studium der Musik gewagt. Durch dieses Vor-Augen-Halten einer inneren Stärke soll dem Patienten offensichtlich Mut gemacht werden, sich mit seinen psychischen Problemen auseinanderzusetzen, die er in diesem Abschnitt als erblich bedingt und festgefahren wahrnimmt.

Im zweiten Segment diskutiert der Therapeut die Schwäche des Patienten, keinen Lohn für sich einfordern zu können. Dieser Mangel an Durchsetzungsvermögen, so macht der Therapeut deutlich, behindert ihn in der Verwirklichung seines Berufswunsches, als Berufsmusiker und -dirigent zu arbeiten und gefährdet seinen Lebensunterhalt. Die Konfrontation des Therapeuten mit der Unmöglichkeit eines Lebens im Zeichen der Musik unter diesen Umständen und sein offenkundig zum Ausdruck gebrachtes Bedauern darüber, sollte dieser Fall eintreten, verfolgt auf Kreditierungsebene ein bestimmtes Ziel. Er bringt damit seine Empathie für den Patienten zum

Ausdruck, zeigt ihm aber auch jene Defizite auf, die ihn daran hindern, seinen Lebenstraum zu verwirklichen. Dabei lässt er offen, ob er glaubt, dass der Patient über die nötigen Ressourcen zur Zielerreichung verfügt bzw., ob er sie entwickeln kann, spricht sie ihm aber auch nicht explizit ab.

Im dritten Segment steht die Frage nach der Sprache der Therapie im Raum. Da der Patient italienischsprachig ist, äussert der Therapeut die Sorge, eine Therapie in einer Fremdsprache könne anstrengend für den Patienten werden, wendet aber ein, dass die Verständigung seiner Ansicht nach gut verlaufe. Diese Anerkennung einer Fähigkeit folgt auf einen Ausdruck der Unsicherheit des Patienten hin, die sich in der Frage ausdrückt, wie sich der Therapeut mit ihm und seiner Sprache fühle. Die Kreditierung hat also auch hier die Funktion, dem Patienten Mut zu machen, das Projekt Therapie in einer Fremdsprache zu starten, indem die Sprachkenntnisse als ausreichend bewertet werden. Andererseits macht ihn der Therapeut aber auch auf die möglichen Nachteile dieses Therapiemodus (wie eine Überanstrengung) aufmerksam und fordert ihn damit dazu heraus, die Therapiesituation aus mehreren Blickwinkeln zu betrachten.

6.3.4 Individuelle Kreditierungsmodi und therapeutisches Kreditierungsmuster

Die drei Segmente lassen sich den Kreditierungsmodi *zuversichtsstifend* (Segment 1), *bewertend* (Segment 2) und *bündnisbildend* (Segment 3) zuordnen.

Im ersten Segment unterstreicht der Therapeut den Akteurstatus des Patienten, der sein Leben so ganz anders als seine Herkunftsfamilie meistert und lebt. Damit enthebt er ihn der Vorsehung, was bedeuten würde, dass der Patient sich ähnlich wie seine Ahnen, aber auch wie seine noch lebenden Familienmitglieder, entwickeln würde. Dadurch spendet er Zuversicht auf ein auch in Zukunft eigenverantwortlich lebbares Leben, und zeigt ihm so eine andere Perspektive auf sich und sein Leben auf. Der Patient erzählte im Vorfeld von einer inneren Paralyse, wenn er in seine Heimat zurückkehre und beschreibt sein jetziges Leben generell als stagnierend (seine wiederkehrenden Probleme, die ihn lähmten und behinderten). Durch die Ausführungen des Therapeuten kann ihm klar werden, welche Leistungen und damit aktive Anstrengungen zur Veränderung er schon in seinem Leben unternommen hat. Darauf kann das Selbstvertrauen aufgebaut werden, sich den jetzigen Lebensaufgaben aus einer Warte des potenten Akteurs heraus und als eigener Schmied seines Glücks zu stellen.

Das zweite Segment wird als bewertend bezeichnet, da der Therapeut explizit die Situation der Honorarbeziehung, in welcher sich der Patient befindet, mit den Adjektiven „realistisch“, „nicht falsch“ und „schade“ bewertet und am Schluss Stellung zu dieser Situation bezieht, indem er einen negativen Ausgang dieses Zustandes als bedauerlich („schade“) empfände. Er führt dem Patienten vor Augen, dass Geld für erbrachte Leistungen einzubeziehen, keine unmoralische sondern eine notwendige Angelegenheit ist, die ihm ermöglichen würde, seinen Berufswunsch vom Dirigenten zu leben, und dies nicht mehr als Traum, sondern in der Realität. Was anfänglich wie die Entblössung einer Schwäche aussieht, stellt eine klassische Kreditierung dar, in welcher der Therapeut als Entwicklungskatalysator auftritt. Wie das kleine Mädchen auf dem Bild von van Goghs „Erste Schritte“ (1890) muss auch der Patient eine erhebliche Distanz bis zu seinem Ziel zurücklegen, und dies auf noch unsicheren Beinen. So scheint sich der Patient des Wertes seines Unterrichts noch unsicher zu sein, was ihn dazu veranlasst, viel weniger Geld als üblich dafür zu verlangen, wenn überhaupt. Doch ohne das Wagnis, sich auf die noch unsicheren Beinchen zu verlassen, kann keine Entwicklung stattfinden, weder bei dem laufen lernenden Kind, noch bei einem Berufsanfänger wie Flavio.

Im dritten Segment soll mithilfe der Kreditierung ein Bündnis zwischen den beiden Parteien der Dyade entstehen, um weitere Schritte in der Therapie gehen zu können. In diesem Abschnitt leitet der Patient die Kreditierung mit einer Frage ein, die sich auf die Bewertung des Therapeuten der gegenseitigen Verständigung bezieht. Daraufhin erfolgt eine positive Zuschreibung der beobachteten Verständigungsfähigkeit durch den Therapeuten, allerdings mit dem Einwand, dass dies nicht ohne Anstrengung von Seiten des Patienten gelinge. Da dies aber kein Problem für den Fortlauf der Therapie darstelle, kann ein Bündnis zwischen den beiden entstehen. Eine für die Psychotherapie entscheidende Hürde – die Sprache – ist somit überwunden worden. Die Kreditierung enthält alle Attribute eines Prototyps. So ist eine Therapie in einer Fremdsprache eine Herausforderung, deren Meisterung allerdings aufgrund der Fähigkeiten des Patienten als Kredit in Aussicht gestellt wird.

Betrachtet man das Kreditierungsmuster des Therapeuten, wird erkennbar, dass er dem Patienten von Beginn an das Potential zur eigenständigen positiven Veränderung zuschreibt, dass sich dieser aber auch einige Hindernisse in den Weg stellen, die es gemeinsam zu überwinden gilt.

6.4 Mimikanalyse mit FACS des Erstgesprächs mit Flavio

6.4.1 Transkript und Beschreibung der Mimik und Gestik von Segment 1

In der folgenden Transkriptpartitur der Zeilen 656–671 zur Zeitmarke 24:28:14 min wird das nonverbale Verhalten der Interaktionspartner tabellarisch aufgeführt. Dabei ist das nonverbale Verhalten des Patienten weiss, dasjenige des Therapeuten grau unterlegt. Im Anschluss folgt die genaue Beschreibung der nonverbalen Prozesse.

Tabelle 8: Transkriptpartitur Nr. 1 – Flavio.

zieht Brauen zus. (4) ↓
zieht lBraue hoch (L2) zieht Brauen tief zus. (4)-- ↓ ↓ kneift A. zus. (6+7)--- ↓ Ärger (4+7+10) ↓ Angst (20) ↓ nickt------------ ↓
656 T: hm+ hm. sicher aber das würde ja dann auch doch heissen dass es nicht veränderbar wäre, oder?
Zieht Brauen zus. (4)--------------------- kneift A. zus (6+7)------------------------
aso we- wenn das einfach eine Erbschaft wäre
657 P: ja
Hebt Brauen (1+2)------------------ ↓ Verachtung (l12+24) ↓ öffnet A. (5)--------------------------- ↓ Überraschung shrug ↓
658 T: ist natürlich eine wichtige Frage

Wegwerfbew. mit beiden Händen ↓
Verachtung (l12+24 ist stärker)---
659 P: ja für mich ab und zu ich sage, 'das ist das Geschichte dä- das Schicksal und +man kann nichts machen
Pucker (17+18) ↓ nickt---- ↓
660 T: hm hm+
hebt Brauen (2) ↓ hebt rH ↓
öffnet A. (5) ↓
661 P: und +muss
nickt ↓
662 T: ja+
schliesst A. (43) ↓ shrug hebt rKnie ↓ ↓
kontrolliertes soziales Lächeln (12+24) ↓
663 P: einfach so bleiben'. +das oft;
nickt ↓
664 T: ja+
kneift A. zus. (6+7) ↓ Lächeln (6+12) ↓
665 P: das kommt oft diese,

(Fortsetzung)

Tabelle 8: *(Fortsetzung)*

666 T: ja
Lächeln (6+12) kontrolliertes Lächeln (12+24) ↓ ↓
667 P: diese Sache
Soziales Lächeln (12)--maskierter Ärger (12+23) ↓ ↓
verschränkt beide Hände im Schoss--- ↓
668 T: aber Sie haben ja doch ein eigenes Leben äh jetzt aufgebaut, oder?
Narz. Kränkung (17) Ekel (10+15+17) ↓ ↓
669 P: ja?
zieht Brauen zus. (4)--- ↓ rH an Mund----- beisst auf rMittelfinger---------------------------------- ↓ ↓
kneift A. zus (7) kontrolliertes soziales Lächeln ↓ (12+24) ↓
670 T: und äh - insofern sind Sie nicht! gleich - Sie sind ja weg von dort -
Ärger(4+7+10) ↓ Leiden (4+7)----------- ↓ Kreise mit rH--------- ↓ schüttelt Kopf- rH an Mund— ↓
kontrolliertes soziales Lächeln (12+24)--nickt ↓ schluckt ↓
671 P: ja aber es kommt immer dieses Gefühl äh +vielleicht (geht ein paar Jahre)
Legende: A. = Augen; shrug = Schulterzucken, Hbew = Handbewegung, lipwipe= streicht sich mit der Zunge über die Lippen, zus.= zusammen; verschr=verschränkt, r=rechts, l=links, Pucker = gekräuselte Lippen; blend = Mischung zweier Emotionen; Hfl = Handflächen, Überr= Überraschung, n.o. = nach oben, kontr.= kontrolliert, Narz. = Narzisstisch

Der Therapeut greift die Attribution des Patienten auf, dass seine Probleme eine Erbschaft seiner Familie sein könnten. Während er nickt und ein Hörersignal („*hm+ hm*“) gibt, zieht er die linke Augenbraue hoch (AU L2), was als Skepsis gedeutet werden kann (Ekman, 1979). Kurz vor seinem nun folgenden Einwand („*sicher aber das würde ja dann auch doch heissen dass es nicht veränderbar wäre, oder?*“), zieht er die Brauen fest und tief zusammen, verkleinert die Augen zu Schlitzen und zeigt kurz einen Ausdruck von Ärger (AU 4+7+10), gemischt mit einer sehr kurzen subtilen Angstinnervation (AU 20, Ekman & Friesen, 2017). Da laut Ekman und Friesen (2017) dieses sehr kurze laterale Ziehen der Lippen ein Angstempfinden antizipieren kann und bei imaginierter oder erinnerter Angst auftritt, deutet die Autorin diese Ärger-/Angstmimik als Kommentar zur Attribution des Patienten, auch weil der Therapeut wegsieht, als er den Ausdruck zeigt. Der Therapeut beendet seinen Satz („*aso we- wenn das einfach eine Erbschaft wäre*“), den der Patient bejaht. Daraufhin fährt der Therapeut fort und hebt die Brauen (AU 1+2) und öffnet die Augen (AU 5) wie um seine Aussage hervorzuheben, dass dies eine wichtige Frage sei („*ist natürlich eine wichtige Frage*“). Obwohl das Auswertungsprogramm von Levenson (2005) diese Kombination als Überraschung wertet, kann die Autorin nur wenige typische Marker für Überraschung (wie den geöffneten Mund) ausmachen. Sie schliesst sich der Interpretation von Ekmans wissenschaftlicher Mitarbeiterin Camras (zit nach Ekman, 1979, S. 185) an, bei der eine Frage, die verbal nicht als solche ersichtlich wird, durch das Hochziehen der Brauen unterstützt werden kann. Der Therapeut zuckt daraufhin mit den Achseln, was als Unwissenheitszeichen (Debras & Cienki, 2012) die Formulierung seiner Frage unterstreichen könnte („*ist natürlich eine wichtige Frage*“). Er zeigt Verachtung (AU L12+24), als der Patient klarstellt, dass er glaube, dass es sich bei dem Phänomen, was er meine, um Schicksal handle („*ja für mich ab und zu ich sage, ‘das ist das Geschichte dä- das Schicksal und +man kann nichts machen*“). Die Wegwerfbewegung, mit der der Patient diese Bemerkung begleitet, wird von der Autorin als Unterstreichung seiner Auffassung betrachtet, hilflos gegen das Schicksal zu sein. Der Therapeut reagiert darauf mit einem Nicken und formt die Lippen zu einem Kussmund (AU 18), der als ein Ausdruck einer gegenläufigen Meinung zum Gesagten gesehen werden kann (Givens, 2013). Hier ist er gepaart mit einem Ausdruck von Unsicherheit (AU 17) und wird daher als Ausdruck von Zweifel angesehen. Um seinen Standpunkt noch weiter zu unterstreichen, hebt der Patient nun kurz die Augenbrauen (AU 2, Ekman, 1979) bei dem Wort „*muss*“ innerhalb der Fortführung des Satzes, worauf der Therapeut mit einem Hörersignal reagiert und nickt. Nun beendet der Patient seinen Satz mit „*so bleiben*“ („*und muss einfach so bleiben*“) und einem Achselzucken und schliesst langsam die Augenlider. Abermals lächelnd (AU 6+7+12) fügt der

Patient *„das kommt oft diese, diese Sache"* hinzu und zeigt danach ein ähnlich nicht empfundenes kontrolliertes Lächeln (AU 12+24), das nach einem kurzen Kontrollversuch schliesslich in ein reines soziales Lächeln übergeht (AU 12). Nun verschränkt der Therapeut die Hände im Schoss und beginnt seinen zweiten Einwand, dass der Patient doch ein eigenes Leben aufgebaut habe (*„aber Sie haben ja doch ein eigenes Leben äh jetzt aufgebaut, oder?"*), woraufhin das Lächeln (AU 12) auf dem Gesicht des Patienten verschwindet, er die Lippen in einem Ausdruck aus durch ein Lächeln maskierten Ärger (AU 12+23) formt, mit fast fragender Intonation bejaht und daraufhin das Kinn hochschiebt (AU 17), das kurz darauf von einem Ekelausdruck (AU 10+15+17) gefolgt wird. Nach einem kurzen Unterbruch (nach *„und ähm"*; womöglich zum Überlegen), was der Therapeut mit einem Zusammenkneifen der Augen (AU 7) begleitet, fährt er mit dem Satz *„insofern sind Sie nicht! Gleich – Sie sind ja weg von dort"* fort. Während dieser Aussage zieht der Patient die Augenbrauen zusammen, sieht weg und beisst sich auf den ausgestreckten Mittelfinger (AU 4+7+10) der rechten Hand. Nun zeigt der Therapeut erneut ein kontrolliertes Lächeln (AU 12+24). Der Patient bejaht den Einwand des Therapeuten zwar, zieht aber die Brauen und Augen zusammen und zeigt einen Leidensausdruck (AU 4+7, „distress" nach Ekman 1979). Er ist anscheinend immer noch nicht überzeugt und beginnt einen erneuten Einwand mit *„ja aber es kommt immer dieses Gefühl äh +vielleicht"*, während dem er den Kopf schüttelt, woraufhin der Therapeut schluckt und verständnisvoll nickt.

Bei dieser Szene handelt es sich um die Aushandlung eines Sachverhalts und das Ringen beider Seiten um Verständnis. Während der Patient sich auf Wahrheitssuche in seine familiäre Vergangenheit begeben möchte, pocht der Therapeut auf die Relevanz der Gegenwart für dieses Unterfangen. Beide können den Standpunkt des anderen schwer annehmen, was sich in der beiderseits dominanten Mimik anhedonischer Emotionen (Ärger, Ekel, Verachtung) und der damit verbundenen beidseitigen Weigerung, miteinander in Beziehung zu treten, zeigt. Hier wird sichtbar, wie schwierig sich die Annahme des eigenen Entwicklungspotentials und somit der Verantwortung für das eigene Leben gestalten kann. Der Patient scheint sich im wahrsten Sinne des Wortes „mit Händen und Füssen" (hier seinem Gesicht) gegen den Versuch des Therapeuten zu wehren, ihm seine eigene Schaffenskraft aufzuzeigen. Er versucht ihm gleichsam, seinen Standpunkt der schicksalhaften Vorbestimmtheit seines Lebens vor Augen zu führen und untermalt dies mit einem verführenden Lächeln. Der Therapeut jedoch zeigt nur kurz ein Lächeln, das er anschliessend sofort kontrolliert. Es handelt sich hierbei um eine partizipierende PAM (Bänninger-Huber & Widmer, 2020). So zeigt er, dass er zwar an dem Beziehungsangebot des Patienten interessiert ist, hält aber die Konfliktspannung, die zur Bearbeitung des Themas der Sequenz nötig ist, aufrecht. Der Patient reagiert darauf mit einem Abebben seines Lächelns in ein soziales Lächeln, das schliesslich von einem maskierten Ärgerausdruck abgelöst wird. Sein Lächeln erstirbt also gleichsam und scheint den Gefühlen, die sich dahinter verstecken (nämlich Ärger, die Auswirkungen einer narzisstischen Kränkung und Ekel), wenn auch noch getarnt, Platz zu machen.

Beide zeigen demnach viele ambivalente Affektausdrücke und gehen nur einmal auf die Beziehungsangebote des andern mit einem erwiderten Lächeln ein. Nachdem der Therapeut zu Anfang starke Emotionen der Abgrenzung gezeigt und sich aus der Beziehung zurückgezogen hatte, was ohne affektive Reaktion auf Seiten des Patienten geblieben war, nutzt er einen ambivalenten Ausdruck (ein soziales Lächeln, das von einem kontrollierten Lächeln abgelöst wird). Er entlockt dem Patienten schliesslich ein Bindungsangebot und danach einen erneuten Rückzug.

Der Patient reagiert auf das Aufzeigen seiner eigenen Potenz mit Ärger und Ekel. Da Ekel gezeigt wird, wenn ein schädliches Nahrungsmittel eingenommen wird, liegt die Vermutung nahe, dass das Aufzeigen der eigenen Handlungsmacht vom Patienten als toxisch empfunden wird (Tooby & Cosmides, 2008) und daher ausgespuckt werden muss. Nach dem Kreditierungsabschnitt entsteht eine Pause, während der sich der Patient auf den Mittelfinger beisst. Dies gilt als Selbst-Adaptor zur Abführung von Energie, hier wahrscheinlich Ärger und Anspannung.

Die Szene wirkt so, als würden die beiden in jeweils entgegen gesetzter Richtung die Beziehung zu kontrollieren versuchen. Der Patient tritt fortwährend aus der Beziehung heraus, wenn sein Akteurstatus hervorgehoben wird, und nimmt die Beziehung zum Therapeuten nur auf, wenn dieser von seinem Fehlen an Schaffenskraft berichtet. Der Therapeut hingegen tritt zurück, wenn der Patient seine potente Position (durch seine Einwände) verlässt. So bewegen sie sich wie auf einem Schachbrett vor und zurück, je nachdem welche Figur das Gegenüber zieht. Nur einmal wird ein reziproker Affekt gezeigt (in Form eines Lächelns), auf den der Therapeut eingeht.

6.4.2 Transkript und Beschreibung der Mimik und Gestik von Segment 2

In der folgenden Transkriptpartitur der Zeilen 889–895 zur Zeitmarke 32:44:00 min wird das nonverbale Verhalten der Interaktionspartner tabellarisch aufgeführt. Dabei ist das nonverbale Verhalten des Patienten weiss, dasjenige des Therapeuten grau unterlegt. Im Anschluss folgt die genaue Beschreibung der nonverbalen Prozesse.

Tabelle 9: Transkriptpartitur Nr. 2 – Flavio.

lH vor Lippe setzt sich auf shrug nickt ↓ ↓ ↓ öffnet A. (5)-------------- ↓
lH hält rFinger im Schoss--- ↓
889 T: hm. ja es ist doch äh realistisch oder es könnte sein dass Sie als Berufsmusiker leben oder ist mit dem Dirigent leben
lH hält rFinger im Schoss hebt H leicht ↓
890 P: ja
öffnet A. (5)-- nickt schnell ↓ ↓
lH hält rFinger im Schoss-- nickt schnell ↓
891 T: und dazu müssen Sie aber auch die entsprechenden Löhne oder eben Honorare einziehen können
shrug ↓
lH hält rFinger im Schoss-------
und das ist nicht! falsch, oder?
lH hält rFinger im Schoss Lächeln (6+12) ↓ lehnt sich zurück ↓ wirft Kopf zurück, Neigung nach rechts ↓
892 P: ja klar
öffnet A. (5)----- hebt Brauen(1+2) A. auf (5) ↓ ↓ ↓ lipwipe ↓ shrug hebt lH shrug--- hebt lH ↓ ↓ ↓ ↓
lH hält rFinger im Schoss--
893 T: weil Sie das so also da also das ist eben auch die Frage ob Sie dann ob Sie das können, oder? also ob Sie eben?

lH hält rFinger im Schoss--- nickt ↓
Geld genug auch verlangen können und da: für Ihre eigene Sache eigentlich einstehen können, oder?
nickt ↓
lH hält rFinger im Schoss------------------ nickt setzt zum Sprechen an ↓ ↓
894 P: hm
shrug kontrolliertes soziales Lächeln (12+24) ↓ ↓
lH hält rFinger im Schoss--- Narz. Kränkung(17) ↓
895 T: und sonst geht das eben nicht, was sehr schade auch ist, oder?
Legende: A. = Augen; shrug = Schulterzucken, Hbew = Handbewegung, lipwipe= streicht sich mit der Zunge über die Lippen, zus.= zusammen; verschr=verschränkt, r=rechts, l=links, Pucker = gekräuselte Lippen; blend = Mischung zweier Emotionen; Hfl = Handflächen, Überr= Überraschung, n.o. = nach oben, kontr.= kontrolliert, Narz. = Narzisstisch

Die Szene ist eingebettet in die Diskussion um die Frage, wie sich der Patient sein Berufsleben vorstellt. Dabei besteht sein grösstes Hindernis bei der Umsetzung seines Traums, als Dirigent zu leben, in seiner Hemmung, Löhne einzufordern. Er habe immer das Gefühl, Musikunterricht müsse vom Herzen kommen und sei daher am besten gratis. Der Therapeut nimmt daraufhin die Hand von seinem Gesicht, setzt sich auf und schaut geradeaus, während er sagt, dass es eine realistische Zukunftsaussicht für den Patienten sei, als Dirigent zu leben („*hm. ja es ist doch äh realistisch oder es könnte sein dass Sie als Berufsmusiker leben oder ist mit dem Dirigent leben*“). Nach seinem ersten Anlauf des Satzes („*hm. ja es ist doch äh realistisch oder es könnte sein*“) zuckt er mit den Achseln, was eine Hervorhebung der inneren Logik der Situation (abgeleitet vom „*realistisch*“) darstellen könnte (Debras & Cienki, 2012). So hat der Patient eine Ausbildung zum Dirigenten gemacht und unterrichtet bereits, lebt also schon teilweise von seinem Wunschberuf. Beim ersten „*leben*“ sieht er den Patienten an, korrigiert nickend seinen Versprecher (Berufsmusiker statt Dirigent), sieht abermals weg und überlegt laut weiter, dass es dazu unerlässlich sei, einen Lohn von verlangen („*und dazu müssen Sie aber auch die entsprechenden Löhne oder eben Honorare einziehen können*"), wobei er beim Wort „*Löhne*" schnell nickt. Dann blickt er wieder zum Patienten. Dieser hat der Aussage kaum hörbar zugestimmt und hört aufmerksam zu, die Finger seiner rechten Hand mit der Linken im Schoss haltend und knetend. Dies gilt als Zeichen hoher Anspannung, die über die Selbstberührung abzuführen versucht wird (Ekman & Friesen, 1981). Nun fährt der Therapeut fort mit „*und das ist nicht! falsch, oder?*", was er abermals durch ein Achselzucken begleitet, was diesmal die Offensichtlichkeit seines Standpunktes (eruiert vom „*oder*") unterstreichen könnte (Debras & Cienki, 2012). Hierauf antwortet der Patient mit einem leisen „*ja klar*", lächelt (AU 6+12), lehnt sich in seinem Stuhl zurück und kippt den Kopf nach rechts hinten, während er den Therapeuten ansieht. Das Schräglegen des Kopfes kann als schwache Zustimmung interpretiert werden (Debras & Cienki, 2012). Diese Bewegung, die eine Mischung aus Rückzug und Annäherung darstellt, könnte nach Rasting (2008) eine Ambivalenz beim Patienten in Bezug auf das Thema „Lohneinforderung" deutlich machen. Der Therapeut fährt nun fort, ohne den Patienten anzusehen („*weil Sie das so also da also das ist eben auch die Frage ob Sie dann ob Sie das können, oder? also ob Sie eben?*") und zuckt bei „*so also da also das*" mit den Achseln. Hier könnte das Achselzucken eine Unsicherheit ausdrücken, was die Autorin aus dem Wort „*Frage*" ableitet (Debras & Cienki, 2012). Daraufhin blickt der Therapeut den Patienten an und hebt bei „*das können*" wie zur Verdeutlichung die Augenbrauen, zuckt mit den Achseln und leckt sich danach nervös über die Lippen, bevor er sagt: „*ob Sie eben*". Dabei hebt er die linke Hand kurz vom Stuhl hoch und macht eine kurze kreisförmige Geste in Richtung Patient, was so gedeutet werden kann, dass er gerade einen Sachverhalt zusammenfasst, den der Patient bereits kennt (Bavelas, Chovil, Lawrie & Wade, 1992). Währenddessen spielt der Patient mit den Fingern seiner rechten Hand und nickt nach dem ersten Teil der Aussage „*Geld genug auch verlangen können und*". Er nickt daraufhin abermals mit einem zaghaften „*mh*", setzt zum Sprechen an, äussert aber nichts. Daraufhin nickt der Therapeut schnell und beendet den Satz mit einer expliziten Meinungsäusserung seinerseits, dass er ein nicht gelebtes Leben des Patienten als Dirigent als sehr bedauerlich empfände („*und sonst geht das eben nicht, was sehr schade auch ist, oder?*"). Den ersten Teil der Aussage („*und sonst geht das eben nicht*") begleitet wieder ein Achselzucken, das dem Patienten wahrscheinlich den logischen Schluss aus dem Besprochenen vor Augen führen soll. Daraufhin schiebt der Patient das Kinn nach oben (AU 17; was als Zeichen einer narzisstischen Kränkung gedeutet werden kann (Bänninger-Huber, Moser & Steiner, 1990)).

Nachdem er den Satz beendet hat, zeigt sich auf dem Gesicht des Therapeuten ein kontrolliertes soziales Lächeln (AU 12+24).

In diesem Segment wird wenig Mimik gezeigt, und zwar bei beiden Interaktanden, was auf eine fortgeschrittene Synchronisierung hinweisen könnte, aber auch auf einen beidseitigen Bindungsabbruch. Dafür sind Kopf, Schultern und Hände umso aktiver und scheinen genutzt zu werden, um den eigenen Standpunkt zu unterstreichen. Der Therapeut verdeutlicht anhand von Gestik (Achselzucken) und Mimik (illustratives Heben der Brauen) und aus dem verbalen Kontext geschlossen seine Feststellung, dass der Patient kein Leben als Dirigent führen könne, ohne Geld zu verdienen und dieses von seinen Schülern und Kunden einzufordern.

Der Patient hört dem Therapeuten mit einem Adaptor (Ekman & Friesen, 1981; er hält die Hände ineinander verschränkt und knetet sie) zu, so als müsse er sich bei diesem Thema an irgendetwas festhalten. Das kurze echte Lächeln, das er zeigt, verschwindet schnell wieder und ist in diesem Sinne genauso wie seine leisen verbalen Zustimmungen: kaum wahrnehmbar. Hier könnte sich sein mangelndes Selbst*bewusstsein* und sein Gefühl der Wertlosigkeit, das er beklagt, in seinen kleinlauten Zustimmungen ebenso wie in seinem Ansetzen zu einer Äusserung darstellen, die er nie vollzieht.

Dennoch scheint sich in der Beziehungsdynamik hier ein Erfolg abzuzeichnen. So lächelt der Patient zum ersten Mal während einer Zustimmung, die er dazu gibt, eine Entschädigung für seinen Musikunterricht auch zu *verdienen*. Auch wenn er mit dem Körper eine Gegenbewegung einschlägt (indem er sich zurücklehnt), so tritt er in diesem Moment doch nicht – wie zuvor – gänzlich aus der Beziehung mit dem Therapeuten heraus, wenn es um seine eigene Potenz und seinen Wert geht. Ganz annehmen kann er diese Sichtweise anscheinend noch nicht, was daran deutlich wird, dass er sich zum Schluss wieder aus der Beziehung zurückzieht (durch AU 17), was vom Therapeuten sofort mit einem Rückzug seinerseits beantwortet wird.

6.4.3 Transkript und Beschreibung der Mimik und Gestik von Segment 3

In der folgenden Transkriptpartitur der Zeilen 1243–1248 zur Zeitmarke 47:40:00 min wird das nonverbale Verhalten der Interaktionspartner tabellarisch aufgeführt. Dabei ist das nonverbale Verhalten des Patienten weiss, dasjenige des Therapeuten grau unterlegt. Im Anschluss folgt die genaue Beschreibung der nonverbalen Prozesse.

Tabelle 10: Transkriptpartitur Nr. 3 – Flavio.

Zieht Brauen hoch (2)----- ↓ Verachtung (L12) Lächeln (6+12) lipwipe ↓ ↓ ↓
zieht A. u. Brauen zus (4+7)..... Lächeln(6+12) -- ↓ ↓ hebt rH lehnt sich vor, kratzt Fuss ↓ schliesst A.---------- ↓ hebt rH lH zeigt vom Therapeuten zu sich ↓ ↓
1243 P: und ich weiss es nicht ob Sie vielleicht etwas äh, äh wie fühlen Sie sich! mit mir? oder +oder äh mit meiner Sprache?
Zieht A. und Brauen zus. (4+7)----------------- ↓ hebt lH----------------- shrug ↓ ↓
soziales Lächeln (12)-- ↓
1244 T: ja ich denke wir können uns+ verständigen aber +ich
soziales Lächeln (12) ↓
1245 P: ja+
öffnet A. (5)-- ↓ shrug hebt lH ↓ ↓ hebt Brauen (1+2)----------------------- ↓ hebt lH Kreisbew. lH------------ ↓ ↓
soziales Lächeln (12)---
1246 T: denke es ist auch anstrengend oder und es verlangt von Ihnen natürlich sehr viel Anstrengung

Kreisbew. lH-- ↓ Geschürzte Lippen (17+22+24) ↓ schliesst A. (43) ↓
auch dass Sie das äh also sich ja sich ausdrücken können, oder?
1247 P: ja
1248 T: ich d- ich finde aber es geht, oder?
Legende: A.= Augen; shrug = Schulterzucken, Hbew = Handbewegung, lipwipe= streicht sich mit der Zunge über die Lippen, zus.= zusammen; verschr=verschränkt, r=rechts, l=links, Pucker = gekräuselte Lippen; blend = Mischung zweier Emotionen; Hfl = Handflächen, Überr= Überraschung, n.o. = nach oben, kontr.= kontrolliert, Narz. = Narzisstisch, Bew.= Bewegung

Der kodierten Szene vorangestellt ist die Diskussion über einen Therapiebeginn in deutscher Sprache. Da der Patient italienischer Muttersprachler ist, stellt der Therapeut die Frage, ob dies eine gute Lösung für ihn darstellt. Der Patient reagiert darauf mit einem positiven Ausblick, dass er seine Fremdsprachenkenntnisse innerhalb der deutschsprachigen Therapie verbessern könne und auch bald eine Dolmetscherausbildung beginne, wovon er sich eine weitere Verbesserung seiner Deutschkenntnisse erhoffe. Daraufhin setzt er mit einer indirekten Frage an, wie sich der Therapeut mit ihm sprachlich gesehen fühle. Währenddessen zieht er die Augen und die Augenbrauen (AU 4+7) zusammen, was als Konzentrationszeichen interpretiert werden kann (Bänninger-Huber, 1996; Ekman & Friesen, 1982). Der Therapeut hielt zu Anfang der Frage den Blick gesenkt. Nun blickt er auf und zeigt nach *„und ich weiss es nicht“* einen Verachtungsausdruck, indem er den linken Mundwinkel hochzieht (AU L12). Worauf sich dieser bezieht, ist nicht ganz klar, da er kurz nach dem Aufblicken eingetreten ist. Daher nimmt die Autorin an, dass er sich auf das zuvor Gesagte bezieht und nicht auf den Patienten als Person (Merten, 1996). Daraufhin beugt sich der Patient vor, um sich am Fuss zu kratzen, formuliert seine Frage weiter und lächelt dabei (AU 6+12). Nun verwandelt sich der unilaterale Verachtungsausdruck auf dem Gesicht des Therapeuten in ein bilaterales schwaches Lächeln (AU 6+12) bei der Frage *„wie fühlen Sie sich mit mir?“*. Der Patient sieht daraufhin kurz weg, und lächelt stärker, schliesst kurz die Augen, sieht dann wieder den Therapeuten an, deutet mit der rechten Hand kurz auf ihn (*„Sie“*) und dann auf sich (*„mit mir“*). Daraufhin fährt sich der Therapeut mit der Zunge über die Lippen und antwortet, während der

Patient seinen Satz – immer noch lächelnd – beendet („*+oder äh mit meiner Sprache?*“). Er zieht bei „*ja ich denke wir können uns+ verständigen*“ die Brauen zusammen (AU 4+7; Zeichen der Konzentration laut Bänninger-Huber, 1996; Ekman & Friesen, 1982) und hebt die rechte Hand, eine Geste, die als „wie schon gesagt“ interpretiert werden kann (Bavelas, Chovil, Lawrie & Wade, 1992), zuckt bei „*aber +ich*“ mit den Achseln, was womöglich Unsicherheit ausdrückt (Debras & Cienki, 2012), was die Autorin am darauf folgenden vagen Begriff „*denke*“ ableitet. Der Patient bejaht diese Aussage, begleitet von einem sozialen Lächeln (AU 12). Mit einem weiteren zweifelnden Achselzucken und weit geöffneten Augen, wie um die Wichtigkeit des Themas zu verdeutlichen, fährt der Therapeut in seinem Satz fort („*denke es ist auch anstrengend oder und*“). Im zweiten Teil des Satzes hebt er wie zur Hervorhebung die Augenbrauen (AU 1+2), hebt die linke Hand und beschreibt bei „*sehr viel Anstrengung auch dass Sie das äh also sich*“ eine Kreisbewegung. Bavelas, Chovil, Lawrie und Wade (1992) beschreiben diese Geste als Aufforderung zur Hilfe bei der Wortfindung. Nun hält der Therapeut kurz in der Bewegung inne, sieht weg, formt die Lippen zu einem verzerrten Kussmund (AU 17+22+24) und hält dabei die Hand in der Charles-de-Gaule-Geste. Er scheint nach einer passenden Formulierung (Givens, 2013) zu suchen, die er noch nicht greifen kann. Dann schliesst er kurz die Augen, während er weiterspricht („*ja sich ausdrücken können, oder?*“) und sieht den Patienten wieder an, während er seinen Satz beendet. Der Patient bejaht nun diese Aussage. Seinem vorherigen Satz setzt der Therapeut jetzt hastig einen Nachklapp hinzu („*ich d- ich finde aber es geht, oder?*“). Der Patient hatte bis zum „*sehr viel Anstrengung auch*“ sein schwaches soziales Lächeln (AU 12) beibehalten. Der Rest des Austauschs verläuft auf beiden Seiten mimik- und gestiklos („*ich d- ich finde aber es geht, oder?*“).

Auch in dieser Sequenz zeigen die beiden Gesprächspartner wenige mimische Affektausdrücke. Nur einmal kommt es zu einer Begegnung auf der Beziehungsebene in Form eines Lächelns, das vom Therapeuten erwidert wird. Auf szenischer Ebene ist allerdings eine Rollenumkehr von Seiten des Patienten erkennbar, der den Therapeuten zu dessen Gefühlen ihm und seiner Sprache gegenüber befragt. Damit beantwortet er die vorangestellte Frage *seines* Befindens mit einer Gegenfrage. Wie um diese spielerische Provokation zu entschärfen, beugt er sich vor, um sich am Fuss zu kratzen, was Streeck (2009) als submissive Geste beschreibt, und lächelt dabei. Der Therapeut geht zwar auf das Lächeln ein, zeigt aber ein viel sanfteres (und ausserdem soziales) Lächeln als der Patient.

Bänninger-Huber (1992) hat dieses Verhalten im Kontext von PAMS beschrieben, wobei sie zu dem Schluss kam, dass diese Art von partizipierendem Lächeln die beste Lösung in einer Verführungssituation für Therapeuten darstellt, in welcher sie zu einer vom Patienten gewünschten Reaktion gebracht werden sollen. Die Beziehung zum Patienten wird dabei aufrecht erhalten; allerdings lässt sich der Therapeut nicht gänzlich verführen, in dieselben Muster und Fussstapfen zu treten wie die Personen im Alltag des Patienten. Damit signalisiert er Bindungsbereitschaft und eine positive Einstellung dem Patienten gegenüber, zieht sich aber gleichzeitig zurück, um ihm Raum zur eigenen Problemlösung zu geben.

Nachdem es zu einem kurzen bindungsfördernden gegenseitigen Lächeln gekommen ist, zeigt der Therapeut weitgehend neutrale und untermalende Mimik und illustriert seine Empathie anhand seiner Gestik. Dies tut er, indem er die Schwierigkeiten im Umgang mit einer Fremdsprache durch die kreisförmige Wortfindungs-Geste zu verdeutlichen scheint, die bei der Wortsuche häufig anzutreffen ist. Er scheint hier gleichsam in die Rolle des Patienten zu schlüpfen, der häufig innerhalb des Gesprächs nach der passenden deutschen Formulierung sucht. Nachdem der Patient daraufhin einige Zeit lang weiterhin lächelnd bemüht war, die Beziehung zum Therapeuten nicht zu verlieren, verschwindet sein Lächeln in dem Moment, in dem der Therapeut von „*Anstrengung*" im Kontext einer fremdsprachigen Therapie spricht. Somit entzieht er sich, als der Therapeut auf den möglichen Komplikationen in einer fremdsprachigen Therapie beharrt. Hatte er zuvor die Beziehung gesucht, als ihm der Therapeut seine Meisterung der deutschen Sprache zusprach, so verlässt er sie, als ihm Schwächen aufgezeigt werden. Hier könnte sich ein noch nicht gefestigter Status als potenter Akteur nonverbal manifestieren.

6.4.4 Nonverbales Kreditierungsmuster des Therapeuten

Im Gegensatz zum Patienten zeigt der Therapeut weder viele empfundene noch soziale Lächeltypen. Stattdessen bietet er seinem Gegenüber nur einmal ein empfundenes Lächeln (im Gegensatz zu anderen Lächeltypen wie kontrolliertem Lächeln) an und dies im Zusammenhang der Rollenumkehr, die der Patient in der letzten Sequenz vornimmt. Ansonsten zeigt er mehrheitlich Affektausdrücke Distanz schaffender Emotionen. Er lässt sich dadurch nicht oder nur teilweise auf die Versuche des Patienten ein, eine Bindung herzustellen. In seiner Gestik wird allerdings deutlich, dass er bereit ist, die Situation des Patienten mitzuvollziehen.

Generell scheint er eine abstinente Haltung einzunehmen (so zeigt er häufig neutrale Mimik). Verlässt er diese jedoch kurzzeitig und lächelt zurück wie im ersten Segment, scheint es zu einem „moment of meeting" (Stern, 2004) zu kommen, zu einem Moment also, der den Patienten zu einer Verhaltensänderung zu seinen hinter dem Lächeln verborgenen Gefühlen hin zu bewegen scheint, die er daraufhin zeigt.

6.5 Qualitative Inhaltsanalyse des Erstgesprächs mit Pedro

6.5.1 Falldarstellung und inhaltliche Übersicht des Erstgesprächs

Nachdem der Therapeut kurz den Ablauf der Stunde erläutert hat, wendet er sich an den 29-jährigen Mann mit dunkler Hautfarbe, in einem weissen T-Shirt und umgeschlagenen Jeans, mit der Frage nach dem Grund seines Kommens. Der Patient weiss anfangs nicht, wie er antworten soll, und erläutert schliesslich, dass er sich nach dem Suizid seines Bruders vor acht Jahren schon einmal überlegt hatte, eine Therapie zu beginnen, dies aber aufgrund von zu starken Hemmungen nicht getan habe. Den Grund für sein jetziges Kommen sieht er in einer Krise, die seinen Selbstwert betreffe, ausgelöst durch die Trennung von der vorherigen Partnerin und auf Anraten der jetzigen Partnerin hin. Seine konkreten Probleme sieht er in seinem geringen Selbstwertgefühl, dem Fehlen von Glücksgefühlen und einer zyklisch immer wiederkehrenden Traurigkeit, die er mit sportlichen und kulturellen Aktivitäten zu überdecken versuche. Weiterhin bemängelt er eine Bindungsunfähigkeit, die er daran festmacht, sich nicht öffnen zu können. Er habe wenig enge Freundschaften, da er Menschen nicht nahe an sich heranlasse, aus Verlustängsten oder anderen Gründen, die ihm unbekannt seien. Er habe z. B. Hemmungen, Personen, die er sehr schätze, anzurufen, da er nicht wisse, wie wichtig er ihnen sei und ob er sich das überhaupt herausnehmen dürfe. Erst in seiner jetzigen Beziehung sei er fähig, sich mehr zu öffnen und etwas von seinen Gedanken preis zu geben, was ihm recht spät vorkomme.

Der Therapeut bittet den Patienten nun, seine Probleme mit Selbstoffenbarungen genauer zu erläutern, und fragt, welche Art von Ängsten in Momenten, in welchen er aufgefordert sei, mehr von sich zu zeigen, aufkäme. Pedro antwortet darauf, dass er nicht das Gefühl von Angst verspüre, sondern, dass er es daran festmache, dass er in seinem Umfeld nicht gelernt habe, adäquat darauf zu reagieren. In seiner Familie seien Probleme und Sorgen, auch der Suizid des Bruders, nicht zur Sprache gebracht worden. Er bezeichnet seine Familie als „beklemmend" und „verklemmt" und stellt klar, dass diese Situation und Atmosphäre frustrierend für ihn sei und er sich daraus lösen wolle.

Auf die Frage des Therapeuten, ob er den Grund für den Suizid seines Bruders wisse, antwortet der Patient, dass er den konkreten Auslöser nie erfahren habe, dass sein Bruder aber schon früh Probleme mit Gesellschaft, Schule und Beziehungen gehabt habe. Seine Mutter, die geschieden vom südamerikanischen Vater lebe, habe auch nicht mehr weiter gewusst, und habe den Bruder des Patienten nach Südamerika zum Vater geschickt, wo es diesem aber auch nicht gefallen habe. Die genaue Ursache für seinen Freitod könne Pedro nicht festmachen, er glaube aber, dass sein begabter und kompetenter Bruder zu grosse Angst vor dem Versagen gehabt habe. Ausserdem sei ihm eine Schizophrenie diagnostiziert worden. Nach Pedros Verständnis habe sein Bruder nach einer Residualphase, in welcher er dabei gewesen sei, eine Schule zu gründen – auf der Höhe seines Schaffens also – die bewusste Entscheidung gefällt, sich zu suizidieren.

Nach diesem einschneidenden Erlebnis habe sich der Patient in sich zurückgezogen, habe nicht mehr auf seinem früheren Leistungsniveau arbeiten können und habe sich darum entschieden, seine Stelle zu kündigen. Zum ersten Mal im Leben habe er echtes Unglück und Sinnlosigkeit verspürt. Nachdem er die Stadt und damit auch den Bekanntenkreis und den Beruf gewechselt hatte, habe sich eine neue Leichtigkeit eingestellt, die eine Therapie nicht mehr notwendig gemacht habe. Diese neugewonnene Lebensqualität führt er auf den Wegfall des Arbeitsdrucks zurück, den er als Hochbauzeichner als sehr stark und zermürbend erlebt habe. Er sei dann vier Jahre in der neuen Stadt geblieben und habe dort eine Ausbildung zum Physiotherapeuten abgeschlossen. Die Arbeit an sich gefalle ihm sehr, die momentane Arbeitsstelle biete ihm allerdings nicht das Lernumfeld, das er sich erhofft habe.

Die Frage des Therapeuten, ob er Mühe habe, morgens aufzustehen, verneint der Patient. Er verspüre einfach nicht die hundertprozentige Motivation und Begeisterung in Bezug auf seine Arbeit, die er sich wünschen würde. Auch mit dem Schlafen habe er keine Probleme mehr, nachdem er die ersten drei Monate nach der Trennung von seiner vorherigen Partnerin vor einem Jahr unter Schlafstörungen gelitten hatte. Die Beziehung sei beendet worden, da die Partnerin einen neuen Mann kennen gelernt und sich daraufhin von Pedro getrennt habe. Auf die Frage des Therapeuten, ob diese Art der Trennung neu für den Patienten sei, lacht dieser und verneint. Er habe schon ähnliche Erfahrungen gemacht. Auf den Anstoss des Therapeuten hin, seine Beziehungen *Revue* passieren zu lassen, berichtet Pedro von zwei längeren Beziehungen, wobei die letzte Trennung die gravierendste gewesen sei. Dabei sei der Trennungsprozess schwieriger gewesen als die Tatsache des Verlusts. Währenddessen habe er bemerkt, dass er wenig Rücksicht auf seine eigenen Bedürfnisse nehme, und er habe das Gefühl gehabt, von seiner Partnerin ausgenutzt zu werden. Er wirke nach aussen sehr selbstsicher, passe sich in einer Beziehung allerdings sehr stark an die Partnerin an. Dieses Verhalten habe ihn jedoch während der Beziehung nicht gestört. Hier hakt der Therapeut nach und fragt, ob der Patient eine Erklärung dafür habe, wie es zu dieser Überanpassung gekommen sein könnte. Daraufhin antwortet der Patient, er glaube, sein ganzes Leben sei bis jetzt durch Anpassung seinerseits bestimmt gewesen. Er sei in Südamerika zur Welt gekommen, habe im Kindergartenalter Land und Kultur gewechselt, und innerhalb des neuen Landes auch mehrmals die Stadt. Als er zehn Jahre alt war, liessen sich die Eltern scheiden, und er zog mit Mutter, Schwester und Bruder in die Schweiz, das Heimatland der Mutter. Bis zum zehnten Lebensjahr habe er wenig Erinnerungen, besonders wenige an den südamerikanischen Vater, den er als dominant, streng und gewalttätig beschreibt. Im neuen Land musste er sich Deutsch, die Muttersprache der Mutter, erst aneignen und sich in ein Leben mit ihr und den Grosseltern einfügen. Im Anschluss daran kommt es zu einer ersten therapeutischen Kreditierungshandlung, die sich auf den Umstand bezieht, dass die Mutter den Umzug bestimmte.

Ausschnitt 1 aus dem Transkript Pedro 38-07-01

544 T: Sie mussten! praktisch mit das stand +gar nicht
545 P: ja+
546 T: zur Debatte ob Sie
547 P: genau
548 T: bleiben würden (leise) ähm, das heisst wenn ich, das richtig wenn ich Sie richtig verstehe?, mussten! Sie sich ja in doppelter! Hinsicht anpassen, einmal äusserlich indem Sie immer wieder in eine neue Umgebung mussten?
549 T: hmhm
550 P: wahrscheinlich auch immer wieder die, Schule und sonst die Kontakte und die Freundschaften?, dass das sehr schwierig? war sie konstant, aufrecht? zu erhalten? durch die ver- verschiedenen +Wechsel?
551 P: hmhm+
552 T: / aber gleichzeitig sagen Sie auch Sie mussten sich ja wie auch innerlich!, als Person anpassen, sozusagen in eine, Verhaltensweisen Lebensweisen, die Ihr Vater vorgeschrieben hat mehr oder weniger oder erwartet hat

Dennoch habe Pedro vor der Mutter grosse Achtung für ihre kompetente Handhabung des Lebens als Alleinerziehende, was viele Abstriche für sie selbst mit sich gebracht habe. Die Kehrseite sei, dass er die Mutter nicht kritisieren würde, um sie zu schonen, nach all dem, was sie durchgemacht habe. Diesen Umstand, die eigene Meinung nicht frei äussern zu können, habe er nun begonnen, im Familienkreis offen zu bemängeln. Dies sei bei der Mutter zwar auf Verständnis gestossen, habe aber sehr wenig verändert.

Zur Mutter, die nach dem Tod des Grossvaters nun alleine lebe, pflege er keinen intensiven Kontakt.

Die Frage des Therapeuten, was er sich von den Therapiesitzungen erhoffe, kann er nur schwammig beantworten. Er glaube, dass den Problemen in seinen Beziehungen ein gemeinsamer Nenner zugrunde liege, nämlich, dass er sich unglücklich fühle. Nach dieser Aussage erfolgt eine Kreditierung.

Ausschnitt 2 aus dem Transkript Pedro 38-07-01

680 T: ja eben das würde ja – wahrscheinlich bedeuten dass man sich das mal intensiver!, genauer anschaut zusammen? und, guckt ob man herausfinden kann? ähm – erst mal was ist das? dieses unglückliche Gefühl? was ist das eigentlich im Kern?, woher kommt? es eigentlich? was, was bedeutet das auch was bewirkt? das?, also in
681 P: hmhm
682 T: im in den verschiedensten Beziehungen dann, und dann natürlich auch die Frage, ähm – sozusagen, fast brauchen Sie dieses unglückliche Gefühl! oder ist es auch möglich dass, dass Sie da etwas glücklicher oder freier?, und auch wenn ich es richtig verstanden hab ja auch selbstsicherer!, in den Beziehungen sein können. also Sie haben ja am Anfang etwas gesagt wie, wie, ich hab die Formulierung nicht mehr ganz im Kopf, ähm, so, selbst wie leer! sich manchmal wie leer fühlen oder wie nicht,
683 P: hmhm
684 T: sich selbst nicht genügend gewiss? sein oder +sagen
685 P: ja so+ selbstlos +oder irgendwie
686 T: ja selbstlos+ ja, wer bin? ich eigentlich was will? ich eigentlich was macht mir Freude?, so i- in der? Art? oder, wie würden Sie dieses selbstlos beschreiben wollen?, eben! oder durch dieses dieses angepasste? wahrscheinlich spielt da ja schon eine Rolle auch, dieses Gefühl: des, des sich so: ähm, stark anpassen müssen
687 P: hmhm
688 T: im bisherigen Leben. und die Frage, w- wer bin ich wenn ich mich weniger anpasse? zum Beispiel

Nun beschreibt der Patient den Zustand von Gefühllosigkeit und einer inneren Distanz zu emotional erschütternden Ereignissen genauer (wie z. B. der Tod des Grossvaters). Die Gleichgültigkeit beziehe sich sowohl auf positive wie auch auf negative Gefühle. Unter dieser Gleichgültigkeit leide er. Nun folgt eine weitere Kreditierung von Seiten des Therapeuten.

Ausschnitt 3 aus dem Transkript Pedro 38-07-01

712 T: aber Sie, eben wollte ich sagen Gleichgültigkeit, aber gleichzeitig leiden! Sie ja
713 P: genau
714 T: unter der Gleichgültigkeit, also Sie spüren? ja, dass Ihnen etwas fehlt:!
715 P: hmhm
716 T: Sie spüren ja dass Ihnen das, eben Gefühle des Glücks der Freude auch der Trauer? möglicherweise in e- in e- in einer intensiven Bezogenheit:! einer +Bezogenheit
717 P: hmhm+
718 T: auf andere Menschen auf Erlebnisse, ja dass Ihnen das fehlt.

Ein weiteres Problem sei die Erinnerungsfähigkeit Pedros. Er habe schon überlegt, eine Hypnotherapie zu beginnen, da er an die ersten fünf Lebensjahre keinerlei Erinnerungen habe ausser ein paar wenigen Szenen. Er erinnere sich an einen Velosturz, von dem der Vater habe nichts erfahren dürfen, da dies mit grossen Repressalien verbunden gewesen wäre. Hier habe er aus Solidarität zum Bruder seine Verletzungen versteckt gehalten. Denn obwohl es ein Unfall gewesen sei, hätten die Kinder trotz ihrer Schuldlosigkeit erwarten müssen, vom Vater bestraft zu werden. Ähnlich wie bei seinem jetzigen Zustand bestünden diese Erinnerungen mehrheitlich aus Bildern ohne Gefühle.

An Träume könne er sich ebenfalls selten erinnern, er wisse aber, dass er träume. Bis auf einen wiederkehrenden Albtraum, der ihn bis zum zwanzigsten Lebensjahr verfolgt habe, erinnere er sich nur an wenige Träume. In diesem sich häufig wiederholenden Traum sei er in einem engen Tal gewesen, in das Lawinen herabgestürzt seien, die er als die Einengung durch Vater und Mutter aufgefasst habe.

Über Psychotherapie wisse er etwas durch seine Ausbildung und über die jetzige Partnerin, die sich mit Psychologie auseinander setze; über den genauen Ablauf wisse er wenig. Nun kommt es zu einer letzten Kreditierung.

Ausschnitt 4 aus dem Transkript Pedro 38-07-01

828. T: hmhm hmhm hmhm ja, ja – ich würde jetzt? vorschlagen, wenn, also mein Vorschlag wäre dass wir jetzt vielleicht nochmal, zwei Termine mal abmachen?, dass wir mal drei Gespräche machen? und versuchen in den drei Gesprächen vor allem? herauszufinden - was Ihnen, gut! tun könnte. also welche Art, wenn ich Sie richtig verstehe? sind Sie ja doch?, motiviert!, das auch intensiver anzugehen sich mit dem diesen Fragen! auseinander zu setzen die sie jetzt, gebracht haben und, ähm, dass man vielleicht einfach mal sagt? man macht, drei Gespräche und versucht in den? drei Gesprächen eben, gemeinsam herauszufinden?, ob! Sie eine Therapie machen wollen?

Den Vorschlag, drei weitere Sitzungen zu vereinbaren, um zu sehen, ob diese Art von Therapie stimmig für den Patienten ist, nimmt der Patient an. Nun teilt der Therapeut noch die üblichen Fragebögen aus und vereinbart einen weiteren Termin. Zuvor hatte er einen Abendtermin festlegen wollen, nun sei der Patient aber zu dem Schluss gekommen, in der Arbeit seine Intention eines Therapiebeginns publik zu machen, um die Arbeit früher verlassen zu können. Die Terminvereinbarung gestaltet sich allerdings als schwierig aufgrund der Ferienabwesenheit des Patienten. Ein nächster Termin wird aber gefunden und vereinbart.

6.5.2 Interaktionelle Kreditierungsleistungen des Therapeuten – Beschreibung und Auswertung der Segmente

Im Folgenden werden die vier Kreditierungssegmente von Seiten des Therapeuten, die im Transkript ausgemacht wurden, anhand ihrer Operationalisierung erläutert.

Der Patient berichtet von dem Umzug seiner Familie in die Schweiz, der für ihn eine grosse Veränderung mit sich brachte, da er eine neue Sprache (Deutsch) habe erlernen müssen und auf einmal Grosseltern gehabt habe. Obwohl er die Zeit bei den Grosseltern mehrheitlich als einen schönen Abschnitt in seinem Leben bezeichnet, sei sie doch von Anpassungen geprägt gewesen. Dies greift der Therapeut nun auf und führt an, dass dem zehnjährigen Patienten keine Wahl des Heimatlandes zugestanden worden sei. Er habe Südamerika auf Wunsch der Mutter verlassen, seine Freunde zurücklassen und sich an eine neue Umgebung gewöhnen müssen. Er habe sich aber auch schon vorher in die Lebensweise des Vaters einfügen müssen und habe daher eine zweifache Anpassungsleistung vollbracht.

Tabelle 11: Kreditierungssegment Nr. 1 – Pedro.

Seg	Zeile	Spr	Thema	Paraphrase	Reformulierung (Projekt/Ressource/Zusprache/Investition)	Kred	Unterkategorie
1	*544–552*	*T*	*Anpassung in der Kindheit*	*Feststellung der ständigen Anpassung des Patienten, sowohl an die wechselnde Umgebung und an die Lebens-und Verhaltensweisen des Vaters*	*Projekt: Anpassung an neue Umgebung Ressource: innere Einordnung Investition: Kontakte zu Freunden aufrecht erhalten Zusprache: erfolgreiche schwierige doppelte Anpassungsleistung*	*IK*	*Anerkennung*

Legende: *Seg = Segment, Spr = Sprecher, T = Therapeut/in, P = Patient/in, Kred = Kreditierungsform, ID = Interaktionelle Diskreditierung*

Im ersten Kreditierungssegment schreibt der Therapeut dem Patienten eine *hohe Anpassungsfähigkeit* zu, dies in *doppelter Hinsicht*, einmal an häufig wechselnde Umgebungen, die vor dem Umzug in die Schweiz durch den Stellenwechsel des Vaters bedingt waren. Andererseits sieht er die hohe Anpassungsleistung des Patienten in einer *inneren Einordnung* in die vom Vater vorgegebenen

Verhaltens- und Lebensweisen, durch die es dem Jungen gelang, sich in die neuen Welten einzuleben. Diese Fähigkeit wird als Ressource betrachtet. Der Therapeut vermittelt seinem Patienten *Anerkennung* für diese schwierigen Prozesse, die mit hohen Investitionen wie der mühevollen Aufrechterhaltung des *Kontakts zu Freunden* einhergingen. Damit spricht er eine Kreditierung in Form von Anerkennung aus.

Nachdem er weitere Fragen zur Familienkonstellation des Patienten gestellt hat, wirft der Therapeut nun die Frage nach dem Anliegen des Patienten an die Therapie auf. Darauf antwortet der Patient, dass er sich wenig Konkretes vorgestellt habe, sondern sich einen Raum erhoffe, in dem er sein Erleben hinterfragen könne. Er führt diesen Gedanken aus, indem er die Schnittschnelle aller seiner Anliegen ergründet und benennt daraufhin ein Unglücklichsein als gemeinsame Ursache seiner Probleme. Wie er mit diesem Gefühl arbeiten soll, ist ihm allerdings noch nicht klar. Im Anschluss an diesen Kommentar beginnt der Therapeut seine Kreditierungshandlung, indem er vorschlägt, sich dieses Gefühl gemeinsam genauer anzusehen, um zu seinem Kern vorzudringen und es womöglich hinter sich zu lassen. Dies könne mit einer grösseren inneren Freiheit und einer Steigerung des Selbstbewusstseins einhergehen, was darin resultieren könnte, sich selbst und seine Bedürfnisse besser kennen zu lernen. Schliesslich wirft er ein, dass die Tendenz des Patienten, sich anzupassen, ebenfalls in Verbindung mit seiner Anhedonie stehen könnte. Würde dieses Muster überwunden, stelle sich allerdings die Frage, wer er ohne die frühere Verhaltensweise sei.

Tabelle 12: Kreditierungssegment Nr. 2 – Pedro.

Seg	Zeile	Spr	Thema	Paraphrase	Reformulierung (Projekt/Ressource/ Zusprache/Investition)	Kred	Unterkategorie
2	*680–688*	*T*	*Anliegen in der Therapie*	*Vorschlag des genaueren Betrachtens des unglücklichen Gefühls und dessen Zwecks in den Beziehungen und für sich selbst*	*Projekt: Bewältigung des Unglücklichseins (= Zwang zur Anpassung)* Ressource: gemeinsame Betrachtung *Investition: Selbsterforschung* *Zusprache: Zweck des Unglücklichseins und der selbstlosen Anpassung an andere*	*ID*	*Neupositionierung einer Schwäche*

Legende: *Seg = Segment, Spr = Sprecher, T = Therapeut/in, P = Patient/in, Kred = Kreditierungsform, ID = Interaktionelle Diskreditierung*

In diesem Segment bespricht der Therapeut zum ersten Mal das explizit vom Patienten vorgebrachte Projekt, das Pedro innerhalb einer Therapie bearbeiten könnte, nämlich *die Bewältigung eines ständigen Gefühls des Unglücklichseins*. Dies setzt er in Verbindung mit dem Zwang des Patienten, sich fortwährend an seine Umgebung und Partner anzupassen, indem er kritisch hinterfragt, was geschehen würde, wenn sich der Patient weniger anpassen würde, und inwieweit sich dieses neue Verhalten auf seine Persönlichkeit und sein Befinden auswirken könnte. Er stellt also die Frage nach dem *Zweck* dieser Art, in Beziehungen zu agieren, und *positioniert eine Schwäche neu* als zweckmässige Aktion. So spricht er auch davon, dass der Patient das unglückliche Gefühl brauchen könne. Um die Wirkung dieses wiederholten Einfügens in fremde Lebensbereiche herauszufinden, kann die *gemeinsame Betrachtung der Phänomene „Unglücklichsein" und „Selbstlosigkeit/Anpassung"* als Hilfsmittel und Ressource dienen. Dies verlangt allerdings vom Patienten eine Bereitschaft zur Innenschau und *Selbsterforschung*, was sich an seinen vielen Fragen in Bezug auf Wirkung und Funktion dieses Gefühls ableiten lässt (*„was bedeutet das auch was bewirkt das?"*). Da es sich bei diesem Abschnitt trotz der Neupositionierung um ein Herausstreichen einer Schwäche handelt, liegt eine Diskreditierung vor.

Nun führt der Patient seine Gefühlswelt genauer aus und beschreibt eine Teilnahmslosigkeit an seiner Umwelt. Es pralle alles an ihm ab, sogar der Tod des Grossvaters. Diese Gefühllosigkeit mache ihm zu schaffen. Hier streicht der Therapeut den Umstand heraus, dass er leide und damit *spüre*, dass ihm bestimmte Mittel des Kontaktes und der Bezogenheit zu anderen Menschen fehlten.

Tabelle 13: Kreditierungssegment Nr. 3 – Pedro.

Seg	Zeile	Spr	Thema	Paraphrase	Reformulierung (Projekt/Ressource/Zusprache/Investition)	Kred	Unterkategorie
3	*712–718*	*T*	*Leidensdruck*	Formulierung des Leidens*drucks des P, der in starker Gleichgültigkeit und einem Mangel an Bezogenheit auf Menschen und Ereignisse besteht*	*Projekt: Gefühle erleben, Ressource: Schwingungsfähigkeit, Investition: Leiden unter der Gefühllosigkeit, Zusprache: Bewusstheit über das Fehlen von Bezogenheit*	*IK*	*Neupositionierung*

Legende: *Seg = Segment, Spr = Sprecher, T = Therapeut/in, P = Patient/in, Kred = Kreditierungsform, ID = Interaktionelle Diskreditierung*

In der dritten Kreditierungssequenz spricht der Therapeut eines der Anliegen des Patienten an, nämlich *Gefühle zu erleben*, wofür eine *bessere Schwingungsfähigkeit* benötigt wird. Dies wird aus dem Kontext erschlossen, sowie aus seinem Hervorstreichen des Wortes „Bezogenheit“, was ein empathisches Einfühlen in andere Menschen impliziert. Den Patienten stört und verstört dieser Mangel an intensivem Kontakt zu seinen Mitmenschen und der Therapeut macht ihn darauf aufmerksam, dass genau in dieser *Leidensfähigkeit* die Investition liegt, die er leisten muss, um zu erreichen, was er sich wünscht. Um dies zu verdeutlichen, wiederholt er die Einsicht des Patienten in seine Defizite und strebt damit eine *Neupositionierung* an, nämlich, sich selbst als die eigene Wirkungsmacht auf seine eigene Gefühlswelt zu sehen, was mit der *Bewusstheit* über sie beginnt. Diese Selbsteinsicht, so macht der Therapeut deutlich, ist bei Pedro schon zu einem gewissen Grad geschehen, weshalb es sich um eine interaktionelle Kreditierung im Modus der Neupositionierung handelt.

Als das Sitzungsende naht, sieht der Therapeut auf die Uhr und schlägt vor, zwei weitere Termine zu vereinbaren, um auszuloten, wovon der Patient in einer Therapie am meisten profitieren würde. Er habe den Eindruck, dass der Patient motiviert sei, sich tiefergehend mit seinen Problemen auseinanderzusetzen, möchte aber dennoch die drei Abklärungsgespräche nutzen, um zu eruieren, ob der Patient tatsächlich eine Therapie machen wolle.

Tabelle 14: Kreditierungssegment Nr. 4 – Pedro.

Seg	Zeile	Spr	Thema	Paraphrase	Reformulierung (Projekt/Ressource/Zusprache/Investition)	Kred	Unterkategorie
4	*828*	*T*	*Weiteres Vorgehen in Therapie*	*Vorschlag, in zwei weiteren Sitzungen die Passung, Therapiemotivation und Therapiethemen zu eruieren*	*Projekt: Entscheidung für Therapieform,* *Ressource: gemeinsamer Prozess,* *Investition: Auseinandersetzung,* *Zusprache: hohe Motivation*	*IK*	*Bestätigung*

Legende: *Seg = Segment, Spr = Sprecher, T = Therapeut/in, P = Patient/in, Kred = Kreditierungsform, ID =Interaktionelle Diskreditierung*

Für das Projekt, *sich für eine Therapieform zu entscheiden*, wird die Ressource der *gemeinsamen Betrachtung* der Anliegen des Patienten vom Therapeuten verdeutlicht. Anhand dieser könne entschieden werden, wie zusammen weiter verfahren werde. Hierfür spricht der Therapeut dem Patienten eine *hohe Motivation* zu und damit eine *Bestätigung* aus. Die dafür erforderliche Investition für dieses Therapievorhaben bestehe in einer *Auseinandersetzung* mit Fragen und Themen, die mit seinem Anliegen in Verbindung stehen. Da er ihm die für eine Therapie nötigen Kompetenzen zuschreibt, handelt es sich um eine interaktionelle Kreditierung.

6.5.3 Quantitative Gegenüberstellung der Kreditierungsformen und Auswertung der Kreditierungskategorien

Die vier Kreditierungshandlungen des Therapeuten fallen in die Kategorien *Anerkennung, Neupositionierung einer Schwäche, Neupositionierung* und *Bestätigung.*

In der ersten Sequenz paraphrasiert der Therapeut die Situation des Patienten in dessen Kindheit und Jugend, die durch viele Umzüge und Länderwechsel geprägt war. Er spricht einen Aspekt an, der vom Patienten bis dahin noch nicht genannt worden war, nämlich den Verlust von Freundschaften und sozialen Kontakten ausserhalb der Kernfamilie und den immer wieder neuen Aufbau derselben in der neuen Heimat. Zusätzlich zu diesen Belastungen nennt er die Anpassung an die Lebensweise und die vorgegebenen Verhaltensweisen des nie zufriedenen und rastlosen Vaters. Durch diese Nacherzählung macht der Therapeut deutlich, dass die ausgeprägte Anpassungsfähigkeit des Patienten anerkennungswürdig ist. Zu vermuten ist, dass er ihm hier allerdings auch vor Augen führen will, weshalb sich der Patient in seinen Partnerschaften wie selbstverständlich auf seine Partnerinnen einstellt.

In der zweiten Sequenz positioniert sich der Therapeut in Bezug auf das Anliegen des Patienten als Begleiter auf dem Weg der Innenschau und damit der genaueren Ergründung des unglücklichen Gefühls sowie des Gefühls der inneren Leere. Auf diese Phänomene weiss der Patient keine Antwort und findet von sich aus keinen Grund für sie. Der Therapeut stellt nun ein paar Fragen zu diesen Gefühlen, die im Laufe der Sitzungen erforscht werden können, um auf Antworten und Gründe stossen zu können. Damit übernimmt er die Rolle des Vaters im Bild „Erste Schritte“ (S. 15) von van Gogh, der seinem Kind den Weg zum Ziel (in seine Arme) aufzeigt, mit all seinen Stolpersteinen, die es dabei zu umrunden gilt. Er tut dies allerdings nicht, um es zu entmutigen, sondern um ihm zu verdeutlichen, dass es eigenmächtig diesen Weg beschreiten kann und ans Ziel kommen wird, wenn es erst einmal losläuft. Auf diesem Weg wird es mit jedem Hindernis, das es umrundet, seine Angst, Sorge oder sonstige nicht mehr gebrauchte Verhaltensweise zurücklassen und an Selbstsicherheit gewinnen. Diesen Weg scheint der Therapeut vorzuzeichnen, indem er davon spricht, das Unglücklichsein und den inneren Druck, sich ständig anpassen zu müssen, aufzugeben, und dem Ziel der Selbstfindung und damit der Selbstfestigung und Selbst*sicherheit* näher zu kommen. Damit positioniert er die Schwäche des Patienten neu als einen Impuls, diesen Schritt zu wagen, und gibt ihr eine positive Konnotation.

In der dritten Sequenz kreditiert der Therapeut die Fähigkeit des Patienten, einen Mangel in seiner Emotionalität wahrzunehmen. Er scheint damit sagen zu wollen: nur wer weiss, was ihm fehlt, kann Entwicklungsschritte machen, um dieses Fehlende (und zugleich stark Ersehnte) zu erreichen und auszubilden. Damit knüpft er an die vorherige Diskreditierung an (Sequenz 2), indem er diese Einsicht eines Mangels als ersten Schritt hin zu den Zielen „Bezogenheit auf andere Menschen und Ereignisse" und damit einer erweiterten Schwingungsfähigkeit darlegt. Der Patient befindet sich also schon auf dem Pfad der Selbsterforschung und soll durch diese Kreditierung ermutigt werden, diesen weiterzubeschreiten.

In der letzten Kreditierungssequenz spricht der Therapeut dem Patienten eine hohe Motivation zu, sich mit seinen Problemen auseinanderzusetzen. Damit fällt diese Sequenz in die Kategorie der Bestätigung, der Entschlossenheit nämlich, sich auf diese Fragestellungen einzulassen. Er bietet ihm an, diesen Prozess weiterzuführen, indem er vorschlägt, weitere Termine zu vereinbaren, um herauszufinden, welche Art von Therapie ihm gut tun könnte. Damit unterstützt er ihn auf seinem Weg zu einem besseren Verständnis seiner Gefühls-, Denk- und Verhaltensweisen.

6.5.4 Individuelle Kreditierungsmodi und therapeutisches Kreditierungsmuster

Die vier Segmente lassen sich den Kreditierungsmodi *bestätigend* (Segment 1), *herausfordernd* (Segment 2), *selbstwertstabiliserend* (Segment 3) und *wertschätzend* (Segment 4) zuordnen.

Das erste Segment wird als bestätigend bezeichnet, da es die Sichtweise des Patienten übernimmt, sich als junger Mensch oft dem Zwang ausgesetzt gesehen zu haben, sich an sein Elternhaus und seine Umgebung anzupassen. Damit zeigt der Therapeut Verständnis für die Situation des Patienten. Dies geschieht auf eine anerkennende Weise, indem er auf die Schwierigkeiten, die mit der Familiensituation einhergingen (geringe Freiheit zur Selbstentfaltung, Verlust der sozialen Kontakte durch häufige Umzüge), aufmerksam macht, sowie auf die grosse Resilienz des Patienten in dieser Situation. Dadurch zeigt er Pedro eine Fähigkeit auf, in der dieser vorher nur eine Schwäche sehen konnte, und weist ihr ihren rechtmässigen Platz in seiner vorherigen Lebenssituation zu, anstatt sie zu entwerten. Damit stärkt er das Vertrauen des Patienten in dessen Bewältigungsmechanismen.

Das zweite Segment wird als herausfordernd betrachtet, da es eine Konfrontation enthält. Diese besteht darin, dass der Therapeut zum einen dem Patienten selbst in seinem Unglücklichsein einen Akteurstatus und zum anderen dem aversiven Gefühl des Patienten einen Zweck zuschreibt, der dem Patienten noch verborgen ist. Es handelt sich also um eine klassische Kreditierung, in welcher der Therapeut dem Patienten eine neue Sichtweise auf seine Situation eröffnet und ihn zu einem neuen Schritt herausfordert, hier nämlich, die Gründe für die Notwendigkeit der Anhedonie gemeinsam zu eruieren und zu sehen, ob diese noch als angebracht in der heutigen Situation gelten können. Er fragt herausfordernd, was geschehen würde, wenn dieses Gefühl der Leere und Trauer im Leben des Patienten nicht mehr präsent wäre, und wie dies die Persönlichkeit des Patienten verändern würde. Damit macht er ihm indirekt Mut, die eigene Identität genauer zu untersuchen und betont gleichzeitig, dass Pedro diese destabilisierende Unternehmung nicht allein, sondern mit seiner Unterstützung, angehen könne. Somit findet sich in dieser Kreditierung sowohl das Zumuten als auch das Mutmachen wieder.

Das dritte Segment wird der Kategorie selbstwertstabilisierend zugeordnet, da der Therapeut betont, dass der Patient sich seines begrenzten emotionalen Erlebens bewusst sei und genau benennen könne, was ihm an psychischen Kapazitäten fehle. Damit gibt er den Selbstvorwürfen des Patienten, über eine limitierte Gefühlswelt zu verfügen und die auch von anderen (wie z. B. seiner neuen Partnerin) bemerkt wird, keinen Raum, dies jedoch ohne die Existenz dieser Defizite abzustreiten. Indem er also die Wahrnehmung seiner Defizite lobt, eröffnet er dem Patienten indirekt die Möglichkeit einer Wiedererlangung der abhanden gekommenen Gefühle, frei nach dem Motto: wer weiss, was ihm fehlt, muss es schon einmal im Leben besessen haben. Damit enthält diese scheinbar demoralisierende Darstellung eine ermutigende Botschaft.

Die vierte Kreditierungssequenz hat eine wertschätzende Funktion. Hier würdigt der Therapeut die hohe Motivation des Patienten, sich potentiell mit seinen Selbstwert destabilisierenden Themen in all ihrer Tiefe auseinander zu setzen. Wie um zu verdeutlichen, dass er ihn in diesem Vorhaben unterstützt, koppelt er diese Aussage mit dem Vorschlag, weitere Stunden zu vereinbaren, und spricht damit indirekt eine Ermutigung aus. Damit wird auch hier die Verbindung zwischen „Zumutung“ und „Ermutigung“ deutlich.

Betrachtet man das Kreditierungsmuster des Therapeuten, so wird deutlich, dass er über den Stundenverlauf hinweg eine potentiell destabilisierende

Diskreditierung mit stützenderen Kreditierungsformen ummantelt. Er beginnt mit einer Bestätigung und trägt durch seinen Ausdruck des Verständnisses für die Situation des Patienten bzw. eine Bemühung darum zur Vertrauensbildung bei. In der Mitte wagt er eine Neupositionierung und macht damit deutlich, dass diese Therapie sich nicht allein durch stützende Gespräche wird auszeichnen können, um dem Patienten zu helfen. Zum Schluss bemüht er sich allerdings, den Patienten nicht in einem destabilisierten Zustand gehen zu lassen, sondern verschiebt sein Augenmerk auf das Potenzial, das dieser für eine Lösung seiner Probleme anhand einer Therapie mitbringt.

6.6 Mimikanalyse mit FACS des Erstgesprächs mit Pedro

6.6.1 Transkript und Beschreibung der Mimik und Gestik von Segment 1

In der folgenden Transkriptpartitur der Zeilen 544–552 zur Zeitmarke 30:59:23 min wird das nonverbale Verhalten der Interaktionspartner tabellarisch aufgeführt. Dabei ist das nonverbale Verhalten des Patienten weiss, dasjenige des Therapeuten grau unterlegt. Im Anschluss folgt die genaue Beschreibung der nonverbalen Prozesse.

Tabelle 15: Transkriptpartitur Nr. 1 – Pedro.

Hebt rH ↓ dreht rH ↓
sieht nach l unten starke L6------------ ↓
544 T: Sie mussten! praktisch mit das stand +gar nicht
Frustration (14+17+24) ↓
545 P: ja+
legt rH ans Kinn ↓
546 T: zur Debatte ob Sie

schüttelt Kopf Frustration (14+17+24) ↓
547 P: genau
kratzt sich am Kinn ↓ Frustration (14+17+23) ↓ soziales Lächeln (12)--- ↓
548 T: bleiben würden (leise) ähm, das heisst wenn ich, das richtig wenn ich Sie richtig verstehe?,
soziales Lächeln 12-- ↓ legt rArm auf Armlehne ab ↓
öffnet A. (5)----------- ↓
mussten! Sie sich ja in doppelter! Hinsicht anpassen,
534 T: ja
soziales Lächeln 12--- öffnet A. ↓
Narz. Kränkung(17) ↓
einmal äusserlich indem Sie immer wieder in eine neue Umgebung mussten?
schliesst A. ↓ nickt ↓
549 T: hmhm
soziales Lächeln (12)--- öffnet A. (5)-- ↓ bewegt beide Arme in Kreisbew. ↓
nickt leicht ↓
550 P: wahrscheinlich auch immer wieder die, Schule und sonst die Kontakte und die Freundschaften?,

(Fortsetzung)

Tabelle 15: *(Fortsetzung)*

soziales Lächeln (12)--- bringt beide Hände vor Bauch zus. ↓ öffnet A.--- ↓ lH in Kreisen bew. lH in Kreisen ↓ ↓
schliesst A. nickt ↓
dass das sehr schwierig? war sie konstant, aufrecht? zu erhalten? durch die ver- verschiedenen +Wechsel?
551 P: hmhm+
soziales Lächeln (12)--- kneift A. zus. (7) ↓
552 T: / aber gleichzeitig sagen Sie auch Sie mussten sich ja wie auch innerlich!, als Person anpassen,
soziales Lächeln (12)-- öffnet Augen weit (5)----------- ↓
sozusagen in eine, Verhaltensweisen Lebensweisen, die Ihr Vater vorgeschrieben hat
soziales Lächeln (12)--------------------Frustration (14+17+23) ↓ öffnet Augen------------------------------- ↓
schliesst A. und nickt ↓
mehr oder weniger oder erwartet hat
Legende: A. = Augen; shrug = Schulterzucken, Hbew = Handbewegung, lipwipe= streicht sich mit der Zunge über die Lippen, zus.= zusammen; verschr=verschränkt, r=rechts, l=links, Pucker = gekräuselte Lippen; blend = Mischung zweier Emotionen; Hfl = Handflächen, Überr= Überraschung, n.o.= nach oben, kontr.= kontrolliert, Narz. = Narzisstisch

Der Vorläufer der Szene ist die Diskussion um den starken Anpassungsdrang des Patienten, der die Ursache hierfür in der Tatsache sieht, dass er sich in Kindheit und Jugend stark nach den Eltern habe richten müssen. Er berichtet von Umzügen in unterschiedliche Länder und von einem dominanten Vater, der seine Kinder streng erzog. Der letzte Familienumzug, von dem der Patient berichtet, ist derjenige zu den Grosseltern in die Schweiz. Trotz der Trennung der Eltern und der Möglichkeit, beim Vater bleiben zu können, stand damals ausser Frage, dass der Patient der Mutter in ihre Heimat folgen würde.

Der Patient sitzt nun, den Kopf in die rechte Hand gestützt, sieht auf den Boden und zieht die Augenwinkel stark zusammen (AU L6). Nun setzt der Therapeut mit seiner Einschätzung der Situation des Patienten an („*Sie mussten! praktisch mit das stand +gar nicht*"), die er zweimal mit einer Geste der rechten Hand begleitet, die nach Bavelas, Chovil, Lawrie und Wade (1992) mit „wie Sie vorher sagten" übersetzt werden kann. Somit nimmt der Therapeut Bezug auf die vorherige Aussage des Patienten. Obwohl er seinen Satz noch nicht beendet hat, bejaht ihn der Patient und zeigt danach einen Frustrationsausdruck (AU 14+17+24; vgl. Grafsgaard, Wiggins, Boyer, Wiebe & Lester, 2013), indem er das Kinn hochzieht und die Lippen zusammenpresst. Auch dem Rest des Satzes („*zur Debatte ob Sie*"), den er offensichtlich vorweggenommen hatte, stimmt der Patient kopfschüttelnd zu („*genau*") und zeigt in schwächerer Form noch einmal dieselbe Frustrationsmimik. Da Kopfschütteln als intensivierende nonverbale Massnahme verstanden werden kann, die häufig mit Äusserungen wie „genau" und „sehr" auftritt (Mc Clave, 2000), wird hier vermutet, dass der Patient dem Therapeuten voll und ganz in seiner Einschätzung zustimmt (so als würde er antworten: „Nein, das stand nicht zur Debatte."). Während seiner Reaktion sieht der Therapeut den Patienten an, und fährt dann in seiner Interpretation fort, sich am Kinn kratzend nach vorne blickend („*bleiben würden (leise) ähm*"). Danach unterbricht er sich und zeigt eine ganz ähnliche Frustrationsmimik wie der Patient zuvor[19], die er durch ein Zusammenziehen der Lippen und ein starkes Zusammenpressen der Mundwinkel noch verstärkt (AU 14+17+23). Diesen Ausdruck zeigt er allerdings häufig (manchmal mit einer AU 24 anstatt der AU 23), wenn er einen Satz beginnt oder beendet, was die Autorin als Manierismus deutet. Als er die Hand von der Mundpartie nimmt und weiterspricht, geht dieser Ausdruck in ein soziales Lächeln (AU 12) über, das er für den Rest seiner Äusserung beibehält („*das heisst wenn ich, das richtig wenn ich Sie richtig verstehe?, mussten! Sie sich ja in doppelter! Hinsicht anpassen, einmal äusserlich indem Sie immer wieder in eine neue Umgebung mussten?*"). Der Patient hört ihm währenddessen schweigend zu, den Kopf immer noch in die rechte Hand gestützt. Bei („*in doppelter! Hinsicht*") öffnet er kurz weit die Augen (AU 5). Nach der ersten Erklärung dieser doppelten Anpassung („*einmal äusserlich indem Sie immer*") schiebt der Patient das Kinn hoch (AU 17),

19 Das Auswertungsprogramm von Levenson (2005) interpretiert es als reinen Ärger, scheint aber generell AU 14 nicht zu berücksichtigen

was Bänninger-Huber, Moser & Steiner (1990) als Zeichen einer narzisstischen Kränkung interpretieren. Er stimmt dem Therapeuten in seiner Einschätzung mit einem *„mhmh“* zu, das er mit einem Nicken und geschlossenen Augen begleitet. Nun fährt der Therapeut fort, diesen Standpunkt zu elaborieren (*„wahrscheinlich auch immer wieder die, Schule und sonst die Kontakte und die Freundschaften?, dass das sehr schwierig? war sie konstant, aufrecht? zu erhalten? durch die ver- verschiedenen +Wechsel?“*), dabei immer noch lächelnd, und untermalt seine Ausführungen mit dynamischen Handbewegungen, die den Redefluss aufrecht erhalten und nach Bavelas, Chovil, Lawrie und Wades (1992) das Angebot, das er dem Patienten nun macht, noch herausstreichen sollen. Bei *„Freundschaften“* nickt der Patient leicht und zeigt seine Zustimmung bei *„ver- verschiedenen +Wechsel?“* mit einem starken Nicken und einem *„mhmh“*, die er durch die geschlossenen Augen noch verstärkt. Auch die innere Anpassung (*„aber gleichzeitig sagen Sie auch Sie mussten sich ja wie auch innerlich!, als Person anpassen, sozusagen in eine, Verhaltensweisen Lebensweisen, die Ihr Vater vorgeschrieben hat, mehr oder weniger oder erwartet hat“*), die der Therapeut – nach einer kurzen Denkpause (begleitet durch zusammen gezogene Augen (AU 7)) immer noch sanft sozial lächelnd (AU 12) – beschreibt, befindet er offensichtlich als passend, so zeigt er danach ein Nicken mit geschlossenen Augen. Nachdem der Therapeut geendet hat, entsteht eine kurze Pause zwischen den beiden. Der Therapeut sieht in dieser Zeit kurz weg, atmet kurz und schnell durch die Nase ein und zeigt seinen typischen Manierismus (AU 14+17+23).

Auf den ersten Blick scheint ein hoher Konsens zwischen den beiden Gesprächspartnern in ihrer negativen Beurteilung des Zwangs zur Anpassung in der Jugend des Patienten zu bestehen, der sich im Kopfschütteln und verstärkten Nicken (oft mit geschlossenen Augen) des Patienten zeigt. Die Synchronisation, die daraufhin auftritt, als der Therapeut den Frustrationsausdruck des Patienten spiegelt (der Patient zeigt AU 14+17+24, der Therapeut kurze Zeit später AU 14+17+23), kann von einer hohen Affinität zwischen den beiden zeugen. Diesem Ausdruck folgt ein soziales Lächeln.

Anschliessend zeigt der Therapeut Pedro auf, welch eine Leistung – nämlich eine doppelte – er in seiner Kindheit vollbracht hat. Auch seine Gestik, mit der er seine Ausführungen unterstreicht, die sich immer wieder auf den Patienten richtet, scheint einen Bezug zwischen dem Potenzial, das der Patient zuvor nur als Hindernis zu seiner Selbstentfaltung sehen konnte, und seinem Urheber und dessen Schaffensgewalt herzustellen. Es ist, als würde er ihm mit den Händen ein Schwert hinhalten, das der Patient selbst geschmiedet hatte, es aber aus Angst vor seiner eigenen Kraft und wegen seiner inhärenten Konnotation eines Zerstörungselements fallen gelassen hatte. Der Patient scheint schlussendlich das Schwert und seine schützenden Eigenschaften – seine Anpassung kann als

Schutzmechanismus betrachtet werden, den dominanten Übergriffen des Vaters zu entgehen – zaghaft anzuerkennen, was er durch ein Nicken quittiert.

Als der Therapeut die Tatsache beschreibt, dass der Patient keine Wahl in Bezug auf seinen Wohnort als Kind hatte, zeigt der Patient eine anhedonische Emotion, die durch einen neutralen Ausdruck abgelöst wird. In der verbleibenden Zeit der Passage ändert sich dieser nicht mehr. Auch auf das intensive soziale Lächeln des Therapeuten geht der Patient nicht ein, als dieser versucht, die Beziehung zu ihm wieder aufzubauen, und er entzieht sich gleichsam. Insgesamt zeigt der Therapeut mehr Mimik als der Patient, der vor allem im letzten Teil der Passage keinerlei mimische Emotionsausdrücke mehr zeigt. Besonders ins Auge sticht das lange soziale Lächeln, das vom Patienten aber nicht erwidert wird. Nur kurz zeigt er den Teil eines Überraschungsausdrucks. Eine bindungsförderliche Begegnung auf der Beziehungsebene bleibt somit aus.

6.6.2 Transkript und Beschreibung der Mimik und Gestik von Segment 2

In der folgenden Transkriptpartitur der Zeilen 680–688 zur Zeitmarke 39:04:11 min wird das nonverbale Verhalten der Interaktionspartner tabellarisch aufgeführt. Dabei ist das nonverbale Verhalten des Patienten weiss, dasjenige des Therapeuten grau unterlegt. Im Anschluss folgt die genaue Beschreibung der nonverbalen Prozesse.

Tabelle 16: Transkriptpartitur Nr. 2 – Pedro.

hebt Brauen (1+2)--- ↓
Angst (1+2+4+7+15+17+24) --- ↓
680 T: ja eben das würde ja - wahrscheinlich bedeuten dass man sich das mal intensiver!, genauer anschaut zusammen?
Bew. rH in Kreisen ↓ Frustration (14+17+24) ↓ Sieht weg Hände in Kreisen, Fingerspitzen streichen aneinander ↓ kneift Augen stark zus. (6+7) ↓ Hände auf und ab, dabei Handflächen n.o. ↓
Angst (1+2+4+7+15+17+24)--- sieht zur Wanduhr ↓
und, guckt ob man herausfinden kann? ähm - erst mal was ist das? dieses unglückliche Gefühl?

(Fortsetzung)

Tabelle 16: *(Fortsetzung)*

kneift Augen stark zus. (6+7)--------------------------------------- Hände auf und ab, Handflächen n.o.-------------- ↓ kneift Augen stark zus. (6+7) ↓ Brauen sehr hoch (1+2)--- ↓ Hände vor u. zur. ↓
Angst (1+2+4+7+15+17+24)---
was ist das eigentlich im Kern?, woher kommt? es eigentlich? was, was bedeutet das auch was bewirkt? das?, also in
Angst(1+2+4+7+15+17+24) nickt und schliesst A. ↓
681 P: hmhm
Brauen sehr hoch (1+2)--- ↓ Hände vor u. zurück---------------- ↓ Frustration (14+17+24) sieht weg ↓
Angst (1+2+4+7+15+17+24)--- A.zus. (7) ↓
682 T: im in den verschiedensten Beziehungen dann, und dann natürlich auch die Frage, ähm - sozusagen,
Lächeln (6+7+12)--- Handflächen nach oben lacht ↓ Hände auf und ab, Handfl. n.o.------ ↓ Hände auf und ab, Handfl. n.o ↓ hebt Brauen (1+2) ↓
Angst(1+2+4+7+15+17+24)--- nickt----------------------------------- ↓
fast brauchen Sie dieses unglückliche Gefühl! oder ist es auch möglich dass, dass Sie da etwas glücklicher oder freier?,

hebt Brauen noch stärker (1+2)--- ↓ Frustration (17+24) sieht hin ↓ Hände in Kreisen----------------------------------- ↓
Angst (1+2+4+7+15+17+24)--
und auch wenn ich es richtig verstanden hab ja auch selbstsicherer!, in den Beziehungen sein können. also Sie haben ja am
hebt Brauen (1+2)--- ↓ Lipwipe ↓ . rH wie Muschel ans Ohr drehend ↓ kontrolliertes Lächeln (12+17+24)* ↓ kneift A.zus. (6+7) ↓
Angst(1+2+4+7+15+17+24)———————————————————————————
Anfang etwas gesagt wie, wie, ich hab die Formulierung nicht mehr ganz im Kopf, ähm,
dreht offene lH ↓ Ekel ↓ beide Hände in Kreisen ↓ beide Hände in Kreisen ↓
Angst (1+2+4+7+15+17+24)—————————————————
so, selbst wie leer! sich manchmal wie leer fühlen oder wie nicht,
Angst (1+2+4+7+15+17+24) schliesst A. ↓
683 P: hmhm
beide Hände in Kreisen--- kneift A. zus. (6+7)------------------ ↓ Lächeln (6+7+12) ↓
Angst (1+2+4+7+15+17+24)———————————————
684 T: sich selbst nicht genügend gewiss? sein oder +sagen

(Fortsetzung)

Tabelle 16: *(Fortsetzung)*

kneift A. zus. (6+7)-------------------------- Lächeln --------------------------------------- ↓
legt rH an Backe schiebt lH noch weiter unter rBein ↓ Frustration (17+24) ↓
685 P: ja so+ selbstlos +oder irgendwie
Kneift A. zus. (6+7)--- beide Hände in Kreisen--- ↓ Augen weit auf (5) Finger streichen aneinander ↓
686 T: ja selbstlos+ ja, wer bin? ich eigentlich was will? ich eigentlich was macht mir Freude?, so i- in der? Art?
lehnt sich zur Seite, kratzt sich mit rH an Stirn ↓ hebt Brauen (1+2, hoch!) streicht sich über Lippen ↓ Hände vor u. zurück, Hände senkrecht vor Bauch ↓ Lächeln (6+7+12) ↓
Kneift Augen zus. (7) ↓ setzt zum Sprechen an ↓
oder, wie würden Sie dieses selbstlos beschreiben wollen?, eben! oder durch dieses dieses angepasste?
kneift A. zus.(6+7) verschränkt Finger vor Brust ↓ maskierter Ärger (12+23+24)° (sieht P an) schluckt ↓ Überraschung (1+2+5)--- ↓ verschränkte Hände mit Handfl. n.o.------------------------ ↓
kneift Augen zus.(7)--- Frustration (17+24) ↓
wahrscheinlich spielt da ja schon eine Rolle auch, dieses Gefühl: des, des sich so: ähm, stark anpassen müssen
schliesst Augen ↓
687 P: hmhm

hebt Brauen (1+2)-- verschränkte Hände mit Handfl. n.o. ↓ Augen noch grösser (5) ↓ Frustration(14+17+24) ↓ Hände vor und zurück ↓ Augen grösser (5) ↓
kneift A. zus. (7)--- ↓
688 T: im bisherigen Leben. und die Frage, w- wer bin ich wenn ich mich weniger anpasse? zum Beispiel
Legende: A. = Augen; shrug = Schulterzucken, Hbew = Handbewegung, lipwipe= streicht sich mit der Zunge über die Lippen, zus.= zusammen; verschr=verschränkt, r=rechts, l=links, Pucker = gekräuselte Lippen; blend = Mischung zweier Emotionen; Hfl = Handflächen, Überr= Überraschung, n.o. = nach oben, kontr.= kontrolliert, Narz. = Narzisstisch

Das Thema der Sequenz ist der Wunsch und die Erwartung des Patienten an die Therapie. Der Patient nennt daraufhin seine stete anhedonische Stimmung als Therapiemotivation, die er nicht zu greifen weiss. Dies begleitet er mit gehobenen Brauen und zusammengekniffenen Augen und Lippen, den Kopf in die rechte Hand gestützt (AU 1+2+4+7+15+17+24). Darauf geht der Therapeut mit gehobenen Augenbrauen ein und schlägt vor, sich dieses anhedonische Gefühl gemeinsam genauer anzuschauen („*ja eben das würde ja – wahrscheinlich bedeuten dass man sich das mal intensiver!, genauer anschaut zusammen?*“). Während der Therapeut spricht, entspannt sich die Miene des Patienten etwas, er legt sich die Hand ans Kinn. Dabei verliert sein Gesicht aber nicht den Angstausdruck, der zurückgeblieben ist. Dieser verstärkt sich noch, nachdem er am Ende dieser Ausführung auf die Wanduhr sieht. In der Zwischenzeit fährt der Therapeut in seinem Satz fort („*und, guckt ob man herausfinden kann? ähm*“), ohne den Patienten anzusehen, und vollführt dabei eine Charles-de-Gaulle-Geste, wohl um das Wort „*herausfinden*“ zu unterstreichen. Nach „*ähm*“ presst er die Lippen in seinem gewohnten Manierismus (AU 14+17+24) zusammen und hält einen Moment inne. Mit einer Geste, bei der er die Finger seiner Hände gegen die Daumen reibt, und die in ausgestreckter Form ein Emblem für Geld (de Jorio, 2000) im westlichen Kulturkreis sein kann, beendet er seinen Satz („*erst mal was ist das? dieses*“), wobei er beim zweiten

Satzteil die Augen stark zusammenzieht (AU 6+7) und die Hände in ihrer Charles-de-Gaulles-Geste abwechselnd auf und ab bewegt („*unglückliche Gefühl? was ist das eigentlich im Kern?, woher kommt? es eigentlich? was*"). Dabei blickt er den Patienten an. Nun kneift er die Augen noch stärker zusammen, sieht beim Fortfahren weg und hebt die Augenbrauen sehr weit nach oben (AU 1+2) bei der Frage, was dies bedeute und bewirke („*was bedeutet das auch was bewirkt? das?, also in*"). Bei „*also in*" bewegt er die Hände abermals auf und ab und sieht den Patienten wieder an. Diese Art von Gestikulation wird oft bei Wortfindungsstörungen angewendet (Bavelas, Chovil, Lawrie & Wade, 1992). Der Patient scheint den Satz innerlich schon für den Therapeuten beendet zu haben, so bejaht er ihn nickend, mit geschlossenen Augen. Erst als der Therapeut die Worte gefunden hat („*im in den verschiedensten Beziehungen dann,*"), legt er die Hände in den Schoss, behält die gehobenen Brauen allerdings bei, während er – zu Boden blickend – eine weitere Fragestellung vorbereitet („*und dann natürlich auch die Frage, ähm*"). Nach dem „ähm" presst er wie so häufig die Lippen zusammen (AU 14+17+24). Nun hält er inne, woraufhin der Patient die Augenwinkel zusammenzieht (AU 7). Nun schiebt der Therapeut ein Füllwort ein („*sozusagen*"), wie um Zeit zu gewinnen, und lacht bei „*fast*" kaum merklich. Dabei hebt er die Hände. Mit einem Lächeln (AU 6+7+12) und weiteren Auf- und Abbewegungen der Hände begleitet er nun den Rest des Satzes und sieht den Patienten dabei an („*brauchen Sie dieses unglückliche Gefühl! oder ist es auch möglich dass, dass Sie da etwas glücklicher oder freier?,*"). Dieser nickt vor „*oder*" und stimmt der Aussage des ersten Satzteils anscheinend zu. Seinen ängstlichen Gesichtsausdruck hat er bis jetzt jedoch nicht verändert. Bei „*freier*" hebt der Therapeut die Brauen zur Verdeutlichung wieder (AU 1+2) und gestikuliert wie zuvor. Im Nachklapp dieser Frage („*und auch wenn ich es richtig verstanden hab ja auch selbstsicherer!*") hebt der Therapeut noch stärker wie zur Herausstreichung die Augenbrauen (AU 1+2). Nach „*selbstsicherer*" zeigt er ein weiteres Spannungszeichen mit zusammengepressten Lippen (AU 12+24; Bänniger-Huber, 1992), bewegt den Kopf nach unten und sieht den Patienten dabei von unten her an. Diese Kopfhaltung behält er bei, als er seine Überlegungen weiterspinnt, diesmal mit Kreisbewegungen der Hände („*in den Beziehungen sein können. also Sie haben ja am Anfang etwas gesagt wie,*"). Während einer kurzen Sprechpause fährt er sich mit der Zunge über die Lippen, was ein Adaptor zur Spannungsabfuhr sein kann, vielleicht auch, um sich vom vorzeitigen Sprechen abzuhalten (Ekman & Friesen, 1969). Als er weiterspricht („*wie, ich hab die Formulierung nicht mehr ganz im Kopf, ähm,*“), hebt er die rechte Hand abermals zu einer diesmal klassischen Charles-de-Gaules-Geste an und scheint damit zu verdeutlichen, dass er die Formulierung des Patienten, die ihm nicht einfallen will, nicht fassen kann. Nun zeigt er, weg sehend, ein durch Ärgeranzeichen wie Zusammenpressen der Lippen kontrolliertes soziales Lächeln (AU 12+17+24), was von einem Verlegenheitsgefühl herrühren kann (Keltner, 1995). Danach kneift er die Augen zusammen (AU 6+7) und fährt, die Hand weiter in einer Unfassbarkeitsgeste drehend, fort („*so, selbst wie leer!*“). Bei „*leer*“ schürzt er die Lippen und zeigt damit einen Ekelausdruck (AU 10). Nun repariert er seinen vorherigen unvollständigen Satz, die Hände umeinander kreisend („*sich manchmal wie leer fühlen oder wie nicht,*“). Abermals scheint der Patient die Aussage verstanden zu haben und stimmt ihr nickend und mit geschlossenen Augen mit einem „*hmhm*“ zu. Während er immer noch die Hände in Kreisen bewegt und die Augen zusammenkneift, fährt der Therapeut in seiner Ausführung fort („*sich selbst nicht genügend gewiss? sein oder +sagen*“) und lächelt bei „*oder*“ (AU 6+7+12). Der Patient geht auf dieses Hilfegesuch ein und vervollständigt den Satz mit „*ja so+ selbstlos +oder irgendwie*“. Danach lehnt er sich auf seinem Stuhl zurück und stützt den Kopf wieder in seine rechte Hand und zeigt kurz ein Zusammenpressen der Lippen (AU 17+24, Bänninger-Huber, 1996), was als ein Ärgeranzeichen interpretiert wird. Erst jetzt hat er seinen ängstlichen Ausdruck abgelegt und sieht den Therapeuten nur noch mit einem neutralen Ausdruck an. Der Therapeut greift das Wort „*selbstlos*“ auf und elaboriert das Thema weiter anhand von Fragen zur Individualität des Patienten („*ja selbstlos+ ja, wer bin? ich eigentlich was will? ich eigentlich was macht mir Freude?, so i- in der? Art?*“), dabei immer noch die Augen zusammenkneifend und die Hände weiter in Kreisen bewegend, wie um eine innere Bewegung zu bewirken, die zu ihrer Beantwortung beitragen wird. Nach „*Freude*“ öffnet er die Augen weit (AU 5) und reibt die Finger wieder in der Geldgeste aneinander. Diese Geste wird auch ausgeführt, wenn die Qualität eines Stoffs gefühlt wird. Der Therapeut verwendet sie immer kurz vor oder nach der Nennung eines Gefühls und scheint somit den Aspekt des Fühlens hervorheben zu wollen. Nun lehnt er sich zur rechten Seite seines Stuhls, streicht sich mit der rechten Hand über die Stirn und stellt dem Patienten eine Frage („*oder, wie würden Sie dieses selbstlos beschreiben wollen?,*“), woraufhin dieser die Augen zusammenkneift (AU 7) und zum Sprechen ansetzt. Zu einer Antwort lässt es der Therapeut aber nicht kommen, sondern expliziert nach einem Streichen der Finger über die Lippen und mit hoch gehobenen Augenbrauen (AU 1+2) schnell seine Frage (*„eben! oder durch dieses angepasste?“*). Bei *„dieses angepasste?“* zeigt er ein echtes Lächeln (AU 6+7+12) und hält sich die Hände senkrecht vor den Bauch, wie um eine Grenze darzustellen. Er beendet den Satz mit zusammengekniffenen Augen (AU 6+7) und verschränkt die Hände vor der Brust (*„wahrscheinlich spielt da ja schon eine Rolle auch,“*). Währenddessen zeigt der Patient, der weggesehen hatte, einen kaum wahrnehmbaren Ärgerausdruck (AU 17+24) und blickt den Therapeuten danach wieder an. Nun schluckt der Therapeut und zeigt dabei ebenfalls maskierten Ärger (AU 12+23+24) und zeigt beim Weitersprechen (*„dieses Gefühl: des, des sich so: ähm, stark anpassen müssen“*) einen partiellen Überraschungsausdruck (AU 1+2+5), während er die immer noch ineinander verschlungenen Hände mit den Handflächen nach oben hebt. Der Patient reagiert darauf mit einem Hörersignal und geschlossenen Augen. Währenddessen beendet der Therapeut seinen Satz (*„im bisherigen Leben.“*) mit zur Verdeutlichung gehobenen Brauen (AU 1+2). Nun hält er inne und zeigt einen ganz ähnlichen Frustrationsausdruck (AU 14+17+24) wie der Patient zuvor, zieht aber noch die Mundwinkel beim Zusammenpressen der Lippen zusammen, was den Ausdruck noch verstärkt und Verachtung darin mitschwingen lässt. Als er wieder ansetzt (*„und die Frage,“*), zieht der Patient kurz die Augen (AU 7) zusammen und blickt zur Seite. Während der Therapeut die Frage, die er in den Raum stellte, zu Ende formuliert (*„und die Frage, w- wer bin ich wenn ich mich weniger anpasse? zum Beispiel“*), öffnet er die Augen (AU 5, bei *„anpassen“*) und scheint somit die Wichtigkeit zu verdeutlichen, die er diesem neuen Verhalten zuschreibt.

In der Dichte der kommunikativen Zeichen dieser Sequenz lassen sich oberflächlich betrachtet mehrere Inszenierungen erkennen.

Anfangs geht der Therapeut auf das Anliegen des Patienten vor der Kreditierungssequenz ein, das Gefühl der Freudlosigkeit greifen zu wollen, und bemüht sich in seiner Ausführung sichtlich, genau dies zu tun, sowohl mit seiner dynamischen Gestik als auch mit dem, was er sagt.

Er ist sehr aktiv, sowohl nonverbal als auch verbal, der Patient hingegen nicht. Dieser hält das Gesicht verdeckt und sitzt meist unbeweglich wie eine Statue, wobei sich sein ängstlicher Gesichtsausdruck kaum verändert. Er unterbricht den Therapeuten nicht, greift ihm aber auch erst in höchster Not – nämlich bei der Suche nach einem Wort, in der sich viele Stresszeichen wie Sich-über-die-Lippen-Fahren, einem Ärger- und Peinlichkeitsausdruck, und verstärkte Gestikulation in einem gewinnenden Lächeln kumulieren – unter die Arme. Ansonsten bleibt er passiv. Dies scheint seine Persönlichkeit und die Erlebnisse seiner Kindheit widerzuspiegeln, in dem das Kind, dem bei einem Mucks schon Schläge drohen, versucht, sich so ruhig und unauffällig zu verhalten wie möglich, damit es nicht gesehen wird und der Strafe entgeht. Damit kann es sich beim Verhalten des Patienten um eine Reinszenierung seiner frühen Erlebnisse und seiner Persönlichkeitsstruktur handeln. Diese erlernte Hilflosigkeit und Starre scheint sich in einem Gefühl der Angst auszudrücken, das der Therapeut mit seiner Aktivität, aber auch seiner zeitweise hedonischen Mimik zu bekämpfen versucht, so wie es scheint.

Angst wird als eine submissive Emotion beschrieben, die sich ausdrückt, weil man sich einer Bedrohung ausgesetzt fühlt, die man nicht überwinden kann, was zur Folge hat, sich ihr unterwerfen zu müssen (Krause, 2012). Es hat den Anschein, als sei der Therapeut darum bemüht, dem Patienten mit seiner Aktivität und dem wiederholten Lächeln klar zu machen, dass er immer noch danach strebe, die Beziehung zu ihm aufrecht zu erhalten. Dazu muss der Patient aber erst einmal aus seiner Angststarre heraustreten. Dies gelingt dem Therapeuten offenbar, der dagegen anzukämpfen scheint: Es sieht so aus, als habe er den Patienten in seinem Narzissmus verletzt, als er den genauen Wortlaut einer seiner Formulierungen vergisst, und dies löst bei Pedro einen Ärgerausdruck aus. Daraufhin löst sich der ängstliche Gesichtsausdruck auf.

In dieser Sequenz lächelt der Therapeut drei Mal und zeigt eine variable Mimik mit unterschiedlichen bindungshinderlichen Affektausdrücken, die seine Aussagen kommentiert. Doch weder diese Mimik noch sein Beziehungsangebot in Form eines Lächelns stossen beim Patienten auf eine Reaktion. Erst, als er ihn beinahe „zwingt", etwas zu erwidern, da ihm der genaue Wortlaut des zuvor vom Patienten Geäusserten nicht einfällt, erfolgt eine Reaktion. Der Patient nutzt nun den Manierismus des Therapeuten in einer Imitation, um aus seiner versteinerten Angstmimik zu finden. Auch wenn er sich dadurch aus dem Kontakt zurückzieht, könnte die Synchronisation doch als Zeichen einer generell tragfähigen Beziehung zwischen den beiden Interaktanden gewertet werden.

6.6.3 Transkript und Beschreibung der Mimik und Gestik von Segment 3

In der folgenden Transkriptpartitur der Zeilen 712–718 zur Zeitmarke 42:34:25 min wird das nonverbale Verhalten der Interaktionspartner tabellarisch aufgeführt. Dabei ist das nonverbale Verhalten des Patienten weiss, dasjenige des Therapeuten grau unterlegt. Im Anschluss folgt die genaue Beschreibung der nonverbalen Prozesse.

Tabelle 17: Transkriptpartitur Nr. 3 – Pedro.

Brauen zus. (2+4)---- ↓ Angst(1+2+4)-------------------------- ↓ Brauen zus.— ↓ Lächeln (12)/Überr. (1+2) (blend) Ranholgeste mit beiden Zeigefingern ↓
Leiden(15+17)—————————————— ↓
712 T: aber Sie, eben wollte ich sagen Gleichgültigkeit, aber gleichzeitig leiden! Sie ja
soziales Lächeln (12) ↓
nickt ↓ schliesst A.— ↓ Ärger (17+24) ↓
713 P: genau
soziales Lächeln (12)--- Zeigefinger kreisen umeinander ↓ Hände auf und ab ↓ Überraschung (1+2+5) ↓
Leiden (15+17) ↓
714 T: unter der Gleichgültigkeit, also Sie spüren? ja, dass Ihnen etwas fehlt:!
schliesst A. ↓ nickt ↓
715 P: hmhm

Hände auf und ab Hflächen n.o. ↓ Hände kreisen umeinander--- Ärger (14+23) ↓ Überr. (1+2+5) Hände vor sich offen, Hfl n.o. ↓
Leiden (15+17)--- ↓ öffnet Augen (5)----------- ↓ kneift Augen zus. (6+7) ↓ öffnet A. (5)---------------------- ↓
716 T: Sie spüren ja dass Ihnen das, eben Gefühle des Glücks der Freude auch der Trauer?
hebt Brauen (1+2)--- Hände vor sich offen, Hfl n.o. ↓ rH am Körper, lH ausgestreckt ↓ lHrücken schlägt in rHfläche ↓
--------------------- kneift A. zus (6+7) ↓
möglicherweise in e- in e- in einer intensiven Bezogenheit:! einer +Bezogenheit
schliesst A.— ↓ nickt ↓ Ärger (17+24) ↓
717 P: hmhm+

(Fortsetzung)

Tabelle 17: *(Fortsetzung)*

hebt Brauen (1+2)-- ↓ rH am Körper, lH ausgestreckt ------- ↓ verschränkt H vor Bauch ↓ lipwipe ↓ nickt ↓ Frustration (14+17+28) ↓ schluckt ↓ soziales Lächeln (12) ↓
718 T: auf andere Menschen auf Erlebnisse, ja dass Ihnen das fehlt.
Legende: A. = Augen; shrug = Schulterzucken, Hbew = Handbewegung, lipwipe= streicht sich mit der Zunge über die Lippen, zus.= zusammen; verschr=verschränkt, r=rechts, l=links, Pucker = gekräuselte Lippen; blend = Mischung zweier Emotionen; Hfl = Handflächen, Überr= Überraschung, n.o. = nach oben, kontr.= kontrolliert, Narz. = Narzisstisch

Der Sequenz voran geht das Anliegen des Patienten, sich mit seinem Empfinden der Gefühllosigkeit und Gleichgültigkeit bei emotional berührenden Ereignissen in der Therapie auseinanderzusetzen. Er berichtet dem Therapeuten, dass er keine emotionalen Erlebnisse habe. Der Therapeut zieht daraufhin die Brauen zusammen (AU 4) und beginnt nach oben sehend seine Äusserung („*aber Sie, eben wollte ich sagen Gleichgültigkeit*“). Als er auf die Gleichgültigkeit des Patienten zu sprechen kommt, heben sich seine Augenbrauen (AU 1+2), immer noch leicht zusammengezogen, und formen einen mimischen Angstausdrucks (AU 1+2+4). Nach dem Wort „*Gleichgültigkeit*“ reagiert der Patient mit einem Hochschieben des Kinns und einem Herunterziehen der Mundwinkel (AU 15+17). Ekman und Friesen (2017) bezeichnen diese Action-Unit-Kombination als zweideutig, da sie nur die Lippen mit einbezieht. Sie könne Trotz, Schmollen oder einen Leidensausdruck (Englisch „distress“, Ekman & Friesen, 2017) darstellen. Da der Therapeut das „Leiden“ des Patienten, seine Gleichgültigkeit, anspricht, geht die Autorin von Letzterem aus. Während der Therapeut nun weiterspricht, zeigt er für einen kurzen Moment eine erstaunte Mimik (AU 1+2+12), die mit einem sozialen Lächeln verquickt ist. Diese Art von Vermischung zweier Emotionen wird als Zeichen von Ambivalenz gedeutet (Krause, 2012). Womöglich hat er einen Geistesblitz gehabt, der ihn sowohl erstaunt als auch freut. Dabei vollführt er mit beiden Zeigefingern der beiden Hände, die aufeinander gerichtet sind, eine

Kreisbewegung, so als würde er eine Spule z. B. eines Kassettenbandes drehen. Es wirkt, als spule er gleichsam zurück, als er auf das Leiden des Patienten zu sprechen kommt („*aber gleichzeitig leiden! Sie ja*“). Sein Überraschungsausdruck geht nun in ein soziales Lächeln (AU 12) über, bevor er den Patienten wieder ansieht. Er scheint bemüht, die Verbindung zum Patienten nicht zu verlieren. Daraufhin schliesst der Patient nickend die Augen und stimmt der Aussage des Therapeuten zu. Danach zeigt er einen kurzen Ärgerausduck, indem er die Lippen und Mundwinkel zusammenpresst (AU 17+24; Bänninger-Huber, 1996), die Augen dabei immer noch geschlossen haltend. Der Therapeut fährt – weiterhin sozial lächelnd – in seinem Satz fort („*unter der Gleichgültigkeit*“) und wendet ein, dass der Patient trotzdem etwas spürt („*also Sie spüren? ja*“). Dabei bewegt er die Hände so auf und ab, als würde er zwei unterschiedlich gewichtige Dinge in den Händen halten und seine Hände als Waage benutzen. Damit scheint er das Wort „*spüren*“ veranschaulichen zu wollen. Das Gesicht des Patienten hat unterdessen wieder seinen Leidensausdruck (AU 15+17) angenommen. Nun hebt der Therapeut die Augenbrauen (AU 1+2) und öffnet im letzten Teil des Satzes („*dass Ihnen etwas fehlt*“*:!*) die Augen stark (AU 5), was mit einem Überraschungsausdruck kodiert wird. Daraufhin nickt der Patient abermals mit geschlossenen Augen und einem Hörersignal („*hmhm*“) zustimmend. Seine Lippen und sein Kinn haben sich inzwischen entspannt. Der Therapeut wiederholt mit einer begleitenden Geste der Gewichtsmessung das Wort „*spüren*“ („*Sie spüren ja dass Ihnen das, eben*“), hält kurz inne und zeigt einen Ärgerausdruck, der sich in einem Zusammenziehen und Zusammenpressen der Lippen ausdrückt (AU 14+23). Dies wird als Teil des Manierismus gesehen, den der Therapeut oft zeigt. Beim Wort „*spüren*“ setzt der Patient seinen Leidensausdruck (AU 15+17) wieder auf und zeigt danach kurz einen Ausdruck erhöhter Konzentration (AU 6+7), indem er die Augen zusammenkneift. Nun elaboriert der Therapeut dieses „*Spüren*“ („*Gefühle des Glücks der Freude*“) und begleitet seine Ausführungen mit derselben Gewichtungsgeste, die er aber noch durch ein ausladenderes Auf- und Abbewegen seiner Hände verstärkt. Nach „*Freude*“ verschränkt er die Finger ineinander und hält kurz inne, sieht auf den Boden, öffnet die Augen sehr weit und hebt die Brauen, was ihn erstaunt aussehen lässt (AU 1+2+5). Immer noch wie zuvor gestikulierend fährt der Therapeut in seinem Satz fort („*auch der Trauer? möglicherweise*“). Als er auf die intensive Bezogenheit zu sprechen kommt („*in e- in e- in einer*“), die mit emotionalem Schwingungsvermögen einhergehen kann, zeigt er eine andere für ihn typische Geste zur Untermalung von Gefühlsthemen, nämlich das Aneinanderreiben der Finger und der Daumen. Der Patient hört ihm abermals mit zusammengekniffenen Augen (AU 6+7) zu, als er seinen Satz heftig gestikulierend beendet („*intensiver*

Bezogenheit:! einer +Bezogenheit"). Er macht dabei Gesten des Gebens und Zeigens mit der linken Hand, so als würde er einem Hund einen Hundekuchen hinhalten und scheint damit den Beziehungsaspekt hinter seiner Aussage zu beschreiben, möglicherweise auch einen Kontaktwunsch zu anderen Personen von Seiten des Patienten, den er in Szene setzt. Beim zweiten *„Bezogenheit"* klatscht er mit dem rechten Handrücken laut in die linke Handfläche, was womöglich den Aspekt des Kontaktes, der aus Bezogenheit heraus entstehen kann, verdeutlichen soll. Hierauf nickt der Patient abermals mit geschlossenen Augen und stimmt zu (*„hmhm"*). Danach zeigt er ein kaum wahrnehmbares ärgerliches Zusammenziehen der Lippen (AU 17+24). Den Satzteil *„auf andere Menschen"* untermalt der Therapeut nun – immer noch mit gehobenen Brauen – mit einer weiteren Geste des Zeigens, indem er seine linke Hand ausstreckt. Dann legt er die Handflächen wie in einem Meditationsmudra aufeinander, wiederholt die Zeigegeste bei *„auf Erlebnisse"* erneut und verschränkt nach einem kurzen Innehalten beim Rest des Satzes (*„ja dass Ihnen das fehlt."*) die ausgestreckten Finger beider Hände und lässt sie schliesslich auf seinem Bauch ruhen. Damit übergibt er dem Patienten das Rederecht (Kendon, 1994). Der Patient hat seit seinem Innehalten den Blick zu Boden gewendet, was als Nachdenken oder ein Anzeichen von Scham gelten kann (eine Übersicht zum kontrovers diskutierten Schamausdruck findet sich in Volkart & Heri, 1998). Der Therapeut sieht dies, nickt nun und fährt sich dabei mit der Zunge über die Lippen. Dann presst er Lippen und Mundwinkel in einem Ärgerausdruck (AU 14+17+28) zusammen, schluckt unter höchster Anspannung der Lippen und Backenmuskulatur und zeigt daraufhin ein aufmunterndes soziales Lächeln (AU 12), als der Patient sich regt und zum Antworten ansetzt.

Der Therapeut ist hier nonverbal abermals sehr aktiv. Während der Patient seiner subjektiv wahrgenommenen Unfähigkeit zu Fühlen nichts abgewinnen kann, scheint ihm der Therapeut ein Potential darin aufzuzeigen. So bewegt er bei den Wörtern *„leiden"* und *„Gleichgültigkeit"* seine Hände wie beim Spulen und scheint die innere Bewegung zu verdeutlichen, die durch Leiden und damit aus der Stagnation der Gleichgültigkeit heraus entstehen kann. Seine „Waage-Geste" beim Thema des *„Spürens"* könnte die Schwere der Gefühlsleere des Patienten anzeigen. Diese Schwere wird allerdings durch das feine Gefühl der Bezogenheit und der Verbundenheit unterbrochen, dass er mit seiner „Stoff-Geste" ausdrückt. Aus diesem feinen Gefühl kann ein echter Kontakt entstehen, wie er mit einem Händeklatschen aufzuzeigen scheint, ein Kontakt, der selbst in der Distanz (er vollführt nun eine Zeigegeste mit ausgestrecktem Arm) bestehen bleiben kann.

Verfolgt man die Gesten des Therapeuten, so wird eine Entwicklung deutlich, die – angestossen durch Leiden und Stagnation – eine Transformation der Beziehungen aus dem Empfinden eigener (auch noch nicht vorhandener oder nicht spürbarer) Gefühle heraus (zuerst die klar definierten, dann die feinen, (noch) nicht so gut abgrenzbaren) vornimmt. Aus einer intensiven Auseinandersetzung mit den eigenen inneren Regungen kann in Kontakt mit der Umwelt getreten werden. Es scheint, als zeige der Therapeut dem Patienten den Weg der ihm womöglich bevorstehenden Entwicklung gestisch auf.

Während dieser Sequenz oszilliert der Patient zwischen Angst und Ärger und geht auf die Versuche des Therapeuten nicht ein, durch ein Lächeln die Beziehung zu ihm aufrecht zu erhalten. Er bleibt in seiner submissiven und anhedonischen Position verhaftet (so zeigt er immer wieder einen Leidensausdruck) und entzieht sich bei der Erwähnung seines Defizits (intensive Bezogenheit auf andere Menschen) durch Ärger aus der Beziehung. Abermals zeigt er kein Lächeln, sondern stattdessen bindungshemmende Affektausdrücke, als der Therapeut versucht, zu ihm eine Verbindung herzustellen.

6.6.4 Transkript und Beschreibung der Mimik und Gestik von Segment 4

In der folgenden Transkriptpartitur der Zeile 828 zur Zeitmarke 42:34:25 min wird das nonverbale Verhalten der Interaktionspartner tabellarisch aufgeführt. Dabei ist das nonverbale Verhalten des Patienten weiss, dasjenige des Therapeuten grau unterlegt. Im Anschluss folgt die genaue Beschreibung der nonverbalen Prozesse.

Tabelle 18: Transkriptpartitur Nr. 4 – Pedro.

(Angst(1+2+4)--)   ↓ nickt--------------------   ↓   Verachtung+Ärger (14+24)-------   ↓   Angst(20)   ↓   kontrolliertes soziales Lächeln (12+17+24)   ↓   nickt   ↓   sieht z. Uhr n.r.   ↓   A.auf (5)   ↓
Leiden (15+17)   ↓   Angst/Trauer (1+2+4+15+17)   blickt z. Uhr   ↓
828. T: hmhm hmhm hmhm ja, ja – ich würde jetzt? vorschlagen, wenn, also mein Vorschlag wäre

(Fortsetzung)

Tabelle 18: *(Fortsetzung)*

(Angst (1+2+4)) ↓
Angst/Trauer (1+2+4+15+17)--
dass wir jetzt vielleicht nochmal, zwei Termine mal abmachen?, dass wir mal drei Gespräche machen?
(Angst (1+2+4)--) ↓ Hände vor u. zur. ↓ Lipwipe ↓ soziales Lächeln (12) ↓ A. auf (5) ↓
Angst/Trauer (1+2+4+15+17)--- ↓ kneift A. zus. (7)------------ ↓
und versuchen in den drei Gesprächen vor allem? herauszufinden - was Ihnen, gut! tun könnte. also welche Art,
rH am Körper lH ausgestreckt Brauen zus. (4) hebt Brauen (1+2)-- ↓ ↓ ↓ Charles-de-Gaulles-Geste ↓ A.auf (5)-- ↓ Hände auf u. ab--- ↓
Angst/Trauer (1+2+4+15+17)--
wenn ich Sie richtig verstehe? sind Sie ja doch?, motiviert!, das auch intensiver anzugehen sich mit dem
(Überraschung (1+2+5)-- ↓ Hände auf u. ab---------------------------- ↓ kontr. soziales Lächeln (12+17+24) ↓ Hfl zueinander ↓
Angst/Trauer (1+2+4+15+17)--
diesen Fragen! auseinander zu setzen die sie jetzt, gebracht haben und, ähm, dass man vielleicht einfach mal sagt?

(Überraschung (1+2+5)----------) kratzt sich an Nase------------ ↓ lH auf u. ab---------------------------- ↓
Angst (1+2+4)-- kneift A. zus. (7)------------ ↓
man macht, drei Gespräche und versucht in den? drei Gesprächen eben, gemeinsam herauszufinden?,
(Überraschung (1+2+5)-------------) ↓
Angst (1+2+4)-- kneift A. zus. (7)----------------------- Verachtung (L12) ↓ nickt schliesst A. ↓
ob! Sie eine Therapie machen wollen?
Legende: A. = Augen; shrug = Schulterzucken, Hbew = Handbewegung, lipwipe= streicht sich mit der Zunge über die Lippen, zus.= zusammen; verschr=verschränkt, r=rechts, l=links, Pucker = gekräuselte Lippen; blend = Mischung zweier Emotionen; Hfl = Handflächen, Überr= Überraschung, n.o. = nach oben, kontr.= kontrolliert, Narz. = Narzisstisch

Vor dieser Passage stellt der Therapeut die Frage, ob der Patient irgendwelche Vorstellungen von einer Therapie habe. Daraufhin berichtet der Patient, er wisse, dass es verschiedene Therapiemethoden gebe und er führt an, dass er sich bruchstückhaftes Wissen darüber in seiner Ausbildung und durch seine Partnerin, die Psychologin sei, angeeignet habe. Den genauen Ablauf einer Therapie kenne er jedoch nicht. Der Therapeut sitzt nun mit hochgezogenen Brauen (AU 1+2+4), weit nach unten geneigtem Kopf (fast berührt sein Kinn sein T-Shirt), und schaut nach vorne. Die Brauenkonstellation ist zwar ein Teil der Angstmimik, ist aber teilweise notwendig, damit der Therapeut aus seiner Kopfposition heraus den Patienten noch gut sehen kann, und wird daher nicht als solche bewertet. Nun gibt er ein zischendes *„hmhm hmhm hmhm hmhm"* von sich. Daraufhin zieht er die Lippen lateral auseinander und presst sie zusammen, was für sich genommen eine Mischung aus Störungszeichen und Verachtung darstellt (AU 14+24 (Bänninger-Huber, 1996)). Nun blickt er zur Uhr, öffnet den Mund und zeigt kurz ein laterales Ziehen der Unterlippe (AU 20), was als kurze Angstinnervation interpretiert wird (Ekman & Friesen, 2017), die sich auf die fortgeschrittene Zeit beziehen könnte. Nun beginnt er, seinen Vorschlag zum weiteren Vorgehen vorzubringen, hebt den Kopf und zeigt weiterhin seine Angstmimik, dabei lange auf die Uhr sehend („*hmhm ja, ja – ich würde jetzt? vorschlagen, wenn, also mein Vorschlag wäre, dass wir jetzt vielleicht nochmal, zwei Termine mal abmachen?, dass wir mal drei Gespräche machen?*"). Bei „*Termine*" blickt er den Patienten mit einem sozialen Lächeln (AU 12+17+24), in welchem Frustration mitschwingt, an. Der Patient zeigte während diesem ersten Satz vermehrt einen Ausdruck, der demjenigen für die Emotion „traurig-ängstlich" am nächsten kommt (AU 1+2+4+15+17; Du, Tao & Martinez, 2014). Nachdem der Therapeut eine längere Zeit zur Uhr gesehen hat, zeigt auch der Patient einen Angstausdruck (AU 1+2+4) – ebenfalls mit hochgezogenen und gleichzeitig zusammengezogenen Brauen – und blickt zur Tür. Dies wird als Synchronisierung interpretiert. Diesen Angstausdruck behält er kontinuierlich fast bis zum Ende der Sequenz bei. Auch der Therapeut hat die Brauen weiterhin gehoben und fährt mit seinem Vorschlag fort („*und versuchen in den drei Gesprächen vor allem? herauszufinden*"), wobei er bei dem Wort „*versuchen*" die linke Hand aus der Verschränkung mit der rechten löst und mit ihr nach vorne zeigt. Er scheint die Exploration der Aktivitäten, die dem Patienten gut tun könnten, darstellen zu wollen. Nun hält der Therapeut im Satz inne, fährt sich mit der Zunge über die Lippen, was als Anzeichen für Nervosität gelten kann, und zeigt ein soziales Lächeln (AU 12), als er weiterspricht („*was Ihnen, gut! tun könnte. also welche Art,*"). Der Patient hört dem zweiten Teil des Satzes mit zusammengekniffenen Augen (AU 7) zu, reagiert aber sonst nicht auf das gewinnende Lächeln des Therapeuten. Als der Therapeut weiterspricht („*wenn ich Sie richtig verstehe?*"), haben sich seine Züge entspannt und er vollführt eine Charles-de-Gaulle-Geste mit beiden Händen. Er setzt den Satz mit zusammengezogenen Brauen (AU 4) fort („*sind Sie ja doch*"), hebt während des Rests des Satzes die Augenbrauen (AU 1+2) in unterstreichender Funktion und bewegt die Hände in der Geste des berühmten Politikers abermals hin und her („*motiviert!, das auch intensiver anzugehen sich mit dem, diesen Fragen! auseinander zu setzen, die sie jetzt, gebracht haben und, ähm,* "), verschränkt die Finger beider Hände ineinander und legt sie in dieser Position auf seinen Bauch. Nach dem „*ähm*" setzt eine Pause ein, während welcher er die ihm eigene Ärgermimik in Form des Zusammenpressens der Lippen vollführt, allerdings abermals verquickt mit einem kurzen sozialen Lächeln (AU 12+17+24). Dies könnte hier als Zeichen der Verlegenheit angesehen werden (Keltner, 1995). Er setzt seinen

Satz („*dass man vielleicht einfach mal sagt?*") fort und hält bei „*vielleicht*" die Hände senkrecht, die Handflächen zueinander, was einer ordnenden Geste nachempfunden zu sein scheint. Mit gehobenen Brauen, geöffneten Augen – ein Überraschungsausdruck also (AU 1+2+5), der hier allerdings aufgrund der tiefen Kopfhaltung als Unterstreichung des Gesagten gedeutet wird, und einem Kratzen an der Nase fährt er in seiner Überlegung fort („*man macht, drei Gespräche*"). Erst jetzt entspannt er die Brauen, blickt nach vorn und bewegt beim Weitersprechen die Hände in einer Zeigegeste auf und ab („*und versucht in den? drei Gesprächen eben, gemeinsam herauszufinden?*"). Bei der expliziten Nennung des möglichen Therapiebeginns („*ob! Sie eine Therapie machen wollen?*") blickt er den Patienten wieder an, hebt die Brauen sehr hoch und öffnet die Augen sehr weit (AU 1+2+5), was wahrscheinlich das „*ob*" untermalen soll. Bei dem Wort „*gemeinsam*" zieht der Patient die Augen zusammen (AU 7) und zieht kurz vor dem Wort „*ob*" den linken Mundwinkel nach oben. Dieser Ausdruck der Augen wird hier als Zeichen des Erstaunens gedeutet, derjenige der Lippen als Verachtungsausdruck (Ekman & Friesen, 2017). Zum Schluss nickt der Patient und hält die Augen dabei zustimmend geschlossen.

Betrachtet man den Gesprächsausschnitt im Gröberen, so wird eine Synchronisierung deutlich, die sich an der Übernahme eines Angstausdrucks im Gesicht des Patienten zeigt. Der Patient hat sich also schon ein wenig auf sein Gegenüber eingestellt.

In dieser Sequenz zeigt der Therapeut wenig emotionale Mimik. Nur einmal versucht er, die Beziehung zum Patienten aufrecht zu erhalten, indem er ein soziales Lächeln zeigt, worauf der Patient aber nicht reagiert. Das darauf folgende kontrollierte soziale Lächeln versteht die Autorin als Rückzug aus der Beziehung durch den Therapeuten, da es ein kurzes Beziehungsangebot darstellt, das sofort zurückgenommen wird. Auf diese Mimik reagiert der Patient mit Angst und Trauer und nimmt einen traurig-ängstlichen Ausdruck an, der sich bis zum Schluss nicht aus seinem Gesicht löst. Angst wird als Emotion beschrieben, die eine Flucht aus der Situation impliziert, während Trauer darauf abzielt, die Bindung zu einem geliebten Objekt wieder herzustellen (Benecke & Krause, 2007). Der Patient zeigt in seiner Angst-/Trauermimik demnach einen ambivalenten Ausdruck mit gleichzeitigen Rückzugs- und Annäherungstendenzen. Als der Therapeut darauf zu sprechen kommt, die Abklärung weiterzuführen anstatt eine Therapie zu beginnen, einen Wunsch also, den der Patient verbal geäussert hatte, wandelt sich diese Mimik in einen Angstausdruck, gemischt mit Verachtung. Er entzieht sich hier also gänzlich der Beziehung.

6.6.5 Nonverbales Kreditierungsmuster des Therapeuten

Der Therapeut zeigt in den drei Sequenzen eine aktive und variable Mimik und Gestik, während der Patient in bindungshemmenden Gesichtsausdrücken verharrt und kaum gestikuliert. Drückt der Therapeut aversive Erlebnisse des Patienten verbal aus, so untermalt er dies häufig mit einem sozialen Lächeln, dies vielleicht, um eine Neupositionierung in weniger aversive Zustände vorzubereiten. Bei ihrer expliziten Umdeutung bedient er sich meist eines echten Lächelns, wie um den Patienten für seine Sicht zu gewinnen. Seine Anregungen stossen mehrheitlich auf positive Resonanz, die sich im Nicken und intensiven Zustimmen (Nicken mit geschlossenen Augen) des Patienten zeigt. Seine mimischen Beziehungsangebote jedoch werden meist vom Patienten abgeblockt.

6.7 Zusammenschau der Ergebnisse und Vergleich der therapeutischen Kreditierungsmuster

Nachdem die Kreditierungspassagen verbal und nonverbal ausgewertet worden sind, soll nun eine Zusammenschau der Ergebnisse anhand der Darstellung der Beziehungsdynamiken in den einzelnen Sequenzen erfolgen. Ausserdem wird eine kreditierungsbezogene Falleinschätzung vorgenommen. Aufgrund dieser Zusammenfassung soll im Anschluss daran ein Vergleich der drei Sequenzen in Bezug auf das therapeutische Kreditierungsverhalten ermöglicht werden. Zum Schluss wird eine Einschätzung des Mehrwerts der nonverbalen Kreditierungsanalyse als Ergänzung zu ihrem verbalen Gegenstück gegeben.

6.7.1 Nachzeichnung der Beziehungsdynamik und Falleinschätzung

Es folgen die Zusammenfassungen bezüglich der beziehungsrelevanten Prozesse, die in den Kreditierungssequenzen anhand der verbalen und nonverbalen Analyse ersichtlich wurden. Neben dieser Kreditierungsbeziehung, die für alle drei Dyaden nachgezeichnet wurde, erfolgt gleichzeitig eine kreditierungsbezogene Einschätzung der drei Patient:innen anhand einer eingehenden Analyse ihrer Anliegen und ihrer Bereitschaft, mithilfe der Kreditierungen ihrer Psychotherapeut:innen auf ihre Ressourcen zurückzugreifen, um ihre Therapieziele zu verwirklichen.

6.7.1.1 Die Kreditierungsbeziehung bei Anouk

Die Patientin Anouk zeigt sich in dieser ersten Abklärungsstunde als eine von ihren Mitmenschen unverstandene und missbrauchte junge Frau, die sich einer feindseligen Welt gegenüber sieht. Sie fühlt sich durch die Anforderungen ihres

Umfeldes überfordert und greift in diesen Situationen auf Selbstverletzungen zurück, um ihrem Schmerz ein Ventil zu geben. Aufgrund solch einer Notfallsituation kommt sie nach einer Konsultation mit einem Psychiater wegen latenter Suizidalität in die Praxisstelle. Ihr Anliegen ist es, ihren Mitmenschen wieder vertrauen zu können und Ereignisse, die sie überfordern, meistern zu lernen.

Die Therapeutin nutzt in dieser Sitzung nur zwei Kreditierungen, beide Male interaktionelle Diskreditierungen. Sie sprechen den Mangel an Vertrauen und die Suizidalität an, beschäftigen sich also mit den wichtigsten Therapieprojekten der Patientin. In der ersten Kreditierungssequenz konfrontiert die Therapeutin Anouk mit ihrem Akteurstatus, indem sie ihr vor Augen führt, dass sie ihrem Partner ihre Wünsche nicht mitteilt, was ein Gefühl von Misshandlung nach sich zieht, wenn er ihre implizit gesetzte, jedoch „unsichtbare" Grenze überschreitet. Die Patientin reagiert auf diese Konfrontation mit einem Beharren auf ihrem Standpunkt, von ihrem vorherigen Sexualpartner missachtet und benutzt worden zu sein.

Auch in der zweiten Sequenz, in welcher die Therapeutin die Alltagskompetenzen der Patientin anzweifelt, bezieht Anouk zuerst keine klare Position, sondern gibt die diagnostische Frage gleichsam an die Therapeutin mit einer Zielformulierung zurück. Sie zeichnet kein Bild einer aktiven Studentin, die ihr Leben meistert, sondern siedelt die erfolgreiche Lebensführung in der Zukunft an.

Dieser Mangel eines Selbstbildes einer selbstbestimmten Person, die ihr Leben in die Hand nimmt, und ihre Identifizierung mit einem Opferstatus, könnte der Grund für die Therapeutin gewesen sein, anstatt interaktionellen Kreditierungen interaktionelle Diskreditierungen zu wählen, um die Patientin beim Erreichen ihrer Therapieziele zu unterstützen. So spricht sie ihr zweimal explizit die Fähigkeit zur Abgrenzung von ihren Mitmenschen sowie Ressourcen für eine eigenständige Lebensführung ab. Sie spiegelt dadurch gleichsam die Absprache der eigenen Handlungsgewalt, die Anouk durch ihre Darstellungen, bei denen sie anderen Menschen hilflos ausgeliefert ist, vornimmt.

Anouk jedoch beharrt auf ihrem Standpunkt, Opfer ihrer Umwelt und Lebensumstände zu sein und versucht die Therapeutin zu einer Anerkennung ihres Opferstatuses zu bewegen. Dies zeigt sich auch in ihrem nonverbalen Verhalten ihr gegenüber.

In der ersten Kreditierungspassage zeigt die Patientin häufiges Lächeln, worauf die Therapeutin mit bindungsunterbrechenden Affektausdrücken reagiert. Während Anouk ihre Beziehungsbereitschaft zum Ausdruck bringt, schafft die Therapeutin nonverbal Distanz zu ihr und ihren Schilderungen.

Auch in der zweiten Sequenz zeigt sich diese Dynamik, bis die Therapeutin ihr Vorgehen ändert und auf das beständige soziale Lächeln Anouks ebenfalls mit einem sozialen Lächeln eingeht, dies gekoppelt mit ihrer Frage nach der Eischätzung der Fähigkeiten Anouks, den Alltag zu bewältigen. Dieses Beziehungsangebot, in dem sich der Wunsch der Patientin, dass die Umwelt einen Schritt auf sie zu machen solle, erfüllt, scheint die Patientin dazu zu animieren, ihre Lächelmaske abzulegen und eine Antwort zu geben. Die Therapeutin bedient sich ausserdem einer Art Markierung in ihrer überzeichneten nonverbalen Darstellung der Unzugänglichkeit der Patientin, die ihre Annäherungsversuche zuvor mit Trotz und Gleichgültigkeit zurückgewiesen hatte (siehe Transkript Zeilen 723–735, im Anhang).

Im verbalen und nonverbalen Verhalten Anouks werden also ihr Anliegen und die Widerstände, die sich einer Erfüllung desselben in den Weg stellen, sichtbar. Sie scheinen sich gleichsam in ihm zu inszenieren, indem die Patientin einerseits ihre Bindungsbereitschaft zeigt, sie allerdings an eine Anerkennung ihres Opferstatuses koppelt, was die Therapeutin dazu veranlasst, den Rückzug aus der Beziehung anzutreten. Anouks stetes Lächeln schafft die Illusion eines Bindungsangebots, das unerfüllt bleibt. In ihm scheint sich die Ambivalenz zu spiegeln, die in ihrem Anliegen enthalten ist. So wünscht sie sich den Kontakt zu ihren Mitmenschen, lässt sie aber nicht an sich heran, was ihre Schilderung einer Begegnung an der Universität veranschaulicht (siehe Transkript Zeilen 330–341, im Anhang). Sie lässt die an ihr interessierte Kommilitonin „abblitzen". Ähnlich verhält sie sich der Therapeutin gegenüber, der sie eine stichhaltige Antwort verwehrt, als diese Interesse an ihrer Lebensführung zeigt.

Ihr abweisendes und misstrauisches Verhalten und ihr Beharren auf ihrem Selbstbild eines missbrauchten, leidenden Menschen scheint der Grund für das Verwehren eines Beziehungsaufbaus von Seiten der Therapeutin zu sein. Durch den Rückzug der Therapeutin sowie des Vorhaltens eines Spiegels in Form der Markierung scheint sie die Patientin dazu bewegen zu wollen, aus ihrer Opferposition herauszutreten. Dieser Versuch bleibt allerdings ohne Erfolg. Schliesslich zeigt die Therapeutin ein zaghaftes Beziehungsangebot in Form eines sozialen Lächelns, wodurch sie ihre Akzeptanz und Anerkennung für die Patientin zum Ausdruck bringt und sich ihr annähert. Dies durchbricht die Maske Anouks, was das Sehnen der Patientin nach Kontakt zu demonstrieren scheint.

In dieser ersten Sitzung konnte die Patientin noch nicht dazu bewegt werden, ihr Misstrauen ihren Mitmenschen gegenüber abzulegen und ihren Status als einflussreiche Mitspielerin in den von ihr geschilderten Ereignissen anzunehmen.

Dennoch scheint die Patientin Vertrauen zu ihrer Therapeutin gefasst zu haben, denn sie lässt sich auf einen Therapiebeginn bei ihr ein. Die Behandlung dauert

53 Sitzungen. Während der Therapie zeigt die Patientin bei der Durcharbeitung aversiver Ereignisse weiterhin oft ein Lächeln und gibt wenig aus eigenem Antrieb von sich preis. Ab der Mitte der Therapie entstehen immer öfter längere Pausen. Die Themen der Überforderung und der Grenzverletzung durch andere bleiben bis zum Ende der Therapie bestehen[20].

6.7.1.2 Die Kreditierungsbeziehung bei Flavio

Flavio präsentiert sich in der ersten Abklärungsstunde als jemand, der zu wenig eigene Ressourcen hat, um seine Ziele allein erreichen zu können. Sein Anliegen und Therapieziel ist es, ein autonomes, selbstbestimmtes Leben als Berufsdirigent zu führen und an Selbstsicherheit zu gewinnen. Immer wieder tauchen in der Abklärungsstunde Schilderungen von persönlichen Defiziten auf, die er bearbeiten möchte. Dabei wird deutlich, dass er sich als einen von seiner Familie und gesellschaftlichen Konventionen fremdbestimmten Menschen betrachtet, der dem Schicksal seiner Vorfahren unterworfen ist. Dabei wirkt er trotz seiner Rebellion gegen seine Familie, die sich darin äusserte, dass er einen Beruf wählte, der nicht ihrem Wunsch für ihn entsprach, in den Erwartungen seiner Familie und seines Herkunftsortes verhaftet. Er kann die Tatsache, dass er bereits ein selbstbestimmtes Leben führt, das ihn von seiner Familie abgrenzt, noch nicht integrieren und stellt sich weiterhin als schwach und hilfsbedürftig dar.

In dieser Sitzung finden sich drei Kreditierungen von Seiten des Therapeuten, zwei interaktionelle Kreditierungen und eine interaktionelle Diskreditierung. Sie thematisieren die Autonomie des Patienten in Bezug auf seine Familie, seinen Wunsch nach einem autarken Leben als Berufsdirigent und dem Therapiebeginn in einer Fremdsprache und beschäftigen sich mit seinen expliziten Anliegen nach Selbstbestimmung und Selbstsicherheit.

In der ersten interaktionellen Kreditierung führt der Therapeut Flavio vor Augen, dass er sich dem Schicksal seiner Vorväter und der noch lebenden Familienmitglieder (Flavio sprach von ähnlichen Problemen bei seinem Vater und Grossvater) bereits entzogen habe, da er sich ein eigenes Leben aufgebaut habe und die Heimat seiner Vorfahren verlassen habe. Flavio zeigt sich erstaunt über diesen für ihn neuen Aspekt, indem er mit fragender Intonation zustimmt, führt aber nach dem Einwand des Therapeuten die Wiederkehr seiner Probleme an. An ihrer Wiederholung scheint er eine Systematik abzulesen, die nur mit dem Schicksal zu tun haben könne. Seinen eigenen Einfluss auf sein Leben und demnach auch auf seine Probleme weist er dadurch von sich.

---

[20] Informationen aus dem JAKOB-Archiv des ehemaligen Lehrstuhls für Klinische Psychologie, Psychotherapie und Psychoanalyse der Universität Zürich

Auch die zweite Sequenz behandelt die Selbstbestimmung, die der Patient als Therapieziel angegeben hatte. Hier diskreditiert der Therapeut die Fähigkeit des Patienten, Löhne für seinen Musikunterricht einzuziehen, stellt ihm aber in Aussicht, dass ein Leben als Dirigent möglich sei. Allerdings sei die Voraussetzung dafür, dass er seinen Wert einfordere. Dem stimmt der Patient, wenn auch nur kleinlaut, zu. Insofern greift diese Diskreditierung auch die mangelnde Selbstsicherheit Flavios auf, die ihn daran zu hindern scheint, seine Wünsche und Pläne zu verwirklichen.

In der dritten Kreditierungspassage spricht der Therapeut Flavio das Potenzial zu, sich ausreichend auf Deutsch verständigen zu können, um von einer deutschsprachigen Psychotherapie profitieren zu können. Flavio dreht hier die Rollen um und stellt dem Therapeuten die Frage nach seinem Befinden mit ihm als Person und mit seiner Sprache, eine Frage, die von therapeutischer Seite aus am Ende der Sitzung erwartbar wäre. Diese Provokation kann als Indiz dafür gesehen werden, dass Flavio in der ersten Sitzung schon genug Vertrauen in den Therapeuten gewonnen hat, um ihn auf diese Weise herausfordern zu können.

Die Abneigung gegen seine eigene Selbstwirksamkeit wird besonders in Flavios nonverbalem Verhalten sichtbar. So zeigt der Patient in der ersten Kreditierungspassage häufig bindungsabbrechende Affektausdrücke, wenn der Therapeut ihn auf sein Anderssein verglichen mit seinen Ahnen aufmerksam macht und ihn damit dem Schicksalsbegriff enthebt. Nachdem der Therapeut am Anfang der Passage durch diese Art von Affektausdrücken von Patient und Thema Abstand nimmt, nähert er sich dem Patienten an (indem er zurücklächelt), als dieser lächelnd weiter auf seinem Standpunkt der schicksalshaften Vorbestimmtheit seines Lebens beharrt. Erst jetzt löst sich das gewinnende Lächeln auf dem Gesicht des Patienten. Die Passage wirkt auf der nonverbalen Ebene wie eine Art Tauziehen. So reagiert der Therapeut abweisend auf das Festhalten des Patienten an seinem Selbstbild als *Marionette* familiärer Schicksalsmächte. Der Patient wiederum zeigt Affektzeichen der Distanzierung, wenn dieses Bild in Frage gestellt wird. Auf der einen Seite wird demnach die Ablehnung seiner Selbstbestimmtheit nonverbal sichtbar, es könnte sich aber auch der Wunsch des Patienten in Szene setzen, zu „dirigieren“. Hier versucht er den Therapeuten zu leiten und ihn von seinem Vorsehungsglauben zu überzeugen. Doch er stösst auf Widerstand.

Eine andere Dynamik zeigt sich in der zweiten Passage, in welcher der Therapeut seine Gestik zum Hervorheben seiner Meinung einzusetzen scheint, dass der Patient mehr Selbstsicherheit gewinnen müsse, um seinen Wunsch nach einem selbstständigen Leben (in Abgrenzung an seine Ursprungsfamilie und als Musiker) führen zu können. Diesmal lächelt der Patient, als ihm der Therapeut aufzeigt, dass das Bestehen auf dem eigenen Wert in Form von Lohneinforderungen keine Schande darstelle. Er stimmt dem Therapeuten zu und sucht die Beziehung zu ihm, lässt sich gleichsam nun selbst ein wenig führen und „dirigieren".

In der dritten Passage kommt es zu einer bindungsförderlichen Begegnung in Form eines von Flavio initiierten und vom Therapeuten beantworteten Lächelns, nachdem Flavio eine Rollenumkehr vorgenommen hatte. In diesem Moment gibt der Therapeut also seine Stellung als Gesprächsleiter auf und überlässt sie dem Patienten, der für kurze Zeit die Seiten wechselt und das Zepter über das Geschehen übernimmt. Hier zeigt er seine Fähigkeit, Ereignisse in seinem Leben zu beeinflussen und begibt sich aus der Rolle des schwachen Sonderlings, in der er sich bis jetzt dargestellt hatte, heraus.

Der Status eines willen- und kraftlosen Menschen, der sich übermächtigen sozialen Konventionen gegenübersieht, an die er sich anpassen muss, scheint den Therapeuten zu einem Kreditierungsverhalten zu bewegen, das die Stärken und erbrachten Leistungen des Patienten herausstreicht und ihn anhand einer Zuschreibung einer Schwäche zu einem weiteren Entwicklungsschritt in Richtung seines Wunschberufs animieren soll. Implizit schwingt aber auch in dieser Zuschreibung eine Anerkennung mit, da der Therapeut den Wert des Patienten ebenfalls herausstreicht, den es zu verteidigen gilt. Auf der Beziehungsebene entspricht er meist nicht dem Wunsch des Patienten nach Bindung, den dieser in häufigem Lächeln äussert, sondern wirft ihn gleichsam ständig auf sich selbst zurück. Dieses Verhalten könnte eine unbewusste Unterstreichung der Ressourcen des Patienten sein, die der Therapeut verbal herausstellt und hervorhebt. Indem er die Konfliktspannung durch meist negative oder neutrale Affektausdrücke aufrecht erhält, die wenig bindungsförderlich sind, mutet er dem Patienten zu, seine Probleme eigenständig zu lösen. Dies könnte implizieren, dass der Therapeut der Meinung ist, dass der Patient über das Potential verfügt, dieser Aufgabe gerecht zu werden. Der Patient allerdings scheint sich seiner eigenen Reserven noch nicht sicher zu sein, was sich besonders in den ersten Passagen zeigt, in denen er seine eigenen Fähigkeiten ablehnt. In der dritten Passage scheint es zu einer Entwicklung in die gewünschte Richtung zu kommen. Hier tauscht der Patient kurzzeitig die Plätze, was der Therapeut durch sein Lächeln billigt. Flavio präsentiert sich am Ende der Sitzung also temporär als *Regisseur* des Geschehens. Es bleibt zu hoffen, dass er diese Position im Laufe der Therapie verinnerlichen kann.

Es kommt zu zwei weiteren Abklärungssitzungen, in denen sich die Selbstunsicherheit des Patienten und seine Widerstände gegenüber dem Durcharbeiten seiner Probleme in einer Psychotherapie noch weiter herauskristallisieren. So hält er weiter an seinem Schicksalsglauben fest, ist aber motiviert, sich gegen diese Vorsehung zu stellen. Nach diesen drei Abklärungen beginnt er eine Therapie ausserhalb der Praxisstelle[21].

6.7.1.3 Die Kreditierungsbeziehung bei Pedro

Pedro stellt sich in der ersten Sitzung als jemand dar, der sich und seine Bedürfnisse gegenüber seiner Umwelt (so z. B. in früheren Beziehungen, siehe Transkript Zeilen 468–472, im Anhang) stark zurücknimmt. In seiner Person sieht er nicht genügend Wert, um seine Wünsche zu vokalisieren, neigt zur Selbstaufgabe, um das Wohlbefinden der ihm Nahestehenden zu garantieren und fühlt sich aus diesem Grund (nach eigenen Angaben) leicht von anderen dominiert und ausgenutzt. Er präsentiert sich ausserdem als Abgewiesener (von früheren Partnerinnen verlassen, vom Vater misshandelt), der sich dem Willen seines Umfeldes unterwirft, um sich dessen Liebe auf diese Weise zu verdienen, bzw. den Kontakt zu ihm auf diese Weise nicht zu verlieren. Seine Anliegen sind es, tiefe Bindungen zu den ihm nahe stehenden Menschen eingehen zu lernen, auf seine Umwelt emotional reagieren und diese Gefühle tief empfinden zu können, davon besonders die hedonischen.

Vier Kreditierungen des Therapeuten konnten in dieser Sitzung gefunden werden, drei interaktionelle Kreditierungen und eine interaktionelle Diskreditierung. Sie behandeln die übertriebene Anpassung an andere Personen, unter welcher der Patient sehr leidet, den blockierten Zugang zu seinen Gefühlen und seine Bindungsschwierigkeiten. Wie schon bei Flavio und Anouk führen sie an die Therapieziele heran, mit denen der Patient in die Abklärungsstunde gekommen ist. In der ersten Kreditierungspassage schreibt der Therapeut seinem Klienten eine hohe Fähigkeit zur Anpassung zu, die sich sowohl auf seine Aussen- als auch auf seine Innenwelt bezieht. Dadurch positioniert er die von Pedro wenig honorierte eigene Wesensart als „Angepasster" als eine Ressource, die in seiner Vergangenheit ihre Relevanz hatte. Im zweiten Segment stellt der Therapeut den Zweck der Anpassungsgabe Pedros in seiner jetzigen Situation in Frage und nutzt eine interaktionelle Diskreditierung, um den Stellenwert dieser Fertigkeit für die Persönlichkeit des Patienten zu eruieren. Damit ermutigt er den Patienten, diese Eigenschaft genauer zu beleuchten, da sie unter dem Verdacht steht, zum steten anhedonischen Gefühl Pedros beizutragen, das ihm zu schaffen macht. Als der Patient seine Unfähigkeit zur Bindung beklagt, nutzt der Therapeut eine interaktionelle Kreditierung, um ihm seine Bewusstheit über dieses Defizit und damit seine Fähigkeit zur Selbstreflexion vor Augen zu führen. Im vierten

---

[21] Informationen aus dem JAKOB-Archiv des ehemaligen Lehrstuhls für Klinische Psychologie, Psychotherapie und Psychoanalyse der Universität Zürich

Segment schreibt der Therapeut seinem Klienten eine hohe Therapiemotivation zu und schlägt zwei weitere Abklärungstermine vor, um herauszufinden, welche Therapieform für ihn am geeignetsten wäre.

Der häufige Gebrauch von interaktionellen Kreditierungen durch den Therapeuten könnte einen Versuch darstellen, dem Patienten zu mehr Vertrauen in seine Stärken zu verhelfen, die für ihn momentan noch als Schwäche erscheinen und ihn dadurch an jenem emotional intensiven (und glücklichen) Leben hindern könnten, das er sich wünscht. Damit hält der Therapeut gegen die Tendenz der Selbstaufgabe Pedros, die auf einem geringen Selbstwert zu fussen scheint (siehe Transkript Zeilen 100–107, im Anhang). Die interaktionelle Diskreditierung, die die Beziehungsprobleme Pedros untersucht, scheint ihn dazu animieren zu wollen, seine Position eines defizitären, emotional distanzierten Individuums zu verlassen, indem sie ihm klar macht, dass das Spüren der Gefühllosigkeit ein erster Schritt in Richtung der Empfindung anderer Emotionen sein kann, da auch sie eine Art Gefühl darstellt.

Der Patient reagiert auf die Kreditierungshandlungen des Therapeuten stets mit verbaler Zustimmung, unterbricht nicht und äussert Hörersignale. Damit überlässt er dem Therapeuten während dieser Passagen unangefochten das Rederecht und akzeptiert seine Aussagen ohne Einwände. Mit diesem Auftreten ist er in der Patientengruppen eine Ausnahme, und es fragt sich, ob es bereits als submissives Verhalten einzustufen ist, womit es seine Anpassungsproblematik veranschaulichen würde.

Neben diesem ersten Eindruck werden auf nonverbaler Ebene auch seine Anliegen an die Therapie erkennbar. In der ersten Kreditierungspassage offeriert der Therapeut eine neue Sichtweise auf die Situation des Patienten in dessen Kindheit, auf die Pedro aversiv reagiert und daraufhin keinerlei Mimik mehr zeigt. Selbst das anhaltende soziale Lächeln des Therapeuten kann ihn zu keiner mimischen Reaktion animieren, und er schlägt das darin enthaltene Beziehungsangebot gleichsam aus. Auch in der zweiten Sequenz zeigt der Patient auf die Beziehungsangebote des Therapeuten keine reziproke Antwort in Form eines Lächelns, sondern zieht sich mit einem Frustrationsausdruck zurück. Dieses Muster wiederholt sich ebenso in der dritten Sequenz. Während der Therapeut viele bindungsförderliche Affektausdrücke zeigt, erwidert der Patient Zeichen der Frustration und des Ärgers und scheint damit seine Ablehnung einer Bindung zum Therapeuten zu demonstrieren. Erst in der letzten Sequenz wird eine Veränderung insofern sichtbar, dass der Patient diesmal mimisch aktiver ist als der Therapeut, indem er wieder Ausdrücke des Leidens, der Angst, Trauer und Verachtung zeigt. Abermals erfolgt auf den Versuch des Therapeuten, lächelnd eine Beziehung zum Patienten herzustellen, keine reziproke Antwort, sondern

Pedros submissive Mimik bleibt unverändert in ihrem Angst-/Trauerausdruck verhaftet. Anstatt das Bindungsangebot anzunehmen, verhält er sich weiterhin seiner frühen Lebenserfahrung entsprechend; also als ein Mensch, dem Bindung verwehrt bleibt. Als der Therapeut einen möglichen Beziehungsabbruch in Form einer begrenzten Anzahl an Stunden in Aussicht stellt, tritt der Patient mit einem starken Verachtungsausdruck schliesslich gänzlich den Rückzug aus der Beziehung an.

Hier scheinen sich die Rollen, die beide in den vorherigen Sequenzen eingenommen hatten, umzudrehen: der Therapeut nimmt nun lange einen unveränderten Gesichtsausdruck an, wie der Patient in den Sequenzen zuvor. Dieser antwortet darauf verstärkt mit Mimikverhalten, das einen Verlust vorwegnehmen könnte, einen Verlust, der aus nonverbaler Perspektive womöglich schon eingetreten ist. Dies scheint sich in der reduzierten mimischen Aktivität des Therapeuten und dem diesmal nur zaghaften Beziehungsangebot in Form eines Lächelns zu manifestieren. Pedro reagiert darauf mit einem noch stärkeren Rückzug in Form von starker Verachtung.

In der Interaktion des Patienten mit seinem Gegenüber scheinen sich seine Probleme im sozialen Kontakt zu inszenieren, nach deren Bearbeitung er strebt. So reagiert er auf keines der Beziehungsangebote des Therapeuten reziprok, sondern – sofern überhaupt – mit der Schaffung von Distanz gemischt mit Submission. Es kommt zu keiner bindungsförderlichen Begegnung zwischen den beiden in diesen Passagen. Ausserdem zeigt der Patient in seinem Gesicht jenen anhedonischen Affekt, den er beschrieben hat: Leiden, sowie Trauer vermischt mit Angst. Sein Anliegen zeigt sich demnach in seinen Zügen. Der Therapeut versucht dem Rückzug des Patienten mit wiederkehrenden Beziehungsangeboten entgegen zu wirken, stösst aber damit auf keine positive Resonanz. In der letzten Kreditierungsepisode scheint er resigniert zu haben, da er diesmal sein Bemühen um einen Kontakt zum Patienten einstellt und von Trennung spricht.

Die Versuche des Therapeuten, ihn durch sein Kreditierungshandeln aus einer Position des Abgelehnten, Benutzten und emotional Abgestumpften herauszulocken, indem er ihm seine Ressourcen, die in seinen Defiziten enthalten sein könnten, aufzeigt, werden zwar verbal widerspruchslos angenommen. Nonverbal allerdings geht der Patient in keinster Weise auf sie ein. Er reagiert auf die Annäherungsversuche des Therapeuten mit einem Ausdruck des Leidens und der Angst/Trauer und scheint weiterhin in seiner desolaten Situation zu verharren.

Sein Unvermögen, Beziehungen aufzubauen und damit ein Problem in der Nähe-Distanz-Regulierung wird im Verlauf der zweiten Abklärungsstunde vom Patienten thematisiert, in der er seine Überforderung schildert, in Tête-à-Tête-Situationen auf sein Gegenüber einzugehen. Er scheint die Versuche seiner

Mitmenschen, eine intensive Verbindung zu ihm zu etablieren, als Belastung zu empfinden. Ausserdem berichtet der Patient von einem „mulmigen Gefühl" nach dem Ende der letzten Sitzung, das sich womöglich daraus ergeben haben könnte, dass sich sein Wunsch nach einem Beziehungsaufbau zum Therapeuten nicht erfüllt hatte. Es kommt zu keiner weiteren Sitzung zwischen den beiden, da Pedro die dritte Abklärungsstunde, die beide vereinbart hatten, absagt.[22]

6.7.2 Vergleich der Kreditierungsmuster der drei Sitzungen

Stellt man einen Vergleich zwischen den verbalen und nonverbalen Kreditierungshandlungen der drei Therapeut:innen an, so lassen sich sowohl Gemeinsamkeiten als auch Unterschiede erkennen.

Beide männlichen Therapeuten ummanteln eine interaktionelle Diskreditierung mit interaktionellen Kreditierungen und führen ihre Patienten wie in einem Spannungsbogen an das Therapieprojekt heran, indem sie zuerst auf Ressourcen, dann verstärkt auf Defizite aufmerksam machen, um danach abermals mit einer expliziten Zuschreibung von Potential zu schliessen. Beide nutzen als erstes eine Kreditierung der Unterkategorie Anerkennung und „schiessen" ihren Patienten damit Potential „vor", indem sie die früheren Copinstrategien ihrer Patienten im Umgang mit ihrem Elternhaus würdigen. Auch die Diskreditierungen sind thematisch vergleichbar, da sie sich auf Anliegen und Probleme in der Gegenwart der Patienten beziehen (auf die Verwirklichung des Berufswunsches bei Flavio und auf die Gefühlsarmut bei Pedro).

Alle drei Therapeut:innen sprechen in ihrer letzten Kreditierungshandlung das Therapiesetting an und beginnen eine Aushandlung über das weitere Therapievorgehen (*stationär versus ambulant* bei Anouk, *auf Deutsch versus in der Muttersprache des Patienten* bei Flavio, *Psychotherapie beim Therapeuten oder nicht* bei Pedro).

Das Kreditierungsverhalten der Therapeutin lässt sich aufgrund der bei ihr vermehrt auftretenden Diskreditierungen nur schwer mit dem weitaus variableren Kreditierungsverhalten der beiden männlichen Therapeuten vergleichen. Auf nonverbaler Ebene jedoch weist sie Gemeinsamkeiten mit den beiden Therapeuten beim Einsatz ihres Lächelns als bindungsförderliches Mittel auf, besonders mit demjenigen von Flavios Therapeuten. Beide, der Therapeut von Flavio und die Therapeutin, zeigen am Anfang der Kreditierungssegmente mehrheitlich einen anhedonischen und aggressiven Gesichtsausdruck und lassen diesen erst fallen, nachdem ihre ersten Versuche, dem Patienten seinen Akteurstatus auf diese

---

22 Informationen aus dem JAKOB-Archiv des ehemaligen Lehrstuhls für Klinische Psychologie, Psychotherapie und Psychoanalyse der Universität Zürich

Weise näherzubringen, fehl schlagen, und sie auf verbalen Widerstand stossen. Nach diesem Beziehungsangebot weicht die Mimik ihrer Patient:innen auf und sie scheinen eine Auseinandersetzung mit ihren Therapieprojekten zu beginnen.

Pedros Therapeut hingegen setzt sich durch sein häufiges Lächeln, das bei seinem Patienten wiederum auf wenig Resonanz stösst, von den anderen beiden ab.

Abschliessend lässt sich also sagen, dass jede Dyade in ihrer Beziehungsdynamik und damit auch in ihren Kreditierungsmustern einzigartig ist. Dennoch lassen sich Vergleiche zwischen allen dreien ziehen. Die Patienten der beiden männlichen Therapeuten kommen mit klar umrissenen Anliegen in die Erstgespräche und präsentieren sich als Menschen mit mangelnden Ressourcen. Es liegt daher nahe, dass aufgrund eben dieser Selbstdarstellung die Therapeuten mit einer grösseren Vielfalt an Kreditierungshandlungen reagieren und spezifisch interaktionelle Kreditierungen in ihrem verbalen Verhalten überwiegen. Diese Zuschreibungen eines Potenzials könnten gewählt worden sein, um den Patienten einen Weg hin zu ihren Ressourcen zu weisen.

Anders stellt sich diese Dynamik bei der weiblichen Dyade dar. Die Therapeutin sieht sich einer Patientin gegenüber, die die Defizite mehrheitlich in ihrer Umwelt sieht und nicht in sich selbst. Dadurch könnte sich die Therapeutin zu Diskreditierungen provoziert fühlen, die die Schwächen der Patientin herausstreichen. Damit scheint die Therapeutin ihre Klientin dazu bewegen zu wollen, ihr einen Auftrag der aktiven Inangriffnahme ihrer Probleme zu erteilen, anstatt sich über das Versagen ihrer Umwelt zu entrüsten.

6.7.3 Mehrwert der Mimikanalyse und Implikationen für das Kreditierungskonzept

Die Mimikanalyse konnte Beziehungsaspekte zu Tage bringen, die in der verbalen Analyse nicht oder nur teilweise sichtbar wurden. Sie konnte verdeutlichen, dass das nonverbale Verhalten der Patient:innen ihre Probleme und Anliegen im Kontakt mit dem Therapeuten wiederspiegelt und mit ihren frühen Beziehungserfahrungen korreliert ist.

Bei allen dreien scheinen sich in diesen kurzen Interaktionen die in der Kindheit erworbenen Beziehungserfahrungen widerzuspiegeln. So scheint Anouk ihre Rebellion gegen die von den Eltern ständig aufgezwungenen Ortswechsel in ihrer Jugend mit einem steten „eisernen“ Lächeln und ihrer dadurch demonstrierten Unnahbarkeit abzubilden. Indem sie ihre eigenen Gefühle durch dieses meist soziale Lächeln kontrolliert, kontrolliert sie auch die Interaktion und lässt die Therapeutin gleichsam ins Leere laufen. Flavio scheint der ihm zugeschriebenen Rolle in dieser für ihn neuen Therapiesituation zu entkommen, indem er eine Rollenumkehr vornimmt. Ebenso wie in der nonverbalen Inszenierung hatte er sein Leben lang versucht, die Mauern von Konventionen – seiner Eltern, seines Dorfes, seiner Familiengeschichte – zu durchbrechen, was laut seinen Erzählungen mit Ablehnung geahndet wurde. Diese Ablehnung scheint er nie überwunden zu haben. So reagiert er ablehnend auf jegliche Zuschreibung von Potenz(-ial). Anders als seine eigene Einschätzung seines Selbst des unattraktiven Sonderlings zeigt er doch häufig ein verführerisches Lächeln, mit dem er den Therapeuten einige Male kurz aus dessen abstinenter Haltung lockt. In Pedros nonverbalem Verhalten schliesslich spiegelt sich seine als lästig beschriebene Fähigkeit zu übermässiger Anpassung, laut ihm ein Überbleibsel aus seiner Kindheit mit einem autoritären Vater und einer Mutter, die sich und ihn erst nach zehn Jahren, und zwar durch die Trennung vom misshandelnden Vater, zu schützen vermochte. Der Wunsch nach einer tragenden Beziehung scheint sich in seinen vielen Synchronisierungen mit dem Therapeuten und seinen submissiven Affektausdrücken zu manifestieren, sowie seiner Ablehnung eines offenen Ausgangs dieser ersten Sitzung und wahrscheinlich auch seines Abbruchs der Therapie während der Abklärungsphase.

Auf die Beziehungsangebote ihrer Patient:innen reagieren die Psychotherapeuten mit nonverbalem Handeln, das den Beziehungswünschen der Patient:innen in den meisten Fällen konträr läuft, und veranlassen ihre Klienten so zu einer Reaktion, die einen ersten Schritt in die Richtung eines Akteurs beinhaltet. Daran wird die Essenz der Kreditierung deutlich: das Gegenüber dazu anzuregen, ein Mensch zu werden, der aktiv seine eigene Entwicklung in die Hand nehmen und seine (Therapie-)Ziele erreichen kann.

Neben der verbalen konnte die nonverbale Analyse demnach ein Hilfsmittel beim Verständnis der Beziehungsdynamik der Therapiedyaden sein, indem es den Subtext, der zwischen beiden Interaktanden stetig „gesprochen" wird, beleuchtet. Die impliziten Anliegen, aber auch die Widerstände der Patient:innen wurden evident. So möchte Anouk zwar neue Bindungen eingehen, verschliesst sich aber gleichzeitig trotzig den Annäherungsversuchen der Therapeutin. Flavio hingegen möchte zwar seinen Berufswunsch verwirklichen, verharrt aber auf der Position eines fremdbestimmten Individuums. Und Pedro sehnt sich nach tiefen Emotionen im Kontakt mit seinen Mitmenschen, reagiert aber ablehnend und mit Unterwerfung auf die Beziehungsangebote des Therapeuten und ist schliesslich enttäuscht, als dieser sich nach einigen vergeblichen Versuchen schliesslich abwendet.

Es wird evident, dass die Patient:innen sich durch die Inszenierungen ihrer Schwierigkeiten in einer selbst-erfüllenden Prophezeiung zu bewegen scheinen. Die Therapeuten verhalten sich diesen Enactments gegenüber in gegenläufiger Weise und lassen sich nur teilweise in sie verwickeln, was dazu beitragen soll, dass

Anouk, Flavio und Pedro den Mustern entfliehen können, die ihre Problematik aufrecht erhalten. Dies gelingt auch in zwei von drei Fällen. So lassen sich zwei Patienten auf eine längere Therapie ein und arbeiten so an besagten Mustern.

Als Mehrwert für das Kreditierungskonzept aus dieser Analyse lässt sich also ein vertieftes Verständnis der Beziehung, die in den einzelnen Dyaden entsteht, anführen. Womöglich bildet das meist „enactment-konträre" nonverbale Verhalten der Therapeuten noch einen Schritt vor bzw. während der eigentlichen Kreditierung ab, nämlich das „Sich-Befreien" aus überholten Denk- und Verhaltensweisen, die womöglich in früher Kindheit als Überlebensstrategie zur Anwendung kamen, in der jetzigen Situation der Patient:innen aber inzwischen überholt sind.

Auch dies ist mit dem Bild van Goghs gut zu veranschaulichen: Das kleine Mädchen muss sich zuerst von der Mutter und aus ihren Armen lösen, um seine ersten autonomen Schritte zu wagen. Dadurch löst es sich aus vertrauten Formen der Fortbewegung: weg vom passiven Getragen-Werden und dem an den Boden gebundenen Krabbeln unter Aufsicht hin zu einem aktiven, selbstbestimmten und aufrechten Gehen, mit dem sich grössere Distanzen zurücklegen lassen als zuvor, und dies mit Anmut und Würde.

Fazit und Diskussion: Mehrwert und Implikationen einer verbalen und nonverbalen Analyse des Kreditierungskonzepts

7.1. Einordnung der Ergebnisse in die Theorie

Ziel dieser Arbeit war es, die Kreditierungshandlungen dreier Psychotherapeut:innen in drei unterschiedlichen Erstgesprächen sowohl auf verbaler als auch auf nonverbaler Ebene zu erfassen und damit dieses Beziehungskonzept abzurunden. Um den Ausgangspunkt zu veranschaulichen, lässt sich abermals das Bild „Erste Schritte" von van Gogh heranziehen. Die Verfasserin fragte sich, wie Therapeut:innen diese Szene, die Kreditierungshandeln verbildlicht, nonverbal darstellen würden. Denn sie können nicht (jedenfalls nicht, ohne ihr Gesicht zu verlieren) wie der Vater im Bild vor ihren Patient:innen in die Knie gehen und ermunternd die Arme ausbreiten. Ebenso wenig können sie sie zu weiteren Schritten animieren, indem sie immer dann einen Schritt zurückgehen, wenn die Patient:innen bei ihnen angelangt sind, wie der Vater auf dem Bild es könnte. Sie können sich auch nicht wie die Mutter im Bild hinter die Patient:innen stellen und ihnen stützend die Hand auf den Rücken legen. Was können sie also nonverbal tun und wie schöpfen sie die ihnen gebotenen Möglichkeiten des psychotherapeutischen Settings aus? Und welche Wirkung hat dieses Handeln auf die Patient:innen?

Um diese Fragen zu beantworten, wurde zuerst eine sprachliche Analyse dreier Erstgespräche mit drei unterschiedlichen Psychotherapeut:innen vorgenommen, um Kreditierungspassagen herausfiltern zu können. Anschliessend wurde das nonverbale Verhalten dieser Passagen erfasst und die Beziehungsdynamik aus beiden Analysequellen für die einzelnen Dyaden nachgezeichnet.

Im Folgenden sollen die Ergebnisse noch einmal rekapituliert und mit der Theorie in Verbindung gesetzt werden, ebenso wie mit einem weiteren Parameter der Wirkung therapeutischen Handelns: dem Beginnen und/oder Fortführen einer Psychotherapie nach der Abklärungsphase. Daraus sollen Hypothesen für einen möglichen Zusammenhang zwischen Kreditierungshandeln und Therapiebeginn/-fortführung aufgestellt werden.

Als Erstes muss festgehalten werden, dass die Kreditierungshandlungen der Therapeut:innen nicht losgelöst vom Verhalten ihrer Patient:innen stehen. Vielmehr reagieren sie mit ihnen auf die verbalen und nonverbalen Beziehungsangebote ihrer Klient:innen und verhalten sich mehrheitlich sowohl verbal als auch nonverbal im Gegensatz zu ihren Appellen und bekannten Beziehungsmustern. Damit ist Kreditierungshandeln in ein gegenseitiges *Be*handeln eingebettet, entspringt ihm gleichsam und wird von ihm beeinflusst. Dies entspricht den Befunden von Streeck (2023) und Heisterkamp (2008), die diesen Aspekt ebenfalls herausstreichen.

In der Abklärungsstunde von Anouk liessen sich zwei therapeutische Diskreditierungen finden. Die Therapeutin geht hier nur zaghaft auf die Beziehungsangebote der Patientin ein. Dabei vermeidet sie jegliche Stärkung der Opferposition, in der sich Anouk sieht, und fordert sie zur Anerkennung ihres Akteurstatus in ihrem Leben heraus, den die Patientin aber nur schwer annehmen kann. In der ersten Abklärungsstunde von Anouk wird also offenbar, dass Vertrauen ein riskantes Unterfangen ist, das die Patientin mehrfach thematisiert. Die Therapeutin wirkt dem entgegen, indem sie echte Sorge ausdrückt (sichtbar an ihrer Geste im ersten Segment, als sie sich zum Schluss die Finger auf den Mund legt, was ihr einen schockierten Ausdruck verleiht). Anhand ihres persistenten Nachfragens nach der Alltagsbewältigung der Patientin zeigt sie ebenso echtes Engagement für die Belange ihrer Patientin. Laut Grimmer (2006) können auf dieser Vertrauensbasis im späteren Verlauf der Therapie Irritationen in Form von Kreditierungen (oder in diesem Fall in Form von interaktionellen Diskreditierungen) von Patient:innen angenommen werden. Dies scheint auch die Strategie der Therapeutin zu sein. Sie scheint auf ihrem Standpunkt zu beharren, dass eine Besserung der Patientin möglich ist, was sie dadurch verdeutlicht, dass sie im zweiten Segment keine Zielsetzungen von der Patientin in Bezug auf die Bewältigungsstrategien ihres Alltags hören will, sondern eine realitätsbezogene Einschätzung derselben. Dadurch fordert sie eine Umsetzung derselben gleichsam von der Patientin ein.

Bei Flavio scheint sich der Therapeut durch seine ebenfalls schwach gesäten beziehungsfördernden Affektausdrücke nicht in die Opfertrance des Patienten hineinziehen zu lassen. Auch sein häufiger Gebrauch von interaktionellen Kreditierungen macht dies deutlich. Er erkennt die Stärken und die Leistungen seines Patienten an. Dies stösst beim Patienten allerdings auf wenig Resonanz, scheint ihn aber schlussendlich zu einem dirigierenden Verhalten zu ermutigen, das sich in Form einer Rollenumkehr zeigt. Damit könnte er dem Patienten bei seiner Selbstwerdung unterstützen, indem er ihm jene Anerkennung schenkt, die ihm die Ursprungsfamilie offensichtlich verwehrte. Es ist zu hoffen, dass der Patient, der eine Therapie nach der Abklärung begann, weitere Schritte zur Eigenständigkeit machen und seine Ziele verwirklichen konnte.

Im Gespräch mit Pedro scheint sich diejenige Beziehungsdynamik in den drei Kreditierungspassagen zu inszenieren, die der Patient moniert, nämlich, nicht mit anderen Menschen in einen intensiven Kontakt treten zu können. Anfangs ist der Therapeut noch bemüht, eine Beziehung zu ihm aufzubauen, lächelt und gestikuliert viel und aktiv, während der Patient in seinen bewährten Mustern der Anhedonie und Unterwerfung verbal und nonverbal verharrt. Schlussendlich stellt der Therapeut seine nonverbalen Beziehungsbemühungen ein und lässt einen Therapiebeginn bei sich offen. Daraufhin reagiert der Patient mit starker Entwertung und Rückzug. Hier scheinen sich die Beziehungsprobleme, von denen der Patient berichtete, wie häufige Beziehungsabbrüche durch frühere Partnerinnen sowie der Mangel einer emotional tiefen Verbindung zu seinen Mitmenschen, sowohl zu erfüllen als auch zu reinszenieren. Seine Abneigung, sich auf andere Personen einzulassen, die er in der zweiten Abklärungsstunde verbalisiert, scheint seine früheren Beziehungserfahrungen abzubilden. So wuchs er in Angst vor dem gewalttätigen Vater auf, der immer wieder Länder und somit auch Beziehungen aufgab und seiner Familie eine sichere Basis verwehrte. Dies scheint der Patient auch von seiner sozialen Umwelt zu erwarten und tritt deshalb in keine Verbindung zu ihr ein. Wohl deshalb bleiben die engagierten Kreditierungen des Therapeuten ohne Erfolg, die ihn zu einer Neupositionierung sowohl in seiner Vergangenheitsgeschichte als auch in seiner Zukunft bewegen wollen. Der Patient bricht die Behandlung schliesslich ab.

Es stellt sich hierbei die Frage, ob eine Reinszenierung der Probleme des Patienten, aus der kein Austritt erfolgt, eine negative Wirkung auf den Patienten hatte und daher zum Therapieabbruch führte. Somit kann den Befunden von Merten und Krause (2015) recht gegeben werden, die fanden, dass zu häufig vom Therapeut:innen initiiertes Lächeln einem positiven Therapie*outcome* abträglich sei. Zu starkes nonverbales Beziehungsbemühen scheint also einen kontraproduktiven Effekt zu haben, während verbales und nonverbales Kreditierungshandeln, das sich nur teilweise auf die interaktiven Appelle der Patient:innen einlässt, eine motivierende Wirkung auf die Patient:innen zu haben und sie von einem Therapieabbruch abzuhalten scheint. Die nonverbale Analyse kann hierbei wertvolle Erkenntnisse in die subtilen Mechanismen der Kreditierungsbeziehungen geben, die einen Abbruch abwenden oder begünstigen.

7.2 Implikationen

Das Hauptziel der Studie, die Beantwortung der explorativ angelegten Fragen nämlich, konnte erreicht werden. Jedoch ergaben sich – wie in jeder Studie – auch in der Vorliegenden Limitationen, die im Folgenden genannt und kritisch betrachtet werden sollen. Diese sollen Anregungen für spätere Projekte mit ähnlicher Fragestellung und/oder Methodenwahl geben.

7.2.1 Implikationen bei der Datenerhebung

Da die Daten von der Verfasserin nicht selber erhoben wurden, lässt sich über die Einschränkungen in diesem Teil der Studie wenig sagen. Die drei Videos wurden in der Praxisstelle des ehemaligen Lehrstuhls für Klinische Psychologie, Psychotherapie und Psychoanalyse in den Jahren 2002–2003 auf Video aufgenommen.

Obwohl eingewendet werden kann, dass die damalige Technik heute überholt sein könnte, konnte die Verfasserin anhand ihrer Kodiererfahrung mit neueren für die Wissenschaft gefilmten Videos von anderen Lehrstühlen feststellen, dass die Qualität der eigenen Videos höher war, als die der mit modernerer Technik aufgenommenen Filme. Dies erstaunt nicht, wurden die Videos für den FACS Final Test (Bänninger-Huber, Schenker & Thomann, 1989), dessen Bestehen das FACS-Coder-Zertifikat nach sich zieht, am selben Ort unter Aufsicht eines Teils desselben ursprünglichen Entwicklerteams (unter Dr. rer. nat Bruno Thomann) aufgenommen, allerdings mit aktualisierter Technik.

Dennoch liessen sich Pannen nicht vermeiden, und so kam es vereinzelt zu Bildstörungen, die die Kodierarbeit jedoch nur in seltenen Einzelfällen, wie bei einer Kreditierungssequenz beim Patienten Pedro, teilweise behinderten. Sie betrugen meist nur wenige Frames und können daher ausser Acht gelassen werden.

Eine weitere Limitation betrifft die Auswahl der Videos. Um einen Vergleich zwischen den drei Gesprächen vornehmen zu können, wurden drei Dyaden gewählt, bei denen sich die Therapeut:innen in ihrem theoretischen Wissen und ihrer Praxiserfahrung glichen. Sie waren alle am selben Lehrstuhl angestellt und waren psychoanalytisch ausgebildet. Worauf die Verfasserin ebenfalls versuchte, zu achten, war, möglichst je eine weibliche Therapeutin und einen männlichen Therapeuten in der Handhabung der Kreditierung zu untersuchen. Denn besonders innerhalb der nonverbalen Kommunikation in einer Psychotherapiesitzung lassen sich Geschlechterunterschiede bei Psychotherapeut:innen (Merten, 2001) und Patient:innen (Merten, 1997) feststellen. Doch da die FACS-Kodierung sich als zu aufwändig erwies, konnten nicht alle Kombinationen auf der Ebene der Geschlechter untersucht werden. Daher entschied sich die Verfasserin schliesslich für eine rein weibliche und zwei rein männliche Dyaden, um einen minimalen

Vergleich zwischen ihnen aufstellen zu können. Somit entsprechen die Fälle auch dem Kriterium der maximalen Heterogenität, um einen Vergleich vornehmen zu können.

Weiterhin zu nennen ist die Tatsache, dass das Konzept der Kreditierung erst explizit im Jahr 2006 mit PD Dr. phil. Bernhard Grimmers Buch in die Psychotherapieforschung Einzug hielt. Streng genommen dürfte diese psychotherapeutische Technik in den untersuchten Sitzungen noch gar nicht sichtbar sein. Umso erstaunlicher ist es, dass sie trotzdem in allen drei Gesprächen mehrfach zum Ausdruck gebracht wurde, dies sowohl verbal als auch nonverbal. Ob es sich hierbei um einen weit verbreiteten unbewussten Mechanismus auf Seiten von Psychotherapeut:innen handelt oder auf die langjährige Beschäftigung des Lehrstuhls mit dem Konzept im Kontext der Kindesentwicklung zurückzuführen ist, ist unklar und bedarf weiterer Untersuchung.

7.2.2 Implikationen bei der Datenanalyse

Auf der Ebene der Kreditierungsanalyse wurde auf einige Schritte des Vorgehens nach Hermann (2009) verzichtet. So wurden nur die interaktionellen Kreditierungen im Detail ausgewertet, weil die Studie sich ausschliesslich auf die Kreditierungen, die von den Psychotherapeut:innen vorgenommen wurden, bezieht. Weitere von Hermann operationalisierte Kreditierungsformen wie die Fremd- und Selbstkreditierung wurden dabei nicht berücksichtigt. Dadurch sind womöglich wertvolle Erkenntnisse zu den Patient:innen und ihrer Konfliktdynamik nicht zutage getreten, die die verbalen und nonverbalen Reaktionen der Therapeut:innen beeinflusst haben mögen. Um dem entgegen zu wirken, wurde eine möglichst lückenlose inhaltliche Beschreibung des Gesprächsverlaufs vorgenommen, die die Patient:innen und ihre Problematik explizit stärker mit einbezog als die (Re-)Aktionen der Therapeut:innen, die an anderer Stelle ihrerseits eingehend untersucht wurden.

Auf der Ebene der FACS-Datenanalyse muss festgehalten werden, dass die Interpretation der Daten auf einem System von Ekman und Friesen beruht (FACS und EMFACS), das sich ausschliesslich mit den sechs Basisemotionen (plus Verachtung) und deren Vermischungen (blends und masks) auseinandersetzt. Da diese Grundemotionen in Interaktionen meist nur selten in voller Ausprägung auftreten, wurden auch diejenigen Ausdrücke mithilfe einer ausgiebigen Literaturrecherche zu interpretieren versucht, die das System von Levenson (2005) (noch) nicht erfasst. Dass es dabei für einen Ausdruck mehrere Interpretationsmöglichkeiten gibt, liegt auf der Hand. Die Verfasserin wählte hierbei diejenigen aus, die ihr für den Kontext am passendsten erschienen. Der Einbezug des Kontextes wird von Wissenschaftler:innen, die mit FACS in

Interaktionsstudien arbeiten, als unerlässlich betrachtet (Bänninger-Huber, 1996; Krause, 1990). Ausserdem versuchte die Verfasserin auf mimische Phänomene zu achten, die gehäuft auftraten und ihr dyaden- und personenspezifisch erschienen, um weitere Konfundierungen zu vermeiden. Da es für die Dekodierung und Interpretation nonverbalen Verhaltens keine allgemein gültigen Regeln gibt, muss von ihrer Mehrdeutigkeit ausgegangen werden. Diese wurde versucht, anhand einer intensiven Inbezugnahme des Kontextes zu umgehen.

Dasselbe gilt für die Interpretation der Gestik, die sich aufgrund ihrer Heterogenität einer eindeutigen Interpretation entzieht. Die wenigsten Gesten werden zweimal auf die exakt selbe Weise ausgeführt (Bavelas, 1994). Da es sich um Bewegungen handelt, die in der Literatur auf Papier in Form von Zeichnungen und detaillierten Beschreibungen allerdings nur statisch festgehalten wurden, können sich bei der Zuordnung von Geste zu Interpretation Fehler eingeschlichen haben. Auch hier wurde der Kontext, in dem sie auftraten, zur Hilfe genommen.

Da das Erhebungsprogramm „The Observer XT 9.0" das Gesprochene nicht in geschriebene Sprache transkribiert, was eine Überlagerung von sprachlichen und nichtsprachlichen Inhalten erlaubt, musste die Zuordnung der einzelnen nonverbalen Handlungen zu den verbalen Äusserungen per Hand vorgenommen werden. Dies geschah in einer aufwendigen frame-by-frame-Analyse. Dass hierbei durch Unaufmerksamkeit Fehler auftreten können, liegt auf der Hand. Dennoch wurde versucht, dem durch wiederholte Sichtung entgegenzuwirken.

Eine weitere Einschränkung bei der Analyse der Daten stellte das Fehlen von Selbstberichten dar, welche meist kurz nach einer Aufnahme in Form von „video-stimulated recalls" (durch das Video stimuliertes Erinnern/Abrufen des Erlebten) erhoben werden. Hierzu werden den Therapeut:innen und Patient:innen die Videos der Sitzung noch einmal gezeigt und sie werden an für die Forscher:innen relevanten Stellen im Video zu ihrem Befinden und Empfinden befragt (siehe Bänninger-Huber, 1996). So kann ein Abgleich zwischen Beobachtung und Selbstbericht vollzogen und etwaige Fehler in der Interpretation der Beobachtungsdaten vermieden werden. Für die Emotionen Ärger, Angst und Freude konnte so eine zufrieden stellende Kompatibilität gefunden werden (Bänninger-Huber, Buess & Helbling, 1986). Da die Videos vor vielen Jahren aufgenommen worden waren, entschied sich die Verfasserin gegen eine erneute Visionierung der Videos durch wenigstens die drei Therapeut:innen, da sie von Verzerrungen in der Erinnerung der Empfindungen ausgehen musste.

Sowohl bei der Kreditierungsanalyse als auch bei der FACS-Analyse wurde darauf geachtet, die Gütekriterien zu berücksichtigen. Einzig das Mass der Objektivität gegenüber Resultaten muss kritisch betrachtet werden. Auch wenn die qualitative Analyse mit einer in diesen Verfahren erfahrenen Wissenschaftlerin durchgeführt und dadurch eine Gegenprobe ermöglicht wurde, womit dem Mehraugenprinzip genüge getan wurde, kann kein Anspruch auf reine Objektivität erhoben werden, weil die Verfasserin über ein Vorwissen verfügte, das sie aktiv in die Auswertung mit einbezog. Auch bei der FACS-Auswertung wurde mit Spezialisten auf diesem Gebiet über die Analyse diskutiert. Weshalb hier eine einheitliche Analyse schier unmöglich ist, wurde weiter oben bereits ausgeführt.

7.3 Abschliessende Überlegungen und Ausblick

Nachdem die Studie vorgestellt worden ist, folgen einige abschliessende Überlegungen und ein Ausblick auf die zukünftige Forschung.

Für Psychotherapeut:innen bietet sich das Kreditierungskonzept als ein Instrument zur Einschätzung der Beziehung an, die sich zwischen ihnen und ihren Patient:innen entwickelt (hat). Wie diese Studie zeigen konnte, kann eine verbale Kreditierungsanalyse (vielleicht in Zukunft in weniger aufwändiger und potenziell automatisierter Form) schon nach der ersten Stunde die Beziehungsdynamik innerhalb der Dyade beleuchten und – bei zusätzlicher Anwendung der nonverbalen Analyse – ebenso einen Zusammenhang zu den frühen Erfahrungen der Patienten sowie zu ihren Kernproblemen herstellen, die sich im nonverbalen Verhalten manifestieren und gleichsam inszenieren. Anhand dieser Erkenntnisse können Therapeut:innen eine Fokussierung auf bestimmte Problemstellungen im Leben der Patien:innen vornehmen und ihr verbales und nonverbales Kommunikationsverhalten darauf abstimmen, was ihren Patient:innen womöglich eine schnellere Erreichung ihrer Therapieziele ermöglicht.

Neben einem Spiegel der Beziehung in der therapeutischen Dyade kann das Kreditierungskonzept ebenfalls als ein Parameter zum Qualitätsmanagement dienen. Voraussetzung dafür sind natürlich weitere gross angelegte Studien zu diesem Konzept, um seinen Einfluss auf den Therapieverlauf, das Wohlbefinden und den Therapiefortschritt von Patient:innen genauer zu untersuchen. Hierbei sollte der Einfluss der nonverbalen Kreditierung, der in dieser Arbeit aufgezeigt werden konnte, nicht ausser Acht gelassen werden.

Unerlässlich für eine tiefere Auseinandersetzung auf diesem Gebiet sind demnach Videoaufnahmen von Psychotherapiesitzungen sowie eine Vertrautmachung der praktizierenden Psychotherapeut:innen mit diesem weitgehend noch unbekannten psychoanalytischen Beziehungskonzept, sowohl in verbaler als auch in nonverbaler Form.

Hier erscheint der Autorin wichtig zu betonen, dass Psychotherapeut:innen generell explizit auf nonverbale Zeichen trainiert werden sollten, die ihnen in ihrer Ausbildung meist nur implizit näher gebracht werden. Dass sich für eine Diagnose wichtige Parameter für das psychische Befinden, den inneren Konflikt und die Beziehungsmöglichkeiten der Patient:innen innerhalb einer Psychotherapie – ganz zu schweigen von Anzeichen für spezifische Störungsbilder – an der nonverbalen Kommunikation der Patient:innen ablesen lassen, wird selten in der Weiterbildung zum/zur Psychotherapeuten/-in gelehrt. Ebenso wenig wird erwähnt, dass eine Sensibilisierung auf ihre Beobachtung erlernt werden kann. Diese erhöhte Aufmerksamkeit auf die nonverbalen Zeichen des Gegenübers könnte eine neue, holistischere Art der Psychotherapie hervorbringen.

Dass sich das eigene nonverbale Kommunikationsverhalten fast unmöglich steuern lässt, da es weitgehend unbewusst abläuft, mag hier als Einschränkung für seine Relevanz (auch der nonverbalen Korrelate von Kreditierungshandlungen) angesehen werden. Aufgrund der Ergebnisse der Studie ist die Verfasserin allerdings zu dem Schluss gekommen, dass das Geheimnis der Kraft nonverbaler Handlungen genau in ihrer Unzugänglichkeit für das Bewusstsein liegt. Wie diese Arbeit zeigen konnte, handelten die drei hier beschriebenen Psychotherapeut:innen nonverbal weitgehend den Appellen ihrer Patient:innen konträr und konnten ihnen dadurch eine neue Beziehungserfahrung anbieten. Im Fall einer Weiterführung der Therapien kann aufgrund früherer Forschung davon ausgegangen werden, dass diese neuen Erlebnisse sich auf das Verhalten der Patient:innen niederschlagen und ihnen so dabei helfen werden, alte Muster hinter sich zu lassen und ihre Therapieziele zu erreichen (Krause, 2012).

Somit kann festgehalten werden, dass sich erfahrene und gut geschulte Psychotherapeut:innen auf ihre unbewussten Handlungen im Kontakt mit ihren Patient:innen verlassen können. Dennoch muss hier eingeschoben werden, dass die drei Psychotherapeut:innen sowohl mit dem Ansatz der Kreditierung als auch mit Forschungsarbeiten zu Inszenierungen, prototypischen Mikrosequenzen und anderen hier aufgeführten Forschungsergebnissen zur Nonverbalität in der Psychotherapie vertraut waren und diese sich womöglich unbewusst in ihrer Behandlungsweise niederschlugen. Umso wichtiger erscheint der Verfasserin eine Aufklärung von Psychotherapeut:innen auch anderer Schulrichtungen über diese Prozesse zu sein.

Eine weitere Überlegung gilt dem Einbezug der Gegenübertragung als Form impliziten Wissens in das Kreditierungskonzept. Wie in einer Studie von Heller und Haynal (1997) deutlich wurde, besteht Grund zur Annahme, dass sich die unbewussten Erkenntnisse über das Befinden von Patient:innen und ihre Glaubwürdigkeit auch im nonverbalen Verhalten der Psychotherapeut:innen niederschlagen können. Daher könnte eine weitere Anregung an Psychotherapeut:innen sein, ihre Gegenübertragung in bestimmten Momenten der Therapie aufzuschreiben und sie später beim Visionieren der aufgenommenen

Sitzung mit ihren nonverbalen (Re-)Aktionen abzugleichen und in Verbindung zu setzen. Dadurch könnte eine Synthese aus Innen- und Aussenwelt vonstatten gehen, aus der wertvolle Einsichten über sich selbst und das Gegenüber gewonnen werden könnten. Hilfestellung bei der Zusammenführung der Daten aus Beobachtung und der eigenen Gegenübertragung kann die Methode Thomanns (2001a, 2001b) geben, um Übereinstimmungen dieser beiden Datensätze zu finden.

Und eine letzte Überlegung schliesslich gilt einem Phänomen der heutigen Zeit, von dem gesagt wird, dass es in Zukunft viele Arbeitsplätze bedrohen werde, potenziell auch in der Psychotherapie: die Künstliche Intelligenz (KI). Hier kann das Kreditierungskonzept ein Gegengewicht bilden. So bestätigt KI in einem fort die Erwartungen des menschlichen Nutzers, indem es dessen Erwartungen aus seinen Fragen herausfiltert und allein für sie Bestätigungen sucht. Dies führte in jüngster Vergangenheit zu neuen psychischen Störungsbildern wie KI- oder Chatbot-Psychose. KI-Nutzer wurden in ihrem häufig bereits bestehenden psychischen Wahn durch den Chatbot aufgrund der ihm inhärenten Bestätigungsverzerrung bestärkt, was ihre Symptome weiter verschlimmerte. Hier liegt wohl der Unterschied zwischen einem KI- und einem menschlichen Therapeuten/einer Therapeutin: menschliche Psychotherapeut:innen widersprechen, zweifeln und fordern heraus. Sie stützen ihre Klienten nicht nur. Sie *kreditieren* also. Kreditierung kann somit als eines der Alleinstellungsmerkmale von Psychotherapie durch menschliche Anbieter betrachtet werden. Folglich ist zu erwarten, dass die Vermittlung des Kreditierungskonzepts in der psychotherapeutischen Ausbildung und Arbeit in Zukunft an Relevanz gewinnen wird.

Ziel dieser Arbeit war es, ein Licht auf einen der vielen Aspekte des verbalen und nonverbalen Beziehungshandelns von Psychotherapeut:innen zu werfen, und daraus Hypothesen und neue Fragestellungen zu entwickeln, um weitere Forschungsarbeiten auf diesem Gebiet anzuregen. Die Verfasserin hofft, hiermit zu einem besseren Verständnis und zur Debatte über psychotherapeutisches Beziehungshandeln beigetragen zu haben.

Literaturverzeichnis

Abelin, E. (1971). The role of the father in the separation-individuation process. In *J. McDevin & C. Settlage (Eds.), Separation-Individuation. Essays in honor of Margaret S. Mahler* (pp. 229–252). New York: International Universities Press.

Ainsworth, M. (1985). Patterns of infant-mother attachments. Antecedents and effects on development. *Bulletin of the New York Academy of Medicine, 61*(9), 771–791.

Altmann, U., Schoenherr, D., Paulick, J., Deisenhofer, A. K., Schwartz, B., Rubel, J. A., Strauss, B. (2019). Associations between movement synchrony and outcome in patients with social anxiety disorder. Evidence for treatment specific effects. *Psychotherapy Research, 30*(5), 574–590.

Anstadt, T., Merten, J., Ullrich, B. & Krause, R. (1996). Erinnern und Agieren. *Zeitschrift für Psychosomatische Medizin und Psychoanalyse, 42*(1), 34–55.

Aragno, A. (2008). The language of empathy. An analysis of its constitution, development, and role in psychoanalytic listening. *Journal of the American Psychoanalytic Association, 56*(3), 713–740.

Arbeitskreis OPD (Hrsg.). (2023). *Operationalisierte Psychodynamische Diagnostik OPD-3. Das Manual für Diagnostik und Therapieplanung.* Göttingen: Hogrefe.

Argelander, H. (1970). *Das Erstinterview in der Psychotherapie*. Darmstadt: Wissenschaftliche Buchgesellschaft.

Bandura, A. (1977). Self-Efficacy. Toward a unifying theory of behavioral change. *Psychological* Review, *84*(2), 191–215.

Barbosa, M., Beeghly, M., Gonçalves, J., Moreira, J., Tronick, E. & Fuertes, M. (2019). Predicting patterns of regulatory behavior in the still-face paradigm at 3 months. *Infancy, 24*(4), 501–525.

Bänninger-Huber, E. (1992). Prototypical affective microsequences in psychotherapeutic interaction. *Psychotherapy Research, 2*(4), 291–306.

Bänninger-Huber, E. (1996). *Mimik – Übertragung – Interaktion. Die Untersuchung affektiver Prozesse in der Psychotherapie*. Bern: Huber.

Bänninger-Huber, E. (2005a). Prototypical affective microsequences in psychotherapeutic interaction. In P. Ekman & E. L. Rosenberg (Eds.), *What the face reveals. Basic and applied studies of spontaneous expression using the Facial Action Coding System (FACS)* (pp. 512–530). New York: Oxford University Press.

Bänninger-Huber, E. (2005b). Mimische Signale, Affektregulierung und Psychotherapie. In *Nonverbale Interaktion in der Psychotherapie* (S. 51–64). Giessen: Psychosozial-Verlag.

Bänninger-Huber, E. (2014). Übertragung und Gegenübertragung in Verhaltenstherapie und Psychoanalyse. *Psychotherapeut, 59*(3), 206–211.

Bänninger-Huber, E. (2021). Prozesse der Emotionsregulierung in psychoanalytischen Langzeitpsychotherapien, *Psychotherapie Forum, 25*, 80–87.

Bänninger-Huber, E., Buess, U. & Helbling, J. (1986). Emotion and facial expression in a clinical interview. In E. Bänninger-Huber & F. Steiner, *FACS in psychotherapy research. Berichte aus der Abteilung Klinische Psychologie (Nr. 19)*, 29–35.

Bänninger-Huber, E. & Huber, E. (2017). Nonverbal Processes in Psychotherapeutic Interaction. *Journal of Psychology and Psychotherapy Research, 4*(1), 1–8.

Bänninger-Huber, E. & Huber, E. (2020). Interactive relationship pattern in every day interactions and in psychotherapy. In P. Ekman & E. Rosenberg (Eds.), *What the Face Reveals. Basic and Applied Studies of Spontaneous Expression Using the Facial Action Coding System (FACS)* (pp. 469–471). New York: Oxford University Press.

Bänninger-Huber, E., Moser, U. & Steiner, F. (1990). Mikroanalytische Untersuchung affektiver Regulierungsprozesse in Paar-Interaktionen, *Zeitschrift für Klinische Psychologie, 19*(2), 123–143.

Bänninger-Huber, E. & Widmer, C. (1997). Affektive Beziehungsmuster. *Psychotherapeut, 42*(6), 356–361.

Bänninger-Huber, E. & Widmer, C. (2020). Affective relationship patterns and psychotherapeutic change. In P. Ekman & E. Rosenberg (Eds.), *What the Face Reveals. Basis and Applied Studies of Spontaneous Expression Using the Facial Action Coding System (FACS)* (pp. 456–468). New York: Oxford Press.

Bavelas, J. (1994). Gestures as part of speech. Methodological implications. *Research on Language and Social Interaction, 27*(3), 201–221.

Bavelas, J., Black, A., Lemery, C., Mullett, J. & Eisenberg, N. (1987). Motor mimicry as primitive empathy. In Eisenberg, N. & Strayer J. (Eds.), *Empathy and its development* (pp. 317–380). New York: Cambridge University Press.

Bavelas, J. & Chovil, N. (2000). Visible acts of meaning. An integrated message model of language in face-to-face dialogue. *Journal of Language and Social Psychology, 19*(2), 163–194.

Bavelas, J., Chovil, N., Lawrie, D. & Wade, A. (1992). Interactive gestures. *Discourse Processes, 15*(4), 469–489.

Benecke, C. (2002). *Mimischer Affektausdruck und Sprachinhalt. Interaktive und objektbezogene Affekte im psychotherapeutischen Prozess*. Frankfurt a.M.: Peter Lang.

Benecke, C., Peham, D. & Bänninger-Huber, E. (2005). Nonverbal relationship regulation in psychotherapy. *Psychotherapy Research*, 15(1–2), 81–90.

Benecke, C. & Krause, R. (2007). Dyadic facial affective indicators of severity of symptomatic burden in patients with panic disorder. *Psychopathology, 40*, 290–295.

Beutel, M. (1990). Coping und Abwehr. Zur Vereinbarkeit zweier Konzepte. In F. Muthny (Hrsg.), *Krankheitsverarbeitung. Krankheitsverarbeitung. Hintergrundtheorien, klinische Erfassung und empirische Ergebnisse.* (S. 1–12). Berlin: Springer.

Beutel, M., Ademmer, K., Rasting, M. (2005). Affektive Interaktion zwischen Patienten und Therapeuten. *Psychotherapeut, 50,* 100–106.

Boothe, B. (2007). Die Triade in der frühkindlichen Entwicklung. In H. Lang, H. Faller & M. Schowalter (Hrsg.), *Struktur-Persönlichkei t-Persönlichkeitsstörung* (S. 13–32). Würzburg: Königshausen und Neumann.

Boothe, B. (2010). Psychoanalyse des Wünschens. In K. Zarnegin (Hrsg.), *Die Wissenschaft des Unbewussten* (S. 213–234). Würzburg: Königshausen & Neumann.

Boothe, B. (2023). Urvertrauen, erstes Willkommen und erstes Erzählen. In G. Maio: *Vertrauen in der Medizin* (S. 125–148). Freiburg im Breisgau: Herder.

Boothe, B. & Grimmer, B. (2005). Die therapeutische Beziehung aus psychoanalytischer Sicht. W. Rössler (Hrsg.), *Die therapeutische Beziehung* (S. 37–58). Berlin: Springer.

Boothe, B. & Heigl-Evers, A. (1996). *Psychoanalyse der frühen weiblichen Entwicklung.* München: Ernst Reinhardt.

Boothe, B. & Hermann, M.-L. (2011). Beziehungen, die Mut machen. Kreditierung in der Psychotherapie mit Älteren. *Psychotherapie im Alter 8*(2), 203–216.

Bowlby, J. (1973). *Separation. Anxiety and anger.* In *Attachment and Loss, Vol. 2,* New York: Basic Books.

Bowlby, J. (1988). *A Secure Base.* New York: Basic Books.

Brauchli, A. (2009). *Suizidversuch bei weiblichen Adoleszenten. Kreditierung im Erstgespräch.* Lizentiatsarbeit, Universität Zürich, Psychologisches Institut, Klinische Psychologie, Psychotherapie und Psychoanalyse.

Burgoon, J. K., Manusov, V. & Guerrero, L. K. (2021). *Nonverbal Communication (2nd ed.).* New York: Routledge.

Chovil, N. (1991). Discourse-oriented facial displays in conversation. *Research on Language and Social Interaction, 25,* 163–194.

Clark, A. (2014). *Empathy in Counseling and Psychotherapy. Perspectives and Practices.* London: Routledge.

Coppock, T., Owen, J., Zagarskas, E. & Schmidt, M. (2010). The relationship between therapist and client hope with therapy outcomes. *Psychotherapy Research, 20*(6), 619–626.

Daser, E. (2005). Anerkennung als interaktionelles Moment der Psychoanalyse. *Forum der Psychoanalyse* (Bd. 21, S. 168–183). Berlin: Springer.

Debras, C. & Cienki, A. (2012, September). *Some uses of head tilts and shoulder shrugs during human interaction, and their relation to stancetaking.* Paper presented at Privacy, Security, Risk and Trust (PASSAT), 2012

International Conference and 2012 International Conference on Social Computing (SocialCom), http://ieeexplore.ieee.org/xpls/abs_all.jsp?arnumber=6406348&tag=1 (Abstract abgerufen am 28.03.2015)

De Jorio, A. (2000). *Gesture in Naples and gesture in classical antiquity. A translation of La mimica degli antichi investigata nel gestire napoletano (1832).* Bloomington (Indiana University Press).

Deutsch, M. (1962). Cooperation and trust. Some theoretical notes. In M. Jones (Ed.), *Nebraska Symposium on Motivation* (pp. 275–319). Lincoln, NE: University of Nebraska Press.

Deutsch, M. (1973). *The resolution of conflict. Constructive and destructive processes.* New Haven: Yale University Press.

Dornes, M. (2004). Über Mentalisierung, Affektregulierung und die Entwicklung des Selbst. *Forum der Psychoanalyse, 20*(2), 175–199.

Dreher, M., Mengele, U., Krause, R. & Kämmerer, A. (2001). Affective indicators of the psychotherapeutic process. An empirical case study. *Psychotherapy Research, 11*(1), 99–117.

Dürler, N. (2010). *Kreditierung in Abklärungsgesprächen der Patientin Elsa D.* Lizentiatsarbeit, Universität Zürich, Psychologisches Institut, Klinische Psychologie, Psychotherapie und Psychoanalyse.

Du, S., Tao, Y. & Martinez, A. (2014). Compound facial expressions of emotion. *Proceedings of the National Academy of Sciences, 111*(15), 1454–1462.

Ehrenthal, J., Tomanek, J., Schauenburg, H. & Dinger, U. (2013). Bindungsrelevante Situationen in der Psychotherapie. *Psychotherapeut, 58*(5), 474–479.

Ekman, P. (1965). Communication through nonverbal behavior. A source of information about an interpersonal relationship. In Tomkins, S. & Izard, C. (Eds.), *Affect, Cognition And Personality. Empirical Studies* (pp. 390–442). Oxford, England: Springer.

Ekman, P. (1971). Universals and cultural differences in facial expressions of emotion. In J. Cole (Ed.), *Nebraska Symposium on Motivation* (Vol. 19, pp. 207–283). Lincoln: University of Nebraska Press.

Ekman, P. (1979). About brows. Emotional and conversational signs. In M. von Cranach, K. Foppa, K., W. Lepenies & D. Ploog (Eds.), *Human Ethology* (pp. 169–249). Cambridge: Cambridge University Press.

Ekman, P. (1992). Are there basic emotions?, *Psychological Review, 99*(3), 550–553.

Ekman, P. (1993). Facial expression and emotion. *American psychologist, 48*(4), 384–392.

Ekman, P. (2004). Emotional and conversational nonverbal signals. In M. Larrazabal, & L. Miranda (Eds.), *Language, knowledge, and representation* (S. 39–50). Dordrecht: Kluwer Academic Publishers.

Ekman, P. (2006). *Universal Facial Expression Pictures—High Res Photo Set* [Fotografien]. https://www.paulekman.com/product/universal-facial-expression-pictures-photo-set/ (abgerufen am 15.09.2025).
Ekman, P. & Friesen, W. (1969). The repertoire of nonverbal behavior. Categories, origins, usage, and coding. *Semiotica*, *1*(1), 49–98.
Ekman, P. & Friesen, W. (1972). Hand movements. *Journal of Communicaton*, *22*, 353–374.
Ekman, P. & Friesen, W. (1978). *The manual for the facial-action-coding-system*. Palo Alto: Consulting Psychologists Press.
Ekman, P. & Friesen, W. (1981). The repertoire of nonverbal behavior. Categories, origins, usage, and coding. *Nonverbal Communication, Interaction, and Gesture*, 49–98.
Ekman, P. & Friesen, W. (1982). Felt, false, and miserable smiles. *Journal of Nonverbal Behavior*, *6*(4), 238–252.
Ekman, P. & Friesen, W. (2017). *Unmasking the Face. A Guide to Recognizing Emotions from Facial Clues*. Los Altos, CA: ISHK.
Ellman, S. (2007). Analytic trust and transference. Love, healing ruptures and facilitating repairs. *Psychoanalytic Inquiry*, *27*(3), 246–263.
Erikson, E. (1950). *Childhood and Society*. New York: Norton, New York.
Erikson, E. (1963). *Wachstum und Krisen der gesunden Persönlichkeit*. Stuttgart: Klett-Cotta.
Ermann, M. 2025). *Der Andere in der Psychoanalyse. Die intersubjektive Wende*. Stuttgart: Kohlhammer.
Farber, B. (2007). On the enduring and substantial influence of Carl Rogers' not-quite necessary nor sufficient conditions. *Psychotherapy. Theory, Research, Practice, Training*, *44*, 289–294.
Farber, B. & Doolin, E. (2011). Positive regard. *Psychotherapy*, *48*(1), 58–64.
Farber, B. A., Suzuki, J. Y. & Lynch, D. A. (2018). Positive regard and psychotherapy outcome. A meta-analytic review. *Psychotherapy*, *55*(4), 411–423.
Fonagy, P. & Target, M. (2002). Neubewertung der Entwicklung der Affektregulation vor dem Hintergrund von Winnicotts Konzept des »falschen Selbst«. *Psyche*, *56*, 839–862.
Frank, J., Frank, J. & Wampold, B. (2025). *Persuasion and healing. A comparative study of psychotherapy*. Baltimore: Johns Hopkins University Press.
Frankl. V. (1985). *Der Mensch vor der Frage nach dem Sinn*. München: Piper.
Franzke, E. (1991). *Zuviel des Guten, zu wenig des Nötigen? Balance von Ich-Stärkung und Ich-Stützung in der Psychotherapie*. Bern: Huber.
Frei, M., Michel, K. & Valach, L. (2013). Humor, Kreditierung und Vertrauensaufbau in einem Erstgespräch nach Suizidversuch. *Forum der Psychoanalyse*, *29*(2), 181–200.

Freud, S. (1910). Die zukünftigen Chancen der psychoanalytischen Therapie. *Gesammelte Werke VIII*, 104–115.

Freud, S. (1912). Ratschläge für den Arzt bei der psychoanalytischen Behandlung. *Gesammelte Werke VIII*, 376 ff.

Freud, S. (1915). Triebe und Triebschicksale. *Gesammelte Werke X*, 110 f.

Freud, S. (1920). Jenseits des Lustprinzips. *Gesammelte Werke XIII*, 1–69.

Freud, S. (1921). Massenpsychologie und Ich-Analyse. *Gesammelte Werke XIII*, 73 f.

Freud, S. (1937). Die endliche und unendliche Analyse. *Gesammelte Werke XVI*, 59 f.

Friedman, L. (1999). Überblick. Wissen und Autorität in der psychoanalytischen Beziehung. In J. Hardt & A. Vaihinger (Hrsg.), *Wissen und Autorität in der psychoanalytischen Beziehung* (247–257). Giessen: Psychosozial-Verlag.

Fuchs, T. (2024). *Verkörperte Gefühle. Zur Phänomenologie von Affektivität und Interaffektivität*. Berlin: Suhrkamp.

Furrer-Müller, C. (2012). *Kreditierungsanalyse in Erstgesprächen der Patientin Fabienne*. Lizentiatsarbeit, Universität Zürich, Psychologisches Institut, Klinische Psychologie, Psychotherapie und Psychoanalyse.

Geissler, P. (2007). Der „interaktionelle Körper" in der analytischen Körperpsychotherapie. *Psychotherapie Forum, 15*, 78–84.

Geramanis, O. (2005). Vertrauen, Vertrautheit und Soziales Kapital. In K. Geißler, S. Laske & A. Orthey (Hrsg.), *Handbuch für Personalentwicklung und Training* (S. 1–21). Köln: Deutscher Wirtschaftsdienst.

Geramanis, O. (2006). Unentscheidbares Vertrauen. *Gruppenpsychotherapie und Gruppendynamik, 42*(3), 248–265.

Gergely, G. & Watson, J. (1996). The social biofeedback theory of parental affect-mirroring. The development of emotional self-awareness and self-control in infancy. *The International Journal of Psycho-Analysis, 77*(6), 1181–1212.

Givens, D. (2013). The nonverbal dictionary of gestures, signs and body language cues. http://center-for-nonverbal-studies.org/6101.html (abgerufen am 28.03.2015).

Goldberg, A. (2011). The enduring presence of Heinz Kohut. Empathy and its vicissitudes. *Journal of the American Psychoanalytic Association, 59*(2), 289–312.

Goodwin, C. (1981). *Conversational Organization. Interaction between speakers and hearers*. New York: Academic Press.

Grafsgaard, J., Wiggins, J., Boyer, K., Wiebe, E. & Lester, J. (2013). Automatically recognizing facial indicators of frustration. A learning-centric analysis. In *Affective Computing and Intelligent Interaction (ACII), 2013 Humaine Association Conference on Affective Computing and Intelligent Interaction* (S. 159–165), Geneva, Switzerland.

Greenson, R. (1960). Empathy and its vicissitudes, *Journal of Psychoanalysis, 41,* 418–424.
Greenson, R. (2016). *The technique and practice of psychoanalysis.* Vol I. Madison: International Universities Press.
Grieser, J. (2011). *Architektur des psychischen Raumes. Die Funktion des Dritten.* Gießen: Psychosozial-Verlag.
Griffith, J. & DSouza, A. (2012). Demoralization and hope in clinical psychiatry and psychotherapy. In R. Alarcon & J. Frank (Eds.), *The psychotherapy of hope. The legacy of persuasion and healing* (pp. 158–177). Baltimore: The Johns Hopkins University Press.
Grimmer, B. (2001). *Kreditierung in einer psychoanalytisch orientierten Psychotherapie. Eine qualitative Einzelfallstudie.* Lizentiatsarbeit, Universität Zürich, Psychologisches Institut, Klinische Psychologie, Psychotherapie und Psychoanalyse.
Grimmer, B. (2006). *Psychotherapeutisches Handeln zwischen Zumuten und Mut machen. Das Beziehungs- und Kommunikationskonzept der Kreditierung.* Stuttgart: Kohlhammer.
Grimmer, B. (2008). Die Macht der Sprache und die Sprache der Macht. Kreditierung und Diskreditierung in der Psychotherapie. In P. Stoellger (Hrsg.), *Sprachen der Macht. Gesten der Er- und Entmächtigung in Text und Interpretation.* (Bd. 5, S. 281–291). Würzburg: Königshausen und Neumann.
Grossmann, K. E. & Grossmann, K (2002). Klinische Bindungsforschung aus der Sicht der Entwicklungspsychologie. In B. Strauss, A. Buchheim, H. Kächele (Hrsg.), *Klinische Bindungsforschung. Theorien. Methoden. Ergebnisse.* (S. 295–318). Stuttgart: Schattauer.
Hammelstein, P. & Roth, M. (2002). Hoffnung. Grundzüge und Perspektiven eines vernachlässigten Konzeptes, *Zeitschrift für Differentielle und Diagnostische Psychologie*, *23*(2), 191–203.
Hardin, R. (2002). *Trust and Trustworthiness.* New York: Russell Sage Foundation.
Harris, C. & Alvarado, N. (2005). Facial expressions, smile types, and self-report during humour, tickle, and pain. *Cognition and Emotion*, *19*(5), 655–669.
Havighurst, R. J. (1953). *Human development and education.* Oxford, England: Longmans, Green.
Heath, C., Hindmarsh, J. & Luff, P. (2010). *Video in Qualitative Research. Analysing Social Interaction in Everyday Life.* London: SAGE.
Heckhausen, H. & Gollwitzer, P. (1987). Thought contents and cognitive functioning in motivational versus volitional states of mind. *Motivation and Emotion*, *11*(2), 101–120.
Heigl-Evers, A. & Ott, J. (1998). *Die psychoanalytisch-interaktionelle Methode. Theorie und Praxis.* Göttingen: Vandenhoeck & Ruprecht.

Heisterkamp, G. (2002). *Basales Verstehen. Handlungsdialoge in Psychotherapie und Psychoanalyse*. Stuttgart: Klett-Cotta.
Heisterkamp, G. (2008). Enactments. Basale Formen des Verstehens. In P. Geissler (Hrsg.), *Der Körper in Interaktion. Handeln als Erkenntnisquelle in der psychoanalytischen Therapie* (S. 241–264). Giessen: Psychosozial-Verlag.
Helbling, R. (2005). *Kreditierungsprozesse in einer psychoanalytischen Behandlung im klassischen Setting. Eine qualitative Einzelfallstudie*. Lizentiatsarbeit, Universität Zürich, Psychologisches Institut, Klinische Psychologie, Psychotherapie und Psychoanalyse.
Heller, M. & Haynal, V. (1997). The doctor's face. A mirror of his patient's suicidal projects. In J. Guimond (Ed.), *The body in psychotherapy* (p. 46–51). Basel: Karger.
Helm, F. L. (2004). Hope is curative. *Psychoanalytic Psychology*, *21*(4), 554.
Heri, I. (1994). *Unterbricht gemeinsames Lachen die affektive Spirale aus Scham, Wut und Schuldgefühlen? Eine Einzelfallstudie nonverbalen Verhaltens in einer therapeutischen Interaktion*. Lizentiatsarbeit, Universität Zürich, Psychologisches Institut, Klinische Psychologie, Psychotherapie und Psychoanalyse.
Hermann, M.-L. (2009). *Was im Leben zählt. Kreditierung und Selbstkreditierung alter Menschen im lebensgeschichtlichen Interview*. Bern: Lang.
Hermann, M.-L., Dürler, N., Rohrer, G. & Boothe, B. (2013). Beziehungs- und Kommunikationskonzept der Kreditierung. *Psychotherapeut*, *58*(1), 56–62.
Hermer, M. & Röhrle, B. (2008). *Handbuch der therapeutischen Beziehung. Beziehungsgestaltung, Bündnisprobleme, Kontexte*. Tübingen: DGVT-Verlag.
Heylen, D. (2006). Head gestures, gaze and the principles of conversational structure. *International Journal of Humanoid Robotics*, *3*(03), 241–267.
Høglend, P., Hersoug, A. G., Bøgwald, K.-P., Amlo, S., Marble, A., Sørbye, Ø., Røssberg, J., Gabbard, G. & Crits-Christoph, P. (2011). Effects of transference work in the context of therapeutic alliance and quality of object relations. *Journal of Consulting and Clinical Psychology*, *79*(5), 697.
Hohage, R. (2023). *Analytisch orientierte Psychotherapie in der Praxis. Diagnostik, Behandlungsplanung, Kassenanträge*. Stuttgart: Schattauer Verlag.
Holodynski, M. (1999). Handlungsregulation und Emotionsdifferenzierung. In W. Friedlmeier & M. Holodynski (Hrsg.), *Emotionale Entwicklung. Funktionen, Regulation und soziokultureller Kontext von Emotionen* (S. 29–51). Heidelberg: Spektrum.
Irarrázaval, L. (2020). Empathy for the foreign experience: A convergent phenomenological definition. *Journal of Theoretical and Philosophical Psychology*, *40*(3), 174–186.
Irarrazaval, L. & Kalawski (2022). Phenomenological considerations on empathy and emotions in psychotherapy. *Frontiers in Psychology*, *13*, 1–9.
Irving, L., Snyder, C., Cheavens, J., Gravel, L., Hanke, J., Hilberg, P. & Nelson, N. (2004). The relationships between hope and outcomes at the

pretreatment, beginning, and later phases of psychotherapy. *Journal of Psychotherapy Integration*, *14*(4), 419.

Jacobs, T. (1986). On countertransference enactments. *Journal of the American Psychoanalytic Association*, *34* (2), 289–307.

Jacobs, T. (2001). On unconscious communications and covert enactments. Some reflections on their role in the analytic situation. *Psychoanalytic Inquiry*, *21*(1), 4–23.

Jung, C. G. (1916). *Über die Psychologie des Unbewussten*. GW Studienausgabe, Bd. 7. Düsseldorf: Walter Verlag.

Jung, C. G. (1934). *Die Beziehung zwischen dem Ich und dem Unbewußten*. GW, Bd. 7, Olten: Walter Verlag.

Jung, C. G. (1944). *Psychologie und Alchemie*. GW Studienausgabe, Bd. 12. Düsseldorf: Walter Verlag.

Katz, R. (1963). *Empathy. Its Nature and Uses*. New York: Free Press of Glencoe.

Kelle, U. & Kluge, S. (2010). *Vom Einzelfall zum Typus. Fallvergleich und Fallkontrastierung in der qualitativen Sozialforschung.* Wiesbaden: Springer-Verlag.

Keltner, D. (1995). Signs of appeasement. Evidence for the distinct displays of embarrassment, amusement, and shame. *Journal of Personality and Social Psychology*, *68*(3), 441–454.

Kendon, A. (2000). Language and gesture. Unity or duality? In McNeill, D. (Ed.), *Language and Gesture* (pp. 47–63). Cambridge: Cambridge University Press.

Kläui, C. (2015). *Psychoanalytisches Arbeiten. Für eine Theorie der Praxis.* Göttingen: Hogrefe.

Klüwer, R. (1983). Agieren und Mitagieren, *Psyche. Zeitschrift für Psychoanalyse und ihre Anwendungen*, *Psyche*, *37*, 828–840.

Knapp, M. & Hall, J. (2013). *Nonverbal Communication in Human Interaction*. Belmont: Wadsworth Thomson Learning.

Kogan, I. (2000). Die Suche nach Gewissheit. Enactments traumatischer Vergangenheit. In U. Streeck (Hrsg.), *Erinnern, Agieren und Inszenieren* (S. 127–140). Göttingen: Vandenhoeck & Ruprecht.

Kogan, I. (2014). Some reflections on Ian McEwan's atonement. Enactment, guilt, and reparation. *The Psychoanalytic Quarterly*, *83*(1), 49–70.

Kohut, H. (1977). *Introspektion, Empathie und Psychoanalyse. Aufsätze zur psychoanalytischen Theorie, zu Pädagogik und Forschung und zur Psychologie der Kunst.* Frankfurt a.M.: Suhrkamp.

Koole, S. L. & Tschacher, W. (2016). Synchrony in Psychotherapy. A Review and an Integrative Framework for the Therapeutic Alliance. *Frontiers in psychology*, *7*, 862.

Krause, R. (1988). Eine Taxonomie der Affekte und ihre Anwendung auf das Verständnis der „frühen" Störungen. *Psychotherapie und Medizinische Psychologie*, *38*, 77–86.

Krause, R. (1990). Psychodynamik der Emotionsstörungen. Eine psychoanalytische Perspektive. In K. Scherer (Hrsg.), *Psychologie der Emotionen. Enzyklopädie der Psychologie* (Bd. 3, S. 630–705). Göttingen: Hogrefe Verlag.

Krause, R. (1992). Die Zweierbeziehung als Grundlage der psychoanalytischen Therapie. *Psyche*, *46*(7), 588–612.

Krause, R. (1997). *Allgemeine Psychoanalytische Krankheitslehre*, Bd. 1, Grundlagen. Stuttgart: Kohlhammer.

Krause, R. (2012). *Allgemeine psychodynamische Behandlungs- und Krankheitslehre.* Stuttgart: Kohlhammer.

Krause, R. & Kirsch, A. (2006). Über das Verhältnis von Traumatisierungen, Amnesie und Symptombelastung. Eine empirische Pilotstudie. *Zeitschrift für Psychosomatische Medizin und Psychotherapie*, *52*(4), 392–405.

Krause, R. & Merten, J. (1999). Affects, regulation of relationship, transference and countertransference. *International Forum of Psychoanalysis*, *8*(2), 103–114.

Krumboltz, J. & Potter, B. (1980). Verhaltenstherapeutische Techniken für die Entwicklung von Vertrauen, Kohäsion und Zielorientierung in Gruppen. In K. Grawe (Hrsg.), *Verhaltenstherapie in Gruppen* (S. 56–65). München: Urban & Schwarzenberg.

Lammers, C.-H. & Schneider, W. (2009). Die therapeutische Beziehung. *Psychotherapeut*, *54*(6), 469–485.

Larsen, D. & Stege, R. (2010a). Hope-focused practices during early psychotherapy sessions. Part I. Implicit approaches. *Journal of Psychotherapy Integration*, *20*(3), 271.

Larsen, D. J. & Stege, R. (2010b). Hope-focused practices during early psychotherapy sessions. Part II. Explicit approaches. *Journal of Psychotherapy Integration*, *20*(3), 293.

Leung, Arslan & Wong (2021). Tragic optimism as a buffer against COVID-19 suffering and the psychometric properties of a brief version of the Life Attitudes Scale. *Frontiers in Psychology, 12*, 1–10.

Levenson, R. (2005). FACS/EMFACS emotion predictions. Computer program available from Robert W. Levenson, University of California, Berkeley, CA.

Levenson, R. & Ruef, A. (1997). Physiological aspects of emotional knowledge and rapport. In W. Ickes (Ed.), *Empathic accuracy* (pp. 44–72). New York: The Guilford Press.

Ludolph, P., Westen, D., Misle, B., Jackson, A., Wixom, J. & Wiss, F. (1990). The Borderline diagnosis in adolescents. Symptoms and developmental history. *American Journal of Psychiatry, 147*, 470–476.

Luhmann, N. (1973). *Vertrauen. Ein Mechanismus der Reduktion sozialer Komplexität*. Stuttgart: Enke.

Magai, C. & McFadden, S. (1995). *The role of emotions in social and personality development. History, theory and research.* Berlin: Springer.

Mallinckrodt, B., Porter, M. & Kivlighan, D. (2005). Client attachment to therapist, depth of in-session exploration, and object relations in brief psychotherapy. *Psychotherapy. Theory, Research, Practice, Training*, *42*(1), 85–100.

Matsumoto, D., Frank, M. & Hwang, H. (2013). *Nonverbal communication. Science and applications*. Thousand Oaks: Sage Publications.

Matsumoto, D., Hwang, H. C. & Frank, M. G. (Eds.). (2016). *APA handbook of nonverbal communication*. American Psychological Association.

Mathys, H., Arboleda, L., Boucsein, V., Frei, M., Hermann, M.-L., Luder, M., Neukom, M. & Boothe, B. (2013). Alexandra. Eine multiperspektivische, qualitative Einzelfallstudie zu Anliegen von PatientInnen im psychodynamischen Erstinterview, *Forum Qualitative Sozialforschung*, *14*(2), Art. 20.

Mayring, P. (2003/2022). *Qualitative Inhaltsanalyse. Grundlagen und Techniken*. Weinheim: Beltz.

McClave, E. (2000). Linguistic functions of head movements in the context of speech, *Journal of Pragmatics 32*, 855–878.

McNeill, D. (1992). *Hand and mind. What gestures reveal about thought*. Chicago: University of Chicago Press.

Mehrabian, A. (2007). *Nonverbal communication*. New Jersey: Transaction Publishers.

Mergenthaler, E. & Mühl, M. (1992). *Die Transkription von Gesprächen*. Ulm: Ulmer Textbank.

Merten, J. (1996). *Affekte und die Regulation nonverbalen, interaktiven Verhaltens. Strukturelle Aspekte des mimisch-affektiven Verhaltens und die Integration von Affekten in Regulationsmodelle*. Bern: Peter Lang.

Merten, J. (1997). Facial-affective behavior, mutual gaze, and emotional experience in dyadic interactions. *Journal of Nonverbal Behavior*, *21*(3), 179–201.

Merten, J. (2001). *Beziehungsregulation in Psychotherapien. Maladaptive Beziehungsmuster und der therapeutische Prozess*. Stuttgart: Kohlhammer.

Merten, J. & Krause, R. (2015). What makes good therapists fail? In P. Philippot, R. Feldman & E. Coats (Eds.), *Nonverbal Behaviour in Clinical Settings* (S. 111–124). Oxford: Oxford University Press.

Mertens, W. (2003). Psychoanalytischer Raum und alltägliche Welt. *Forum der Psychoanalyse*, Bd. 19, (S. 169–180). Berlin: Springer.

Mertens, W. (2022). *Psychoanalyse. Grundlagen, Behandlungstechnik und Anwendung*. Stuttgart: Kohlhammer.

Mesman, J., van IJzendoorn, M. & Bakermans-Kranenburg, M. (2009). The many faces of the Still-Face Paradigm. A review and meta-analysis. *Developmental Review*, *29*(2), 120–162.

Müller, P. & Wetzig-Würth, H. (2008). *Psychotherapeutische Gespräche führen. Wege zu psychodynamisch wirksamen Dialogen*. Bern: Huber.

Neri, C. (2005). What is the function of faith and trust in psychoanalysis?, *The International Journal of Psychoanalysis*, *86*(1), 79–97.
Obegi, J. H. (2008). The development of the client-therapist bond through the lens of attachment theory. *Psychotherapy. Theory, Research, Practice, Training*, *45*(4), 431–446.
O'Neill, O. (2002). *A question of trust. The BBC Reith Lectures 2002*. Cambridge: Cambridge University Press.
Orange, D. (2010). Recognition as intersubjective vulnerability in the psychoanalytic dialogue. *International Journal of Psychoanalytic Self Psychology*, *5*(3), 227–243.
Orlinsky, D. & Howard, K. (1987). A generic model of psychotherapy. *Journal of Integrative & Eclectic Psychotherapy*, *6*(1), 6–27.
Özyürek, A. (2002). Do speakers design their co-speech gestures for their addressees? The effects of addressee location on representational gestures. *Journal of Memory and Language*, *46*(4), 688–704.
Petermann, F. (2013). *Psychologie des Vertrauens*. Göttingen: Hogrefe Verlag.
Pflichthofer, D. (2007). Die verwundbare Analytikerin. *Forum der Psychoanalyse*, Bd. 23 (S. 343–363). Berlin: Springer.
Philippot, P., Feldman, R. & Coats, E. (2015). *Nonverbal behavior in clinical settings*. London: Oxford University Press.
Piedfort-Marin, Olivier. (2018). Transference and Countertransference in EMDR Therapy. *Journal of EMDR Practice and Research, 12*, 158–172.
Prasko, J., Ociskova, M., Vanek, J., Burkauskas, J., Slepecky, M., Bite, I., Krone, I., Sollar, T. & Juskiene, A. (2022). Managing Transference and Countertransference in Cognitive Behavioral Supervision. Theoretical Framework and Clinical Application. *Psychology research and behavior management, 15*, 2129–2155.
Ramseyer, F. & Tschacher, W. (2011). Nonverbal synchrony in psychotherapy. Coordinated body movement reflects relationship quality and outcome. *Journal of Consulting and Clinical Psychology*, *79*(3), 284–295.
Ramseyer, F. & Tschacher, W. (2014). Nonverbal synchrony of head- and body-movement in psychotherapy. Different signals have different associations with outcome. *Frontiers in Psychology*, *5*, 1–9.
Ranefeld, J. (1995). *Aug' in Aug'. Aug um Auge. Grundlagen einer psychoanalytischen Praxis von Angesicht zu Angesicht.* Texte 3, 76–97.
Rasting, M. (2008). *Mimik in der Psychotherapie. Die Bedeutung der mimischen Interaktion im Erstgespräch für den Therapieerfolg*. Giessen: Psychosozial-Verlag.
Reimer, C., Eckert, J., Hautzinger, M. & Wilke, E. (2007). *Psychotherapie. Ein Lehrbuch für Ärzte und Psychologen*. Berlin: Springer.
Richter, R. (2010). Das Erstgespräch in der Psychodynamischen Psychotherapie. In J. Eckert, S. Barnow & R. Richter, *Das Erstgespräch in der*

Klinischen Psychologie. Diagnostik und Indikation zur Psychotherapie (S. 36–53). Bern: Hans Huber.
Rogers, C. (1957/2007). The necessary and sufficient conditions of therapeutic personality change. *Psychotherapy, Theory, Research, Practice, Training, (44),* 240–248.
Rohrer, G. (2010). *Kreditierung in der psychoanalytischen Kurztherapie von Elsa D. Anwendung der Kreditierungsanalyse im therapeutischen Gespräch.* Lizentiatsarbeit, Universität Zürich, Psychologisches Institut, Klinische Psychologie, Psychotherapie und Psychoanalyse.
Rüegg, J. (2018). *Gehirn, Psyche und Körper. Neurobiologie von Psychosomatik und Psychotherapie.* Stuttgart: Schattauer.
Sachse, R. (2005). *Von der Gesprächspsychotherapie zur Klärungsorientierten Psychotherapie. Kritik und Weiterentwicklung eines Therapiekonzeptes.* Lengerich: Pabst.
Safran, J., Muran, J., Samstag, L. & Stevens, C. (2001). Repairing alliance ruptures. *Psychotherapy. Theory, Research, Practice, Training, 38*(4), 406.
Sandler, J. (1976). Countertransference and role-responsiveness, *International Review of Psychoanalysis, (3),* 43–47.
Sarosi-Toth, K. (2013). *Kreditierung in Abklärungsgesprächen der Patientin Maria.* Lizentiatsarbeit, Universität Zürich, Psychologisches Institut, Klinische Psychologie, Psychotherapie und Psychoanalyse.
Scherer, K. (1997). Profiles of emotion-antecedent appraisal. Testing theoretical predictions across cultures. *Cognition & Emotion, 11*(2), 113–150.
Schweer, M. (2008). Vertrauen und soziales Handeln. Eine differentialpsychologische Perspektive. In Jammal, E. (Hrsg.), *Vertrauen im interkulturellen Kontext* (S. 13–26). Wiesbaden: VS Research.
Schweer, M. (2010). *Vertrauensforschung 2010. A state of the art.* Bern: Peter Lang.
Seiffge-Krenke, I. (2009). Leaving-home patterns in emerging adults. *European Psychologist, 14*(3), 238–248.
Severo, C., Laskoski, P., Teche, S., Bassols, A., Saldanha, R., Wellausen, R., Wageck, A., Da Costa, C., Rebouças, D., Padoan, C., Barros, A., Nunes, M. & Eizirik, C. (2018). Conceptual and technical aspects of psychoanalytic enactment. A systematic review. *British Journal of Psychotherapy, 34*(4), 643–666.
Shiota, M., Campos, B. & Keltner, D. (2003). The faces of positive emotion. Prototype displays of awe, amusement, and pride. *Annals of the New York Academy of Sciences, 1000, 296–299.*
Slochower, J. (2011). Analytic idealization and the disavowed. Winnicott, his patients, and us. *Psychoanalytic Dialogues, 21*(1), 3–21.
Snyder, C. (2000). *Handbook of hope: Theory, measures, and applications.* San Diego: Academic Press.
Snyder, C., Harris, C., Anderson, J., Holleran, S., Irving, L., Sigmon, S., Yoshinobu, L., Gibb, J., Langelle, C. & Harney, P. (1991). The will and the

ways. Development and validation of an individual-differences measure of hope. *Journal of Personality and Social Psychology, 60*(4), 570.

Speierer, G.-W. (2008). Akzeptanz und Wertschätzung. In M. Hermer & B. Röhrle (Hrsg.), *Handbuch der therapeutischen Beziehung* (S. 423–434). Tübingen: DGVT-Verlag.

Steimer-Krause, E., Krause, R. & Wagner, G. (1990). Interaction regulations used by schizophrenic and psychosomatic patients. Studies on facial behavior in dyadic interactions. *Psychiatry, 53*(3), 209–228.

Steinmair, D. & Löffler-Stastka (2021). Zusammenhänge zwischen Empathie, therapeutischer Haltung und Wirkeffizienz. *Psychopraxis. Neuropraxis, 24*(3), 166–171.

Stern, D. (1985). *Interpersonal world of the infant. A view from psychoanalysis and development psychology.* New York: Basic books.

Stern, D. (2004). The present moment as a critical moment. *Negotiation Journal, 20*(2), 365–372.

Strauss, B. & Schwark, B. (2007). Die Bindungstheorie und ihre Relevanz für die Psychotherapie. *Psychotherapeut, 52*(6), 405–425.

Streeck, U. (1998a). Agieren, Deuten und unbewusste Kommunikation. *Forum der Psychoanalyse, 14*, 66–78.

Streeck, U. (1998b). Persönlichkeitsstörungen und Interaktion. *Psychotherapeut, 43*(3), 157–163.

Streeck, U. (1999). Nichts anderes als ein „Austausch von Worten"? Interaktion und Inszenierungen im therapeutischen Dialog. *Forum der Psychoanalyse, 15*, 91–100.

Streeck, U. (2000). *Erinnern, Agieren und Inszenieren. Enactments und Szenische Darstellungen im therapeutischen Prozess.* Göttingen: Vandenhoeck & Ruprecht.

Streeck, U. (2002). Agieren, Interaktion und gestische Kommunikation. In H. Cierpka & P. Buchheim (Hrsg.), *Psychodynamische Konzepte* (S. 221–233). Heidelberg: Springer, Streeck, U. (2004). *Auf den ersten Blick. Psychotherapeutische Beziehungen unter dem Mikroskop.* Stuttgart: Klett-Cotta.

Streeck, U. & Ermann, M. (2009). *Gestik und die therapeutische Beziehung. Über nichtsprachliches Verhalten in der Psychotherapie.* Stuttgart: Kohlhammer.

The Observer XT (Version 9.0) [Computer Software]. Wageningen, Niederlande: Noldus.

Thies, B. (2010). Vertrauen und Psychotherapie. In M. Schweer (Hrsg.), *Vertrauensforschung 2010. A state of the art* (S. 207–230). Frankfurt a.M.: Peter Lang.

Thomas, A. (2005). Vertrauen im interkulturellen Kontext aus Sicht der Psychologie. Die Rolle von Vertrauen in Unternehmensplanung und Regionalentwicklung. Ein interdisziplinärer Diskurs. *Forschungsverbund Ost- und Südosteuropa* (S. 19–48). München: Forost.

Thomann, B. (2001a). *Iteratives Signieren und Beurteilen audiovisuellen Materials.* Bad Hoburg: VAS Verlag für Akademische Schriften.

Thomann, B. (2001b). Observation and judgment in psychology. *Behaviour Research Methods, Instruments & Computers, 33*(3), 339–348.
Titchener, E. (1909). *Lectures on the experimental psychology of the thought-processes*. New York: MacMillan Co.
Tracy, J., Robins, R. & Schriber, R. (2009). Development of a FACS-verified set of basic and self-conscious emotion expressions. *Emotion, 9*(4), 554–559.
Trautmann-Voigt, S. & Voigt, B. (2020). *Grammatik der Körpersprache. Ein integratives Lehr- und Arbeitsbuch zum Embodiment.* Stuttgart: Schattauer.
Tronick, E., Als, H., Adamson, L., Wise, S. & Brazelton, B. (1978). The infant's response to entrapment between contradictory messages in face-to-face interaction. *Journal of the American Academy of Child Psychiatry, 17*(1), 1–13.
Tschacher, W., Ramseyer, F. & Grawe, K. (2007). Der Ordnungseffekt im Psychotherapieprozess. Replikation einer systemtheoretischen Vorhersage und Zusammenhang mit dem Therapieerfolg. *Zeitschrift für Klinische Psychologie und Psychotherapie, 36*(1), 18–25.
Ulich, D. & Mayring, P. (2003). *Psychologie der Emotionen*. Stuttgart: Kohlhammer.
Van Gogh, V. (1890). *Erste Schritte* [Bild, Öl auf Leinwand]. New York: The Metropolitan Museum of Moder Art.https://www.metmuseum.org/art/collection/search/436526 [public domaine] (abgerufen am 15.09.2025).
Von Boetticher, D. (2021). Vertrauen in der Psychotherapie. Epistemische und evaluative Aspekte. *Psychosomatische Medizin und Psychotherapie, 67*(1), 5–20.
Vogel, R. T. (2015). *Das Dunkle im Menschen. Das Schattenkonzept der Analytischen Psychologie*. Stuttgart: Kohlhammer.
Vogel, R. T. (2018). *Analytische Psychologie nach C. G. Jung*. Stuttgart: Kohlhammer.
Wallbott, H. (1996). Congruence, contagion, and motor mimicry. Mutualities in nonverbal exchange. In I. Markova, C. F. Graumann & K. Foppa (Eds.), *Mutualities in dialogue* (pp. 82–98). New York: Cambridge University Press.
Walker, M. & Trimboli, C. (1983). The expressive function of the eye flash. *Journal of Nonverbal Behavior, 8*(1), 3–13.
Westman, A. & Wautier, G. (1994). Early autobiographical memories are mostly nonverbal and their development is more likely continous than discrete. *Psychological Reports, 74*(2), 655–656.
Wilke, S. (1992) *Die erste Begegnung. Eine konversations- und inhaltsanalytische Untersuchung der Interaktion im psychoanalytischen Erstgespräch.* Heidelberg: Asanger.
Willems, R. & Hagoort, P. (2007). Neural evidence for the interplay between language, gesture, and action. A review. *Brain and Language, 101*(3), 278–289.
Willerscheidt, J. (2023). Individualpsychologische Beratung von Kindern und Jugendlichen aus einer Haltung der »Mit-Bewegung«. *Zeitschrift für Individualpsychologie, 48*, 22–48.

Winnicott, D. (1971). *Vom Spiel zur Kreativität*. Suttgart: Klett-Cotta.
Winnicott, D. (1974). *Reifungsprozesse und fördernde Umwelt*. Giessen: Psychosozial-Verlag.
Winter, S. (2010). *Selbstdarstellung älterer Frauen im narrativen Lebensrückblick*. Lizentiatsarbeit, Universität Zürich, Psychologisches Institut, Klinische Psychologie, Psychotherapie und Psychoanalyse.
Wittchen, H.-U. & Hoyer, J. (2011). *Klinische Psychologie & Psychotherapie*. Berlin: Springer.
Wong, P. T. P. (2011). Positive psychology 2.0: Towards a balanced interactive model of the good life, *Canadian Psychology*, *52*(2), 69–81.
World Health Organization (2012). *Tenth Revision of the International Classification ofDiseases and Related Health Problems* (ICD-10). Geneva: WHO.
Zanarini, M., Frankenburg, F., Hennen, J., Reich, D. & Silk, K. (2004). Axis I comorbidity in patients with Borderline personality disorder. 6-year follow-up and prediction of time to remission. *American Journal of Psychiatry*, *161*, 2108–2114.
Zegg, R. (2012). *Martha und der zwielichtige Mann. Kreditierungsanalyse im Erstgespräch der Patientin Martha*. Lizentiatsarbeit, Universität Zürich, Psychologisches Institut, Klinische Psychologie, Psychotherapie und Psychoanalyse.
Zepf, S. & Hartmann, S. (2008). Some thoughts on empathy and countertransference. *Journal of the American Psychoanalytic Association*, *56*(3), 741–768.
Zweyer, K., Velker, B. & Ruch, W. (2004). Do cheerfulness, exhilaration, and humor production moderate pain tolerance? A FACS study. *Humor*, *17*(1/2), 85–120.

Anhang

Verbatimtranskriptteile

Transkript Anouk 37-01-01

Bemerkungen:

Anonymisierte Namen und Bezeichnungen
T: Therapeut
P: Patientin

Teil 1

330 P: das kommt halt auch, von mir? her ja eben dass ich niemandem mehr vertraue und auch nicht so viel Kontakte; ich will! vo- au- auf der einen Seite her hätte ich gerne viele Kollegen auf der anderen Seite habe ich immer wieder das Gefühl, hm, die könnten mir alle etwas antun

331 T: hmhm

332 P: ist so ein bisschen, blöde Situation eigentlich

333 T: ja, und wie: reagieren Sie dann zum Beispiel wenn jetzt jemand kommT: und Sie

334 merken, der will jetzt gerne Kontakt? knüpfen? und irgendwie ein bisschen schwatzen?

335 oder vielleicht ja etwas machen? und,

336 P: ich blocke ab.

337 T: und wie wie machen Sie? das?

338 P: ja ich weiss auch nicht es kommt darauf an, bei einem Gespräch irgendwie, probiere ich (lächelt) langweilig zu sein? (lächelt) einfach dass diese Person kein Interesse hat an mir / nachher von alleine wieder geht

339 T: wie machen Sie? das?

340 P: es kommt darauf an, keine Antworten geben? oder ein bisschen blöde in die Welt herum starren wie man das halt so macht? (lächelt dabei) – obwohl meistens kommt es gar

341 nicht so weit dass mich irgendjemand anspricht (lächelt) oder so –

Teil 2:

723 T: eben dass Sie so etwas machen würden, dann, glaube? ich ist auch zur Diskussion gestanden ob, man Sie vielleicht stationär! irgendwo müsste +äh also

724 P: hmhm+ und das will ich nicht

725 T: in eine Klinik ähm

726 P: hmhm

727 T: ein- einweisen und da ist für Sie ganz klar dass das +wollen Sie nicht

728 P: nein! das will ich nicht nein+ ich habe das Gefühl es würde mich dann irgendwie noch viel mehr? vom Leben abgrenzen.

729 T: ja hmhm und Sie haben auch nicht wie? nicht das Gefühl Sie bräuchten jetzt so etwas

7 ganz geschütztes, weil äh natürlich +ist

730 P: im+ Moment! nicht

731 T: ja

732 P: also, ich weiss nicht wie es, in einem Monat? aussieht oder in zwei? Monaten? oder in einer Woche?

733 T: ja

734 P: aber im Moment nicht

735 T: hmhm

Transkript Pedro 38-07-01

Bemerkungen:

Anonymisierte Namen und Bezeichnungen
T: Therapeut
P: Patient

Teil 1:

100 T: hmhm

101 P: der, weil ich mir nicht, ja? ich fühle mich nicht wert also

102 T: hmhm

103 P: wie soll ich sagen ähm, ich habe zum Beispiel, Hemmungen zum anrufen? weil ich dann plötzlich finde ja w-

104 T: hmhm

105 P: ist es denn überhaupt wert?

106 T: ja

107 P: oder ja wo stehe ich in ihren Augen? welche Wichtigkeit +bekomme ich

Teil 2:

468 P: ähm+ und zum ersten Mal auch: – in materieller? Hinsicht habe ich habe ich gef- hm einfach so gemerkt es – ich nehme nie Rücksicht auf mir? meine Bedürfnisse sind

469 T: hmhm

470 P: äh sind mir egal? eigentlich Hauptsache, die Person – wenn sie das will dann kann sie das haben! eigentlich so nach dem Prinzip. wenn es ihr gut tut mir ist es ja, egal.

471 T: hmhm

472 P: ähm, und dann habe ich eben gemerkt dass / mich das aufstösst vor allem mit mit dieser (räuspert sich) ja wie soll ich sagen, mit dieser ähm, ja! ausgenutzt vorkomm

Indexbegriffe

Psychoanalyse im Dialog

Band 1 Reto Volkart: Fiebriges Drängen, erstarrender Rückzug. Emotionen, Fantasien und Beziehungen bei Borderline-Persönlichkeitsstörung und Depression. 1993. 423 S.

Band 2 Marina Hohl: Linke Hirnhälfte und Zensur. Eine experimentelle Untersuchung zur funktionellen Hemisphärenasymmetrie aus psychoanalytischer Theorieperspektive. 1995. 167 S.

Band 3 Jörg Merten: Affekte und die Regulation nonverbalen, interaktiven Verhaltens. Strukturelle Aspekte des mimisch-affektiven Verhaltens und die Integration von Affekten in Regulationsmodelle. 1996. 335 S.

Band 4 Evelyne Steimer-Krause: Übertragung, Affekt und Beziehung. Theorie und Analyse nonverbaler Interaktionen schizophrener Patienten. 1996. 502 S.

Band 5 Marius Neukom: Franz Kafkas Tagebucheintrag *Verlockung im Dorf*. Eine erzählanalytische Untersuchung mit dem Verfahren JAKOB. 1997. 238 S.

Band 6 Marina Zulauf-Logoz: Die desorganisierte Mutterbindung bei einjährigen Kindern. Die motivationspsychologische Bedeutung der D-Klassif ikation im „Fremde-Situations-Test". 1998. 235 S.

Band 7 Brigitte Boothe und Agnes von Wyl (Hrsg.): Erzählen als Konfliktdarstellung. Im psychotherapeutischen Alltag und im literarischen Kontext. 1999. 180 S.

Band 8 Gisela Weber: Lebensstil und Kontrolle. Zur Bedeutung der Persönlichkeit für die Problembewältigung. 2000. 304 S.

Band 9 Agnes von Wyl: Magersüchtige und bulimische Patientinnen erzählen. Eine narrative Studie der Psychodynamik bei Essstörungen. 2000. 226 S.

Band 10 Brigitte Boothe und Agnes von Wyl (Hrsg.): Psychodynamisches Störungsbild und erzählter Konflikt. Narrative Analyse als diagnostische Urteilsbildung. 2001. 139 S.

Band 11 Martina Hirzel-Wille: Suizidalität im Alter. Individuelles Schicksal und soziales Phänomen. 2002. 239 S.

Band 12 Cord Benecke: Mimischer Affektausdruck und Sprachinhalt. Interaktive und objektbezogene Affekte im psychotherapeutischen Prozeß. 2002. 295 S.

Band 13 Marie-Luise Hermann: Was im Leben zählt. Kreditierung und Selbstkreditierung alter Menschen im lebensgeschichtlichen Interview. 2009. 310 S.

Band 14 Matthias Schmutz: Dissoziative Anfälle. Studie über ein hysterisches Symptom. 2012. 294 S.

Band 15 Merve Winter: Psychologie der Lebendorganspende. Eine qualitative Studie zu Spendemotivationen, Spendeimperativ und der Relevanz von Geschlecht im Vorfeld einer Lebendorganspende. 2015. 424 S.

Band 16 Sarah King: Im Nadelkorsett auf Tournee. Metaphern-Akkommodation im Therapiegespräch. 2015. 263 S.

Band 17 Lea-Sophie Richter: Unterstützen und Herausfordern ohne Worte. Nonverbale Kreditierung in psychotherapeutischen Erstgesprächen. 2026. 218 S.

www.peterlang.com